DIETA DAS 5 PORÇÕES

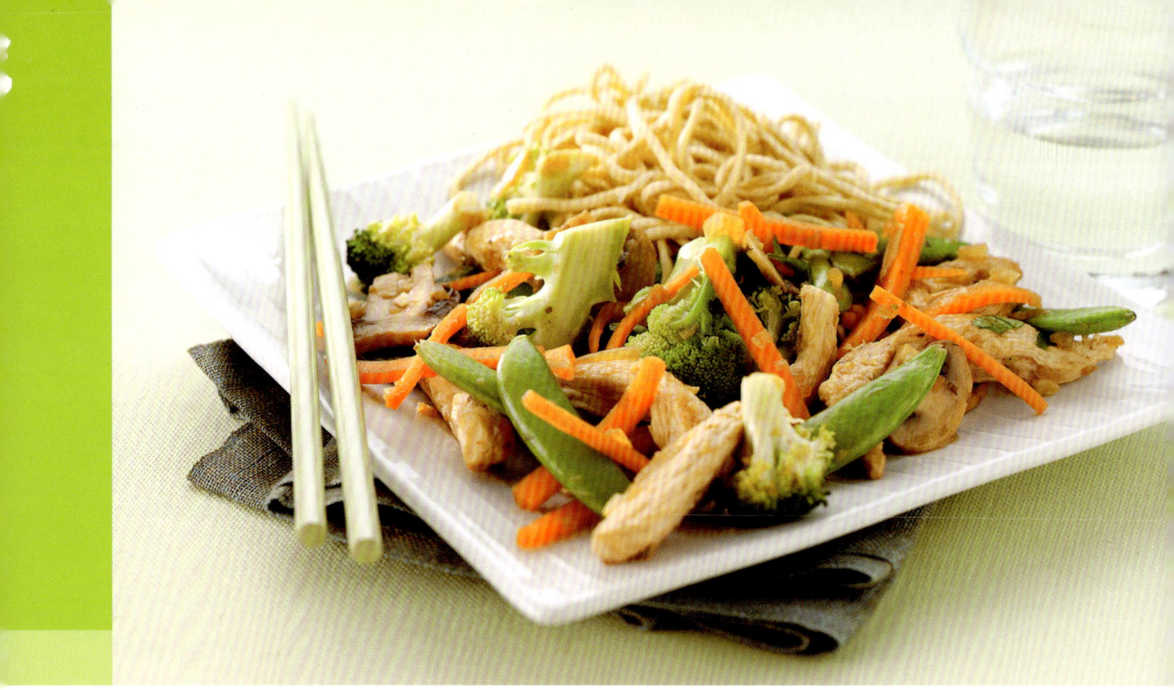

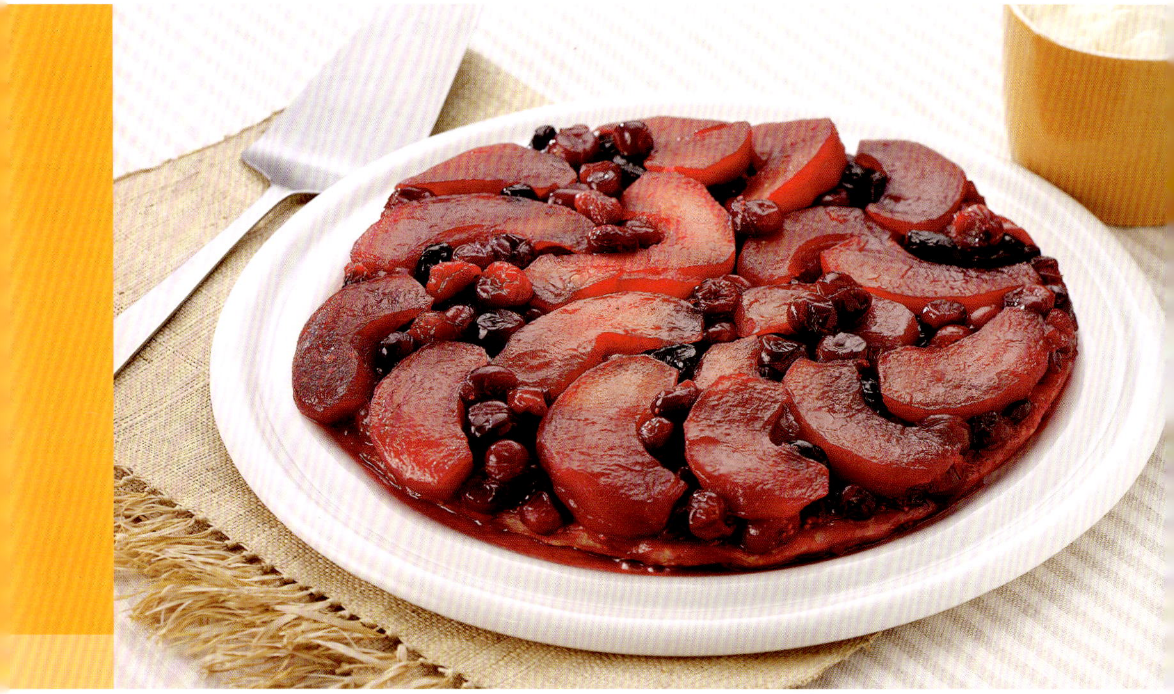

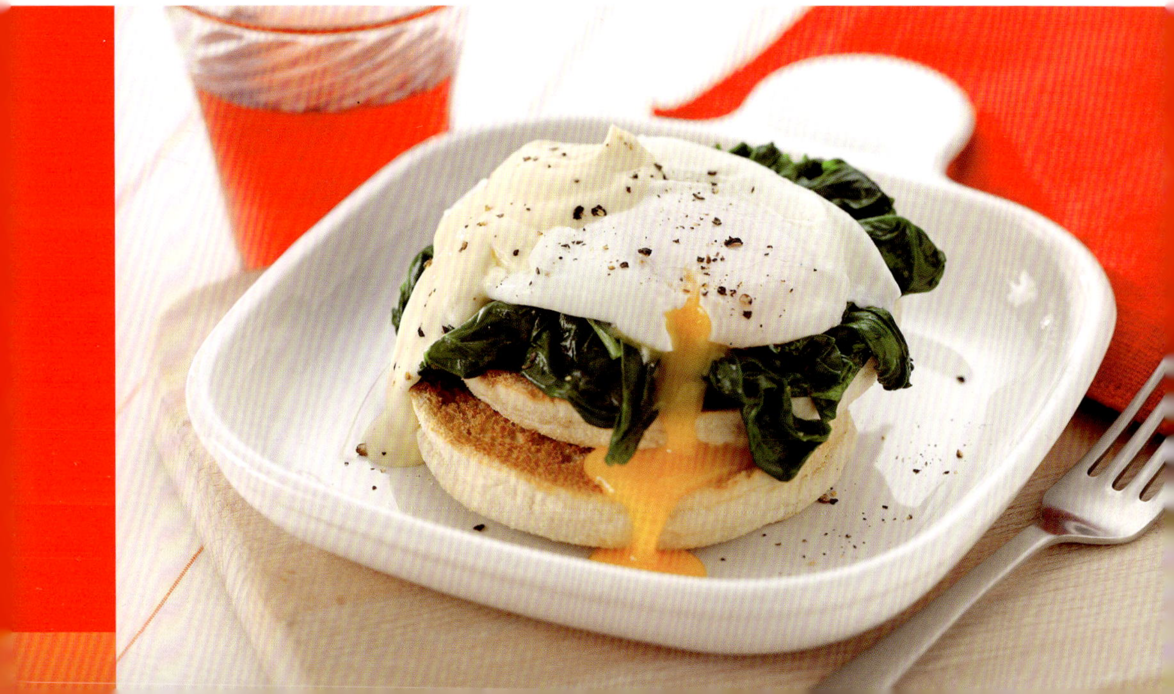

DIETA DAS 5 PORÇÕES

Combinações de deliciosas receitas que garantem o consumo diário de frutas, legumes e verduras na quantidade ideal para uma saúde perfeita

Susannah Blake

PUBLIFOLHA

The 5-a-day menu planner foi publicado no Reino Unido e na Irlanda em 2008 pela Duncan Baird Publishers Ltd. 75-76 Wells Street, 6º andar, Londres W1T 30H.

COORDENAÇÃO DO PROJETO: PUBLIFOLHA
Editora-assistente: Adriane Piscitelli
Coordenadora de produção gráfica: Soraia Pauli Scarpa
Produtora gráfica: Mariana Metidieri

PRODUÇÃO EDITORIAL: ESTÚDIO SABIÁ
Tradução: Mary Amazonas Leite de Barros
Preparação de texto: Paola Morsello
Revisão: Valéria Braga e Hebe Lucas
Editoração eletrônica: Pólen Editorial

EDIÇÃO ORIGINAL: DUNCAN BAIRD PUBLISHERS
Gerente editorial: Grace Cheetham
Editores: Alison Bolus e Paula Bartimeus
Editora de arte executiva: Suzanne Tuhrim
Projeto gráfico: Luana Gobbo
Fotografias especiais: Simon Smith e Toby Scott
Estilista de culinária: Mari Mererid Williams
Produção fotográfica: Helen Trent

Notas sobre as receitas

Se não houver especificações, use ovos médios e ervas frescas.

• 1 colher (chá) = 5 ml • 1 colher (sopa) = 15 ml • 1 copo = 250 ml

Nota do editor: Embora tenha sido tomado todo tipo de cuidado na compilação das receitas deste livro, a editora não se responsabiliza por erros acidentais que possam acontecer durante o preparo das receitas.

Dados Internacionais de Catalogação na Publicação (CIP)
(Câmara Brasileira do Livro, SP, Brasil)

Blake, Susannah
Dieta das 5 porções / Susannah Blake ;[tradução Mary Amazonas Leite de Barros]. – São Paulo : Publifolha, 2010.

Título original: The 5-a-day-menu planner.
ISBN 978-85-7914-174-4

1. Alimentos 2. Hábitos alimentares 3. Nutrição 4. Saúde - Aspectos nutricionais I. Título.

10-02207 CDD-613.2

Índices para catálogo sistemático:
1. Dieta : Alimentação e saúde : Nutrição 613.2

A grafia deste livro segue as regras do Novo Acordo Ortográfico da Língua Portuguesa.

PUBLIFOLHA
Divisão de Publicações do Grupo Folha
Al. Barão de Limeira, 401, 6º andar
CEP 01202-900, São Paulo, SP
Tel.: (11) 3224-2186/2187/2197
www.publifolha.com.br

Impresso na Forwards, China.

sumário

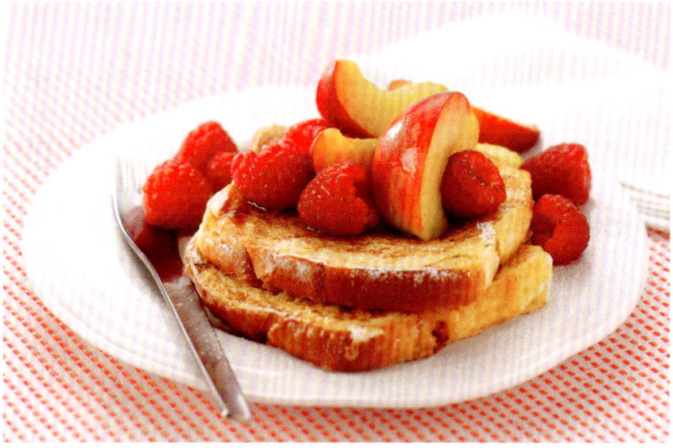

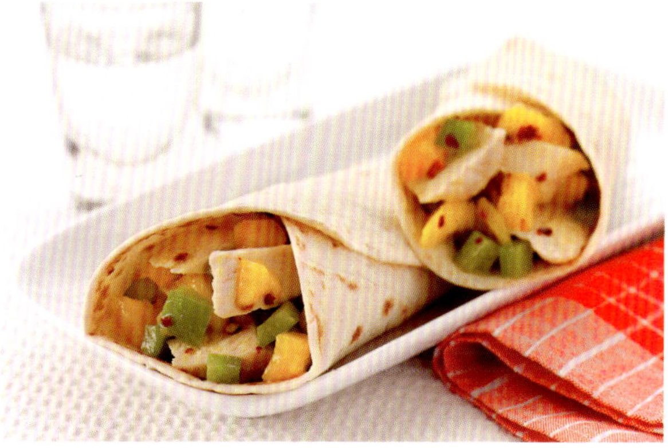

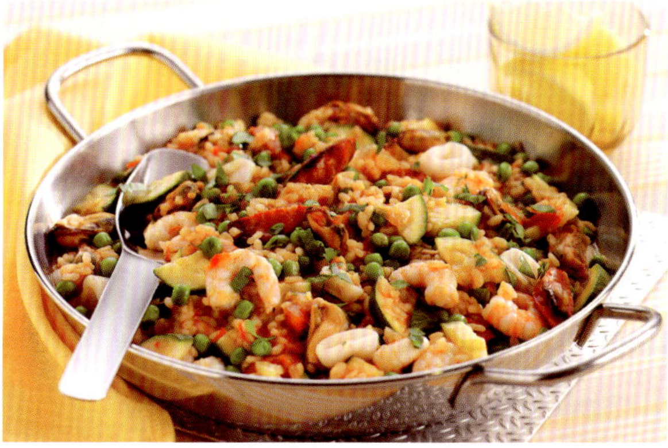

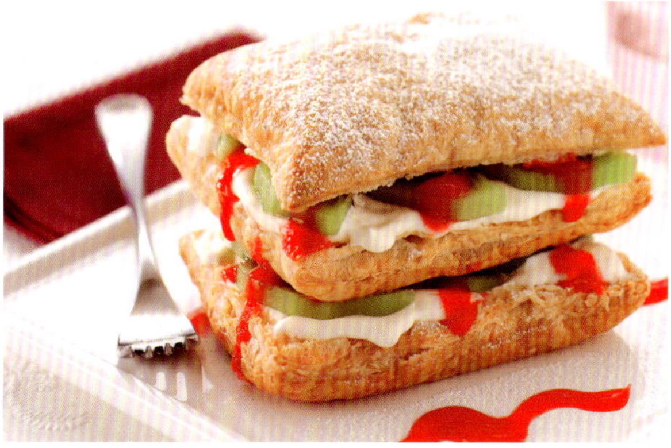

O QUE É UMA DIETA DE 5 PORÇÕES DIÁRIAS?

Todos nós sabemos que precisamos comer frutas e legumes. Somos constantemente bombardeados por essa recomendação – médicos, nutricionistas, o Ministério da Saúde, comerciantes e *chefs* –, todos nos alertam. Criada na Califórnia, a dieta das 5 porções diárias foi adotada e aclamada no mundo todo como uma maneira de seguir essa recomendação. No Brasil também se recomenda consumir no mínimo essa quantidade de frutas e legumes por dia.

POR QUE COMER FRUTAS, LEGUMES E VERDURAS?

Por que é importante comer mais frutas, legumes e verduras? Além de saborosos, são extraordinariamente benéficos à saúde e podem evitar doenças degenerativas, muito comuns atualmente. Com efeito, aumentando a ingestão de frutas e hortaliças a 5 porções diárias (totalizando 400 g), no mínimo, você pode reduzir o risco de morte por doenças cardíacas, derrame e câncer em cerca de 20%.

Existe uma relação entre o aumento do consumo desses produtos e a diminuição do risco de câncer. Ingerir mais frutas e verduras é considerado a segunda tática mais importante na prevenção do câncer, depois de parar de fumar. Quanto às doenças cardíacas, descobriu-se que o aumento de 1 porção de frutas e hortaliças por dia pode diminuir o risco de doença coronária em 4% e de derrame em 6%. Consumir mais desses produtos pode também ajudar a baixar a pressão arterial, além de trazer inúmeros outros benefícios à saúde: protela o aparecimento da catarata, melhora a função intestinal, reduz os sintomas de asma e ajuda no controle do diabetes.

A razão pela qual frutas e legumes são tão benéficos é sua incrível gama de nutrientes. Eles são riquíssimos em vitaminas e minerais e contêm componentes únicos chamados fitoquímicos, como os flavonoides e os carotenoides, que protegem e nutrem o corpo. Muitos desses fitoquímicos contêm propriedades antioxidantes que ajudam a neutralizar os radicais livres (moléculas instáveis que prejudicam as células) no corpo e retardam o processo de envelhecimento. As frutas, verduras e legumes frescos possuem também enzimas ativas que auxiliam no processo digestivo e, por deixarem o pH alcalino, desintoxicam o organismo e alcalinizam o sangue. A falta de formadores de pH alcalino na dieta pode levar a todo tipo de problemas, inclusive dores musculares, artrite e gota. Além de proteger o corpo contra muitas doenças, as frutas e verduras contêm fibras e água, o que auxilia na manutenção do peso.

Cada hortaliça contém um tipo de nutriente, de modo que é importante consumir uma boa variedade todos os dias para atingir 5 ou mais porções.

O QUE É UMA PORÇÃO?

De modo geral, uma porção para um adulto equivale a:

- 80 g de frutas ou legumes frescos, congelados ou enlatados

- 150 ml de suco de frutas ou de legumes
- 1 colher (sopa) cheia de frutas secas
- 3 colheres (sopa) cheias de feijão ou leguminosas
- 1 prato (sobremesa) de salada

Confira a tabela nas pp. 18-21 para ter uma ideia mais clara do que isso significa.

COMO INGERIR 5 PORÇÕES DIÁRIAS

Mesmo conhecendo todos os benefícios das frutas e hortaliças, tendemos a achar difícil colocar essa dieta em prática. É mais fácil comer um pão com manteiga no café da manhã, um grande prato de massa no almoço e um sanduíche no jantar e descobrir, na hora de dormir, que mal comemos 2 porções de frutas e hortaliças durante o dia. No entanto, você verá que não é nada difícil comer 5 porções de frutas, legumes e verduras num dia. Este livro traz dicas e ideias para reunir frutas e hortaliças em cada refeição. Todas as receitas foram planejadas para aumentar ao máximo o consumo e a variedade desses alimentos, de modo que, ao fim do dia, você não apenas terá consumido a cota diária como também uma fantástica variedade de vitaminas, minerais e fitoquímicos, que lhe proporcionarão bem-estar e boa forma física.

COMO ESTE LIVRO PODE AJUDÁ-LO

É fácil atingir sua cota diária. Na seção de receitas, cada refeição foi codificada com uma cor, de modo que apenas num relance você verá quantas porções de frutas e hortaliças há em cada uma. Os pratos vermelhos contêm 2 porções, os amarelos 3 e os verdes no mínimo 4 porções por pessoa – o que equivale a quase toda a cota apenas numa única refeição.

Você precisa escolher 1 receita vermelha, 1 amarela e 1 verde por dia – e estará ingerindo 9 porções inteiras sem dificuldade alguma. Frutas com torradas no café da manhã, por exemplo, Salada de macarrão oriental no almoço, Salada de macarrão com frango no jantar e Semifreddo de frutas vermelhas na sobremesa. Folheie o livro, experimente e aproveite!

O formato especial ajuda a consulta dos 4 capítulos – Café da manhã, Refeição leve, Prato principal e Sobremesa –, agrupados nas cores verde, amarela e vermelha.

SEJA FLEXÍVEL

Somos muito ocupados e não apreciamos disciplinas rígidas demais. Nos dias em que não for possível se alimentar de acordo com os cardápios propostos, seja flexível. Com um pouco de planejamento, conseguirá ingerir suas 5 ou mais porções diárias. Você pode tomar Vitamina de frutas tropicais no café da manhã, almoçar fora e fazer uma refeição à vontade, sem se preocupar muito com a quantidade de frutas e hortaliças. Então, no jantar, escolha uma refeição vermelha, como Frango com molho de manga e pepino, seguida de Pêssegos com sorvete. Desse modo, você alcançará 9 porções de frutas e hortaliças, apesar da liberdade no almoço.

Se for jantar fora, poderá comer Müsli cremoso com frutas frescas de manhã, almoçar uma receita amarela, como a Salada waldorf de frango e comer uma fruta no meio da tarde, apenas para garantir todas as porções diárias. Assim, poderá desfrutar seu jantar à vontade.

Por mais que planejemos nossas refeições, sempre ocorrem imprevistos. Muitas vezes começamos o dia com um saudável café da manhã com frutas, mas não comsumimos a salada que planejamos para o almoço porque saímos para comer com um amigo. Em dias assim este livro pode ajudá-lo a driblar os imprevistos e garantir que você de alguma maneira acabe ingerindo o número correto de porções no fim do dia. Então, quando sair da linha, não se preocupe: simplesmente mude a cor que havia planejado para sua refeição noturna. Se tiver pulado umas 2 porções na hora do almoço, escolha um jantar verde para garantir a volta ao caminho certo.

GRANDE ESCOLHA E VARIEDADE

Já sabemos que frutas e hortaliças são importantes, mas de que forma devemos consumi-las? Todas: frescas, congeladas, enlatadas, secas ou no suco contribuem para manter a cota diária, ao lado do feijão, da lentilha, da ervilha e do grão-de-bico. Com tanta diversidade, você nunca ficará enjoado.

Os alimentos orgânicos, sem adubos e fertilizantes químicos, são a melhor opção, mas os cultivados de forma comum também são bons, desde que bem lavados e descascados.

Procure comprar alimentos da estação, pois além de frescos e saborosos, são mais baratos, já que a oferta é maior. Aspargos e milho-verde são infinitamente mais gostosos quando colhidos frescos; por isso é preferível consumi-los na época correta. O alimento comprado fora da estação é embrulhado em filme de PVC, transportado por longas distâncias e transferido de um depósito a outro até chegar ao seu prato. Portanto, não é de surpreender que não seja tão saboroso.

Contudo, não são apenas as frutas e hortaliças frescas que contam em suas porções diárias. As enlatadas e congeladas também, e podem ser ótimas substitutas. Procure ter sempre um estoque na despensa e no freezer para refeições rápidas. Os legumes congelados e enlatados já vêm preparados, o que reduz seu tempo de preparo. Compre congelados e enlatados, como ervilhas, milho-verde, tomate etc. Frutas em calda são uma boa opção, e frutas congeladas são ótimas para preparar compotas, crumbles, sorvetes e sucos.

É importante lembrar que frutas e legumes congelados também têm seus nutrientes, se congelados imediatamente após a colheita. Os alimentos frescos, se não consumidos logo, podem se deteriorar, perdendo seu valor nutricional. Por isso as ervilhas congeladas podem ser uma boa opção para os preparos de última hora.

FRUTAS E HORTALIÇAS FRESCAS

Uma maneira fácil de comprar frutas e hortaliças da estação é procurar um produtor que entregue em casa. Encomende uma caixa de hortaliças uma ou duas vezes por semana e não terá dificuldade em consumir suas 5 porções diárias.

À medida que a estação muda, a encomenda também muda, evitando que você enjoe. Ao fazer compras no supermercado, tendemos a escolher os mesmos produtos e a preparar sempre os mesmos pratos. Alimentos frescos entregues em casa são uma ótima oportunidade de experimentar novos sabores.

Neste livro há uma série de receitas deliciosas que o ajudarão a usar tanto os ingredientes comuns como os mais inusitados, dependendo da estação do ano e das frutas e hortaliças que vierem na sua encomenda. Aproveite a oportunidade e peça sugestões de receitas ao seu produtor. Eles geralmente explicam como cozinhar um alimento que você nunca preparou antes.

Se desejar, também procure na internet receitas para um ingrediente diferente ou use a criatividade para incrementar pratos conhecidos, tornando-os mais sofisticados. O que vale é a boa vontade. O resultado só pode ser uma alimentação saudável e apetitosa, garantindo a quantidade necessária de nutrientes ao organismo.

Sucos e frutas secas são outros itens fundamentais. Deixe uma garrafa de suco na geladeira (ou de polpa de fruta no freezer) e frutas secas variadas no armário da cozinha: ameixas, uvas-passas, tâmaras, damascos e figos. Elas são ótimas para um lanchinho ou para misturar na granola, em saladas e sobremesas. Naturalmente doces, são uma boa alternativa a bolos e biscoitos.

BENEFÍCIOS FANTÁSTICOS

Embora seja importante comer muitas frutas e hortaliças, não é só na quantidade que é preciso pensar, mas também na variedade. Nenhuma fruta ou hortaliça contém todos os nutrientes de que seu corpo precisa para ficar em forma e saudável, por isso devemos ingerir muitos tipos diferentes para obter uma variedade de nutrientes.

À medida que seu corpo muda e se desenvolve você precisa nutri-lo e deixá-lo preparado para os desafios do cotidiano, preparando-o para o futuro. Há muitas vitaminas, minerais e outros nutrientes nas frutas e legumes, mas alguns são essenciais para a saúde e o bem-estar:

Vitamina A Importante para a saúde dos olhos, pele, pulmões, digestão e sistema imunológico, está disponível em fontes animais. Contudo, o betacaroteno, encontrado em hortaliças como laranja, manga, damascos, cenoura, brócolis, beterraba e outros vegetais, pode ser convertido em vitamina A no corpo.

Vitaminas do complexo B Essa família de vitaminas inclui a tiamina (B1), a riboflavina (B2), o ácido pantotênico (B5) e a piridoxina (B6). Elas mantêm uma variedade de atividades no corpo, inclusive a produção de energia, sustentando o sistema nervoso e imunológico, produzindo pele, cabelo e unhas saudáveis, controlando sensações de fadiga e ajudando a metabolizar os alimentos adequadamente. Podem ser encontradas em frutas e hortaliças como figo, tâmara, melancia, damasco, banana, frutas vermelhas, abacaxi, laranja, couve-flor, alho-poró, brócolis, espinafre, agrião, brotos de feijão, pimentão, abacate e aipo (ou salsão).

Ácido fólico Parte das vitaminas do complexo B, é essencial antes da concepção e durante o início da gravidez para o desenvolvimento saudável do feto. Boas fontes de ácido fólico incluem frutas cítricas, brócolis, verduras, beterraba e abóbora.

Vitamina C Essencial para o sistema imunológico e para os ossos, ajuda na recuperação da pele, na absorção do ferro e na prevenção de doenças do coração e câncer. Algumas boas fontes incluem frutas cítricas, kiwi, frutas vermelhas, tomate e pimentão.

Vitamina E Encontrada em verduras de folhas verdes, essa vitamina ajuda a afinar o sangue e a proteger contra doenças do coração e o envelhecimento precoce.

Vitamina K Importante para os ossos, a coagulação do sangue e a cicatrização de ferimentos, encontra-se na couve-flor e em verduras.

Cálcio Essencial para os ossos (especialmente importante para crianças e mulheres na menopausa), também é útil ao coração, à coagulação do sangue e aos músculos. As fontes incluem brócolis, verduras e figo.

Ferro É essencial obter ferro suficiente em sua dieta porque ele é importante para produzir a hemoglobina que carrega oxigênio no sangue. A deficiência em ferro leva à letargia e à diminuição da função mental. Você pode encontrá-lo em verduras e frutas secas como damascos.

Magnésio Assim como o cálcio, o magnésio mantém os ossos saudáveis e pode ser encontrado em verduras, frutas cítricas e frutas secas.

Potássio Bom para os ossos, dentes e rins saudáveis, o potássio pode ser encontrado em todas as frutas e hortaliças – por isso use e abuse delas.

Zinco Esse importante mineral ajuda no crescimento, na cicatrização, na reprodução, na imunidade e na digestão. Suas boas fontes incluem o feijão e as outras leguminosas, bem como brócolis, couve-flor, cenoura e framboesa.

COMA UM ARCO-ÍRIS

As frutas e hortaliças não são apenas ricas em vitaminas, minerais e outros nutrientes, como também em substâncias conhecidas como fitoquímicos, que previnem doenças como derrame, cardiopatias, alguns tipos de câncer, osteoporose, infecções no trato urinário, e protegem contra os efeitos do envelhecimento. Muitos fitoquímicos estão relacionados com os pigmentos das plantas – as substâncias que dão cor às frutas e hortaliças. Assim, uma maneira simples de garantir uma boa quantidade de fitoquímicos variados é ingerir cores diferentes, de preferência não apenas grandes quantidades de, digamos, maçãs ou cenouras. Ingerir grandes quantidades de frutas e hortaliças de muitas cores garantirá também uma variedade de vitaminas e minerais no organismo.

BRANCO

A cebola, o alho, o alho-poró e a cebolinha contêm enxofre, elemento que atua na prevenção do câncer, do colesterol e da hipertensão, evitando o espessamento do sangue, que causa o derrame. Esses alimentos também contêm propriedades antimicrobianas naturais que ajudam o corpo a combater infecções.

A soja e seus derivados, como o tofu e o leite, são ricos em fitoquímicos denominados isoflavonas – precursores dos estrogênios vegetais, que ajudam a regular os níveis de hormônio feminino e reduzem o risco do câncer de mama e de próstata. Também diminuem o colesterol, amenizam os sintomas da menopausa e regulam a renovação dos ossos. Acredita-se que a ingestão de soja seja uma das razões de as mulheres japonesas sofrerem menos fraturas de ossos, embora consumam menos cálcio do que as mulheres ocidentais.

LARANJA E AMARELO

Cenoura, abóbora, pimentão amarelo, laranja, manga e damascos são apenas alguns produtos amarelos e alaranjados ricos em carotenoides. Cerca de 600 carotenoides diferentes foram identificados até agora, todos com poderosa ação antioxidante e protetora dos tecidos contra agentes cancerígenos. O corpo é capaz de converter alguns desses carotenoides em vitamina A, necessária à saúde da pele, à função imunológica, ao crescimento normal e ao desenvolvimento do embrião e do feto.

Acredita-se que a luteína carotenoide, que dá ao milho-verde a cor amarela, melhora a saúde ocular. Pesquisas mostraram que o consumo de alimentos ricos em luteína pode ajudar a reduzir o risco de degeneração macular e catarata.

VERMELHO

Tomate, pimentão vermelho, melancia, papaia e goiaba são todos ricos em licopeno, outro elemento da família dos carotenoides, que ajuda a combater doenças do coração e alguns cânceres.

O cozimento e o processamento rompem o licopeno, tornando-o de absorção mais fácil para o organismo; desse modo, diferentemente de muitos nutrientes, o cozimento libera mais licopeno, portanto, eles se tornam mais benéficos cozidos do que crus. Outro pigmento vermelho benéfico é a betacianina, que é encontrada na beterraba. Além de ser antioxidante, acredita-se que ajuda a desintoxicar o fígado.

ROXO E AZUL

Produtos azul-escuros e roxos, como mirtilos, ameixas, uvas, cerejas, framboesas e repolho-roxo, são ótimas fontes de antocianinas – poderosos antioxidantes que retardam o envelhecimento, estimulam a síntese de colágeno (material semelhante ao elástico, responsável pela sustentação dos tecidos) e fortalecem os capilares sanguíneos. Além disso, têm propriedades anti-inflamatórias.

VERDE

O pigmento verde encontrado em muitas verduras é devido a uma substância chamada clorofila, que tem efeito estimulante na produção de glóbulos vermelhos e se liga a agentes causadores de câncer no intestino, evitando que sejam absorvidos. Verduras como brócolis, repolho, couve-de-bruxelas, couve-manteiga e agrião são ricos em fitoquímicos conhecidos como glucosinolatos, que incluem indóis e isotiocianatos. Acredita-se que esses compostos desempenhem um papel importante na prevenção do câncer.

UMA COR POR DIA

Veja como é simples comer uma cor de cada grupo no decorrer do dia. Quando planejar as refeições, pense e escolha uma fruta ou verdura de cor diferente da refeição anterior e logo verá como é fácil manter uma dieta deliciosa e variada.

- **Beba um copo de suco de laranja ao acordar.**
- **Coma frutas frescas com cereais ou puras.**
- **Tome uma sopa de cebola no almoço.**
- **Sirva uma salada de espinafre e tomate para o jantar.**

COMO ALTERNATIVA

- **Beba um suco de frutas vermelhas no café da manhã.**
- **Faça um lanchinho com damascos secos no meio da manhã.**
- **Coma macarrão com molho de tomate no almoço.**
- **Sirva frango grelhado com brócolis e cebolinhas fritas no jantar.**

SOME AS PORÇÕES

Se você acha a ideia de comer 5 porções diárias uma tarefa meio desanimadora, não se preocupe! Assim como usar as receitas deste livro indicadas por cor, há uma série de outros modos de juntar uma porção aqui e outra ali. E mesmo se não puder usar as receitas todos os dias, seguindo as dicas abaixo, você descobrirá que está comendo pelo menos 5 porções sem sequer perceber.

Beba um copo de suco de frutas no café da manhã. Os sucos de laranja, de abacaxi e de morango são boas escolhas, pois contêm vitamina C, que fortalece o sistema imunológico e protege o corpo contra doenças – o que é um bom começo para iniciar o dia. O suco de abacaxi também estimula o sistema digestório, enquanto o suco de morango tem propriedades antibacterianas naturais, combatendo infecções do trato urinário. Se preferir algo menos adstringente pela manhã, experimente um suco de legumes. O de tomate ou de cenoura são mais doces e suaves do que os de fruta, contribuindo ainda com uma série de nutrientes. Se tiver tempo (e uma centrífuga), é preferível usar frutas frescas, pois contêm mais nutrientes do que as congeladas. Beba logo em seguida, pois os nutrientes começam a se deteriorar – quanto mais fresco o suco, melhor.

Junte 1 colher (sopa) bem cheia de uvas-passas claras ou uma porção de morangos ou frutas vermelhas ao cereal ou mingau matinal. Amoras, morangos em rodelas ou mirtilos ficam ótimos com flocos de milho, enquanto fatias de nectarina, pêssego, maçã ou pera são deliciosas sobre cereais como müsli e granola. Experimente adicionar frutas secas picadas como tâmaras, figos ou damascos ao mingau de aveia antes de cozinhá-lo – sua doçura natural permitirá diminuir a quantidade de açúcar ou mel ao servir. Ou amasse frutas vermelhas como amoras ou morangos e cubra o mingau com colheradas desse purê em vez de usar mel ou melado.

Ao planejar um lanchinho – não deixe de incluir alguma fruta ou hortaliça (ver algumas ideias em Vontade de beliscar, nas pp. 14-15).

Acrescente salada ou legumes aos sanduíches e sirva sempre salada ou palitos de legumes à parte. Folhas de alface-crespa, de outra salada picante ou ervas são sempre uma boa escolha para os sanduíches, assim como rodelas de tomate ou de pepino. Abobrinhas, pimentões e berinjelas fatiados e grelhados também ficam ótimos em sanduíches – especialmente os quentes, como os paninis, ou os feitos com pão integral, ciabatta ou focaccia.

Como acompanhamento, escolha uma salada tradicional – ou seja mais ousado e opte por salada de feijão ou de legumes grelhados. Se estiver com pressa, um pratinho de repolho cru em tirinhas sempre é uma ótima opção – e sacia num sanduíche ou servido como acompanhamento.

Quanto a hortaliças cruas, escolha as clássicas – como palitos de pepino, cenoura, aipo e pimentão. Mas, se estiver com pressa, pegue um punhado de tomates-cereja ou de vagens para um saboroso lanchinho.

Acrescente hortaliças e leguminosas a pratos com curry, guisados, sopas e refogados. Adicione 1 lata de tomates picados nos pratos com curry, guisados ou sopas, ou um punhado de hortaliças como cenouras, abobrinhas, pimentões ou cogumelos a guisados e sopas reforçadas. Experimente misturar folhas de espinafre nos pratos ou guisados com curry 1 minuto antes de servir, até as folhas começarem a murchar.

Feijão é ótimo para a saúde. Pode fazer parte de cozidos e sopas, além de ser consumido com arroz. Lentilha, ervilha, vagem, grão-de-bico, feijão-branco e fava vão muito bem em cozidos com carne ou outros legumes e sopas. Lentilhas secas também são uma ótima opção.

Sirva pelo menos 2 tipos de hortaliças com peixe, frango ou carne. Contraste cores e sabores para tornar a refeição mais atraente – talvez cenouras e brócolis no vapor, pimentões vermelhos grelhados e ervilhas-tortas no vapor, tomates grelhados e salada de vagem ou cogumelos e espinafre refogado.

Transforme em hábito comer salada nas refeições – pode ser um saboroso tira-gosto ou um acompanhamento refrescante. Uma clássica salada de folhas é sempre uma ótima escolha, mas faça pequenas mudanças. Se houver algo de novo a experimentar, todos vão querer um pouco! Junte tomates, pepinos, cebolinha, beterraba cozida, vagens no vapor, pimentões grelhados ou ervas frescas. E pense nos molhos como outra maneira de incrementar a salada. Você pode optar pelos molhos prontos ou preparar um fresquinho.

Quando escolher uma sobremesa, prefira as frutas frescas, salada de frutas ou compota. Afinal, o que pode ser melhor do que uma iguaria saudável à base de frutas?

VONTADE DE BELISCAR

Aproveite os momentos em que baixa aquela vontade de beliscar entre as refeições: eles são perfeitos para consumir uma porção extra de fruta ou verdura. Quer você escolha algo que requer alguns minutos de preparo, quer apenas apanhe um pedaço de fruta, todas as ideias a seguir são rápidas, simples, gostosas e agradáveis. Muitas dessas sugestões são ótimas para colocar na lancheira, na bolsa ou ter à mão no trabalho para quando a fome apertar!

Frutas frescas – qualquer uma serve: banana, maçã ou laranja. Confira a tabela nas pp. 18-21 para obter uma porção completa. Frutas fáceis de comer, como maçãs e bananas, são perfeitas para beliscar quando estiver com pressa. Enfie uma delas na bolsa antes de sair para ter algo para mastigar quando ficar com fome. Se trabalha num escritório, por que não ter um pratinho com frutas sobre a mesa? Encha-o na segunda-feira de manhã com frutas e consuma-as quando quiser. No caso de frutas maiores, como melão ou abacaxi, fatie em pedaços e guarde na geladeira, assim estará pronta para ser consumida. Uma vez fatiada, você achará mais tentador pegar um pedaço na geladeira do que descascar, cortar e fatiar a fruta numa tábua.

Frutas secas – são energéticos instantâneos. Uvas-passas, damascos, figos ou ameixas são fáceis de armazenar e transportar, por isso ideais para levar na bolsa. Você pode comprar embalagens individuais para lanche no supermercado, embora seja mais econômico comprar um pacote grande e colocar um pouco num saquinho para quando estiver fora. (Lembre-se, entretanto, que as frutas secas contarão apenas 1 porção ao dia, não importa quantas você comer.) Um saquinho de frutas secas é perfeito para deixar na gaveta da mesa de trabalho. Assim, quando tiver vontade de comer algo doce, poderá mergulhar sem culpa em suas frutas secas em vez de se empanturrar de biscoitos.

Sucos e vitaminas – são um ótimo lanche e fornecem energia instantânea a qualquer hora do dia. Você pode comprar garrafas de sucos prontos ou fazê-los em casa. Experimente as receitas das pp. 1-6 e some 2-4 porções por suco e/ou vitamina.

Quando quiser um lanche mais substancioso, amasse meio abacate, tempere-o com sal e pimenta, um pouco de limão e passe-o numa torrada de pão de integral. Isso é tão bom quanto pasta de amendoim ou queijo derretido – mas vale 1 porção!

Em vez de passar geleia na torrada, por que não amassar algumas amoras frescas, misturar um pouco de mel e espalhar na torrada? E naqueles dias que quiser sair um pouco da linha, experimente cobri-la com um pouco de creme de leite.

Se estiver buscando uma gostosura doce, mas o que realmente deseja é chocolate, há maneiras de contornar isso! Prepare um sanduíche espalhando chocolate derretido sobre uma banana ou mergulhe morangos no chocolate e deixe endurecer antes de comer.

ALMOÇOS SAUDÁVEIS

Fora de casa, comer bem pode parecer um pouco mais difícil – mas na verdade não deveria ser assim. Há inúmeras formas de incluir frutas, legumes e verduras no almoço. Se costuma levar o almoço de casa, separe um recipiente só para a salada e outros para o prato quente e as frutas. Use recipientes pequenos para levar palitos de hortaliças, salada de frutas, molho etc. Muitos pratos podem ser preparados na véspera, como a Salada de feijão com alcachofras, e guardados na geladeira; ficam ótimos até o dia seguinte. Se possível, mantenha o almoço embalado na geladeira até a hora da refeição. Se contiver carne, peixe ou cereais como arroz ou cuscuz marroquino, é essencial que fique na geladeira.

Prepare wraps e sanduíches com uma porção de verduras, como a Ciabatta com legumes grelhados, Sanduíches de frango defumado ou Wraps de frango com manga. Envolva-os em filme de PVC ou papel-alumínio e coloque na marmita.

Em vez de sanduíche, uma salada saudável de verduras e leguminosas, como a Salada de feijão com alcachofras ou a Salada de arroz com legumes e linguiça. Guarde-a num recipiente hermeticamente fechado, para que o molho não vaze quando o estiver transportando.

Algumas saladas, especialmente as de folhas, ficam melhores temperadas na hora de servir. Coloque o molho na marmita num vidrinho à parte, assim poderá temperar a salada pouco antes de comer.

Um frasco de sopa com pão integral crocante é um ótimo almoço – especialmente no inverno. Prepare uma porção de Sopa de legumes picante com uma de Creme de ervilhas e vagens ou Sopa de verduras picante, em seguida despeje-a numa garrafa e feche-a bem.

Inclua uma caixinha ou garrafinha de suco de frutas na marmita.

Junte alguma fruta seca – é um lanche perfeito para beliscar.

Inclua palitos de legumes crus (cenouras, aipo e pimentão) envoltos em filme de PVC.

AJUDE AS CRIANÇAS A COMER MAIS FRUTAS E HORTALIÇAS

As crianças, que estão crescendo e se desenvolvendo, precisam de muitos nutrientes para brincar e se concentrar na escola. Desde que se descobriu que o aumento da ingestão de vitaminas e minerais melhora os níveis de QI nas crianças, é vital encorajá-las a comer a maior quantidade possível de hortaliças e frutas. Algumas crianças gostam de verduras e legumes, outras não, mas a maioria gosta de frutas. Há muitas maneiras de introduzir hortaliças nas refeições infantis, veja nas receitas deste livro. É importante lembrar que o comportamento que aprendemos na infância costuma ser levado para a idade adulta; por isso é melhor ensinar seus filhos a comer de maneira saudável desde o começo, para que não tenham de livrar-se de maus hábitos mais tarde. Eis aqui algumas dicas:

Peça ajuda a seus filhos para incluir frutas e verduras na lista de compras. Faça uma lista das frutas, legumes e verduras de que eles gostam, incluindo frutas secas. Faça outra lista dos produtos que eles experimentaram e não gostaram, e uma terceira lista das hortaliças e frutas que nunca provaram, como quiabo e berinjela, por exemplo. Toda semana inclua uma porção da primeira lista e peça a eles que experimentem alguma coisa das outras duas listas, mesmo que seja apenas um pouquinho.

Esteja preparado para experimentar. As crianças mais novas são algumas vezes desencorajadas pela textura da fruta e das verduras e não pelo gosto. Pode ser que elas gostem de algumas, se forem preparadas ou cozidas de maneira diferente da usual, por exemplo, amassando a fruta ou as ervilhas em vez de apenas fervê-las (como na receita de Salmão com purê de ervilhas) ou servindo maçãs assadas ou peras cozidas no lanche ou na sobremesa, em vez de um pedaço da fruta crua.

Quando estiverem fazendo compras, pergunte aos seus filhos o que lhes parece bonito e o que os atrai. Se apontarem para uma moranga ou para os mirtilos, por que não comprar e contar o que pretende fazer com eles para o jantar?

Envolva-os no ato de cozinhar. Se seus filhos gostaram de ajudar a preparar uma refeição, pode ser provável que tentem fazê-lo sozinhos.

Fale a seus filhos sobre os ingredientes enquanto estiver cozinhando, para torná-los mais interessantes e atraentes. Saber que as cenouras estão cheias de betacaroteno, que melhora a visão, que as laranjas ajudam a combater bactérias e resfriados e que o espinafre é cheio de ferro, deixando o sangue forte, talvez faça toda a diferença para uma criança relutante.

Desperte o desejo de seus filhos fazendo os ingredientes parecerem uma iguaria. Corte cenouras em palitos e ofereça-os com um molho de iogurte cremoso, ou coloque um prato de tomates-cereja diante deles quando estiverem vendo TV.

Sirva sorvete sempre com pelo menos 1 porção de fruta – pode ser 1 fatia de pêssego ou banana, morangos frescos, manga ou abacaxi.

Se nada funcionar e você ainda estiver enfrentando resistência, disfarce as frutas e os legumes nos pratos favoritos das crianças e adolescentes.

COMO "DISFARÇAR" FRUTAS E HORTALIÇAS

Para algumas pessoas, comer frutas, legumes e verduras – não importa quão saborosos você os torne – pode parecer uma tarefa difícil, por isso, talvez seja preciso recorrer a alguns truques para incluí-los nas porções diárias. Abaixo estão algumas ideias para ajudá-lo a disfarçar as frutas e hortaliças essenciais, de modo que não fiquem visíveis.

AMASSE OS LEGUMES. Em vez de fazer batata amassada (batatas e suas primas doces não contam como hortaliças do ponto de vista da saúde), adicione outras hortaliças para aumentar o número de porções numa refeição. Faça o clássico purê com batatas misturadas com abóbora assada, ou uma mistura de cenouras, aipo e batatas. Outra ideia é combinar alhos-porós fatiados e salteados às batatas amassadas, ou acrescentar folhas de espinafre ao purê, cerca de 1 minuto antes de servir.

AS SOPAS SÃO ÓTIMAS PARA OCULTAR HORTALIÇAS. Qualquer hortaliça é boa, mas estas são especialmente populares: cebola, alho-poró, tomate sem pele, cenoura, abóbora, pimentão e mandioquinha. Cozinhe simplesmente até amolecerem, então bata no liquidificador.

QUANDO FIZER UM MOLHO À BOLONHESA, pique bem cenouras, pimentões e cebolas, misture ao molho e cozinhe. Uma vez cozidos, eles desaparecem.

FAÇA UM PURÊ COM FRUTAS FRESCAS como morango, pêssego, manga, abacaxi ou banana, ou com frutas cozidas como maçãs, peras em calda ou ameixas ou damascos assados e cubra sorvetes ou sobremesas com essa calda, ou misture no chantilly ou numa mistura de chantilly e iogurte para fazer uma sobremesa deliciosa. Ou ainda, congele-as em fôrmas de picolés e sirva-as como uma saudável gostosura de verão.

CONTROLE RÁPIDO DE PORÇÃO

Este quadro de consulta mostra o quanto de cada fruta e hortaliça você precisa comer para consumir uma porção de 80 g. Todas as quantidades são aproximadas e presumem uma fruta ou verdura média. Se for preciso descascar, tirar o caroço ou a semente, faça-o antes de pesá-la. Você pode usar esta tabela para ajudá-lo nas compras. Se uma receita pedir 320 g (4 porções) de cenoura, você precisará de 4 cenouras médias. Observe que os tamanhos da porção para crianças são menores: de 60 a 70 g. Note, todavia, que alguns alimentos contam apenas como 1 porção diária, não importando quanto você beba ou coma (Notas na p. 21). Contudo, cada grama de fruta e hortaliça fresca, congelada ou enlatada conta – portanto, comece a comer e a somar essas porções.

FRUTAS E HORTALIÇAS	QUANTIDADE
FRUTAS FRESCAS	
Abacate	½
Abacaxi	1 fatia grossa
Ameixa	2
Amora	um punhado
Banana	1
Caqui	1
Cereja	um punhado
Clementina	2
Damasco	3
Figo	2
Framboesa	um punhado
Goiaba	1
Grapefruit	½
Groselha	um punhado
Kiwi	1 (grande)
Laranja	1
Lichia	6
Maçã	1
Manga	⅓
Maracujá	5-6
Melancia	fatia de 3 cm
Melão	fatia de 5 cm
Mexerica	2 pequenas
Mirtilo	um punhado
Morango	cerca de 7
Nectarina	1
Papaia	½

Pera	1
Pêssego	1
Tangerina	1
Uva	um punhado
FRUTAS EM CALDA	
Abacaxi (fatia)	2
Ameixa	6
Cereja	3 colheres (sopa) cheias (cerca de 11)
Damasco (metade)	6
Framboesa	20
Grapefruit (gomo)	3 colheres (sopa) cheias (cerca de 8)
Maçã (purê)	4 colheres (sopa) cheias
Morango	2 colheres (sopa) cheias
Pera (metade)	2
Pêssego (fatia)	9
Pêssego (metade)	2
Ruibarbo	5 pedaços
Salada de frutas	3 colheres (sopa) cheias
Tangerina (gomo)	3 colheres (sopa) cheias
FRUTAS SECAS	
Abacaxi	1 colher (sopa) cheia
Ameixa	3
Banana (chips)	um punhado
Cereja	um punhado
Damasco	3
Figo	2
Maçã (rodelas)	4
Pera	2 metades
Pêssego	2 metades
Tâmara	3
Uva-de-corinto	1 colher (sopa) cheia
Uva-passa	1 colher (sopa) cheia
Uva-passa clara	1 colher (sopa) cheia
SUCOS	
Suco de frutas	150 ml
Suco de hortaliças	150 ml
Vitamina de frutas	150 ml
HORTALIÇAS FRESCAS	
Abobrinha	½ grande
Acelga	⅕ do pé

Alcachofra (fundo)	2
Alface	1 prato de sobremesa
Alho-poró	1 (só a parte branca)
Aspargo	5 espigas
Berinjela	⅓
Beterraba (cozida)	7 fatias
Brócolis	2 buquês
Brotos de feijão	dois punhados
Cebola	½
Cebolinha	8
Cenoura	1
Cogumelo (inteiro)	14
Cogumelo fatiado	três punhados
Couve-de-bruxelas	8
Couve-flor	8 buquês
Couve-manteiga	4 colheres (sopa) cheias
Ervilha	3 colheres (sopa) cheias
Ervilha-torta	um punhado
Espinafre	1 prato de sobremesa
Fava	um punhado
Feijão-carioca	3 colheres (sopa) cheias
Feijão-fradinho	3 colheres (sopa) cheias
Feijão-roxinho	3 colheres (sopa) cheias
Karela (melão amargo)	½
Milho-verde (baby)	6
Milho-verde (espiga)	1
Pastinaca (cenoura-branca)	1 grande
Pepino	pedaço de 5 cm
Pimentão	½
Quiabo	16
Rabanete	10
Repolho	½ pequeno
Repolho-verde	4 colheres (sopa) cheias
Salsão (ou aipo)	2-3 talos
Tomate	1
Tomate-cereja	7
Vagem (em rodelas)	4 colheres (sopa) cheias
HORTALIÇAS EM CONSERVA	
Alcachofra (fundo)	2
Aspargo	7 espigas
Azeitonas	3 colheres (sopa) cheias
Cenoura	3 colheres (sopa) cheias

Ervilha	3 colheres (sopa) cheias
Espinafre	1 prato de sobremesa
Feijão-branco	3 colheres (sopa) cheias
Feijão-fradinho	3 colheres (sopa) cheias
Feijão-manteiga	3 colheres (sopa) cheias
Feijão-preto	3 colheres (sopa) cheias
Grão-de-bico	3 colheres (sopa) cheias
Lentilha	3 colheres (sopa) cheias
Milho-verde	3 colheres (sopa) cheias
Nabo	3 colheres (sopa) cheias
Palmito	3 colheres (sopa) cheias
Pepino	3 colheres (sopa) cheias
Repolho	3 colheres (sopa) cheias
Tomate (purê)	1 colher (sopa) cheia
Tomate (seco em óleo)	4 pedaços
Tomate fresco	2

NOTAS

As leguminosas (feijão, lentilha, ervilha e grão-de-bico) só contam como 1 porção diária, não importa a quantidade que você coma. Apesar de conterem fibras, não oferecem a mesma combinação de vitaminas, minerais e outros nutrientes que as frutas e hortaliças.

Frutas secas também contam apenas como 1 porção, não importa quanto você coma. A razão é que as frutas secas não contêm a mesma quantidade de nutrientes que as frescas, congeladas ou enlatadas. Também fornecem uma fonte concentrada de calorias e açúcares, de modo que comer grandes quantidades pode engordar.

Sucos de frutas e de hortaliças são um modo delicioso de obter grandes quantidades de vitaminas, mas só podem ser contadas uma vez por dia. Não contêm nenhuma fibra, presentes apenas na fruta ou hortaliça inteira, e o processo de fazer suco quebra as células, liberando "açúcares livres", o que prejudica os dentes, especialmente se o suco for bebido entre as refeições. A tendência de consumir mais suco do que a fruta inteira também nos leva a ingerir muitas calorias (açucaradas).

Batatas e outros tubérculos, como batatas-doce, inhame, taioba, aipim ou mandioca não contam como 1 porção, apesar de serem legumes. Pelo alto teor de amido, são considerados formadores da parte de carboidrato amidoso de uma refeição, do mesmo modo que as massas e o arroz.

café da manhã

1

VITAMINA DE FRUTAS TROPICAIS RENDIMENTO: 1 PORÇÃO

80 g de manga picada
80 g de abacaxi picado
1 kiwi grande picado
2 colheres (sopa) de iogurte bio desnatado
150 ml de suco de laranja

Bata as frutas, o iogurte e o suco de laranja no liquidificador, até obter uma mistura homogênea e cremosa. Acrescente um pouco de água se estiver muito grossa, despeje num copo grande e sirva imediatamente.

café da manhã

2

VITAMINA DE FRUTAS VERMELHAS RENDIMENTO: 1 PORÇÃO

80 g de morangos
80 g de mirtilos
80 g de amoras
4 colheres (sopa) de iogurte bio desnatado
80 ml de leite gelado

Bata as frutas, o iogurte e o leite no liquidificador, até dissolver e ficar cremoso. Despeje num copo grande e sirva imediatamente.

café da manhã

3

SUCO DE LARANJA COM MORANGO RENDIMENTO: 1 PORÇÃO

80 g de morangos
150 ml de suco de laranja

Bata os morangos e o suco de laranja no liquidificador até dissolverem. Se preferir um suco sem sementes, coe, despeje num copo grande e sirva imediatamente.

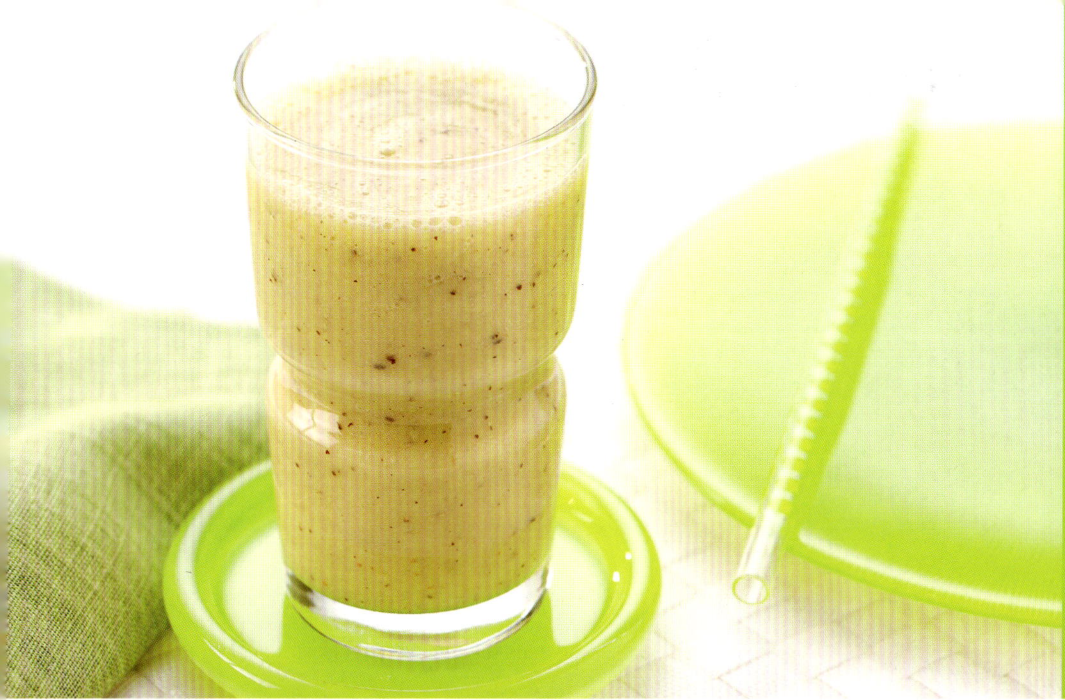

IOGURTE BATIDO COM FRUTAS RENDIMENTO: 1 PORÇÃO

3 damascos secos picados
1 pêssego picado grosseiramente
80 g de morangos
150 ml de suco de maçã (ou de laranja)
2 colheres (sopa) de iogurte natural (greek)

Bata as frutas, o suco de maçã (ou de laranja) e o iogurte no liquidificador até obter uma mistura homogênea e cremosa. Despeje num copo grande e sirva imediatamente.

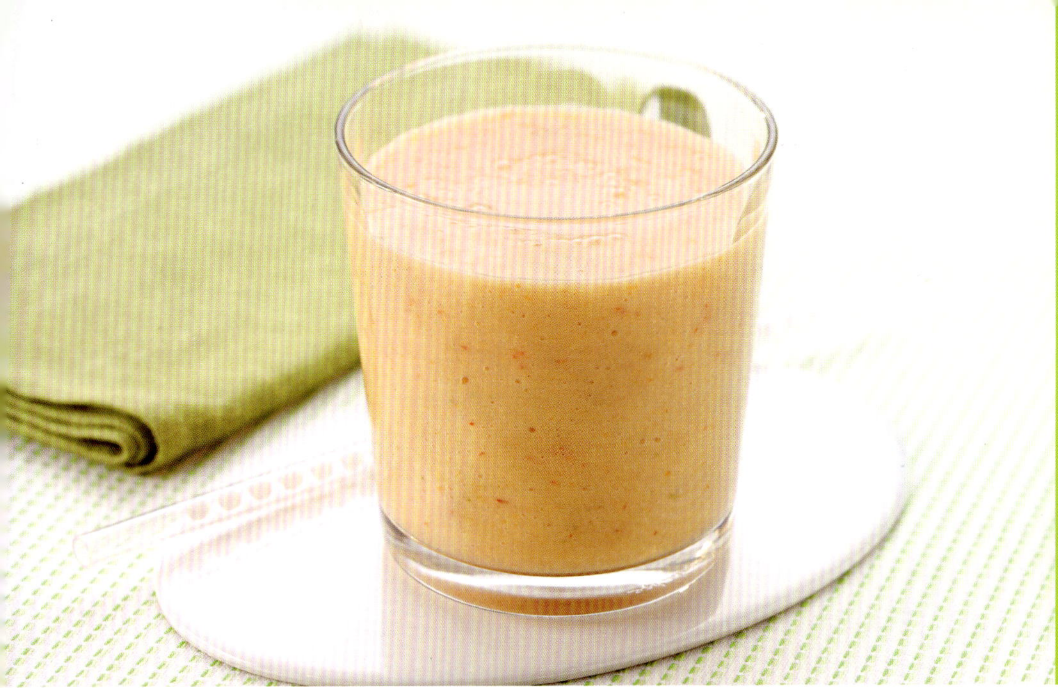

MINGAU DE ARROZ COM FRUTAS VERMELHAS

RENDIMENTO: 1 PORÇÃO

50 g de arroz basmati
250 ml de leite
1 ½ colher (chá) de açúcar
2 bagas de cardamomo sem sementes moídas
¼ de colher (chá) de noz-moscada ralada
125 ml de água
1 colher (sopa) bem cheia de uvas-passas claras
80 g de amoras
80 g de mirtilos
80 g de morangos bem picados
¼ de colher (chá) de açúcar (opcional)

Ferva o arroz, o leite, o açúcar e as especiarias em 125 ml de água. Diminua o fogo e cozinhe lentamente por 15 minutos, mexendo, até o mingau engrossar e ficar cremoso. Enquanto isso, bata metade das frutas no processador, até obter um caldo homogêneo. Coe numa peneira fina sobre uma tigela e amasse com uma colher de pau para retirar as sementes. Junte o açúcar a gosto, se necessário. Coloque o caldo sobre as frutas restantes e misture bem. Despeje o mingau numa tigela, cubra com a compota de amora e sirva imediatamente.

café da manhã

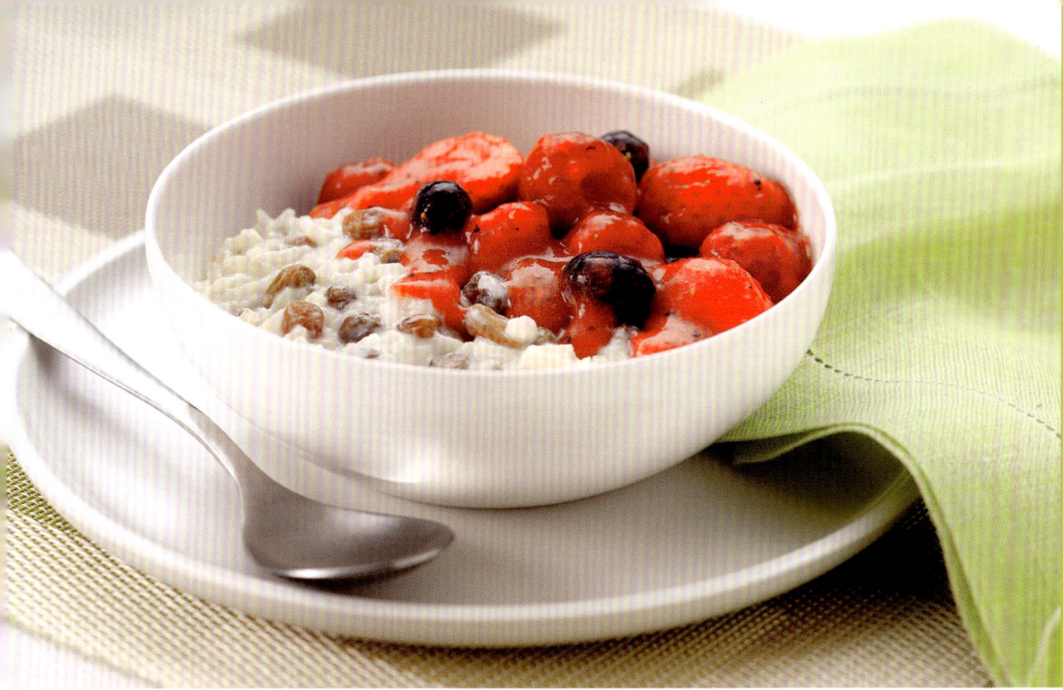

MÜSLI CREMOSO COM FRUTAS FRESCAS

RENDIMENTO: 1 PORÇÃO

2 colheres (sopa) bem cheias de aveia
3 colheres (sopa) de leite
2 colheres (sopa) de iogurte natural
1 colher (sopa) de mel
¼ de colher (chá) de canela em pó
1 colher (sopa) bem cheia de uvas-passas claras
1 maçã
1 pera
150 ml de suco de laranja para acompanhar

Misture a aveia, o leite, o iogurte, o mel, a canela e as passas e deixe de molho pelo menos por 20 minutos. Rale a maçã e junte à mistura. Descasque e descaroce a pera, corte em fatias e espalhe sobre o müsli. Sirva com um copo de suco de laranja.

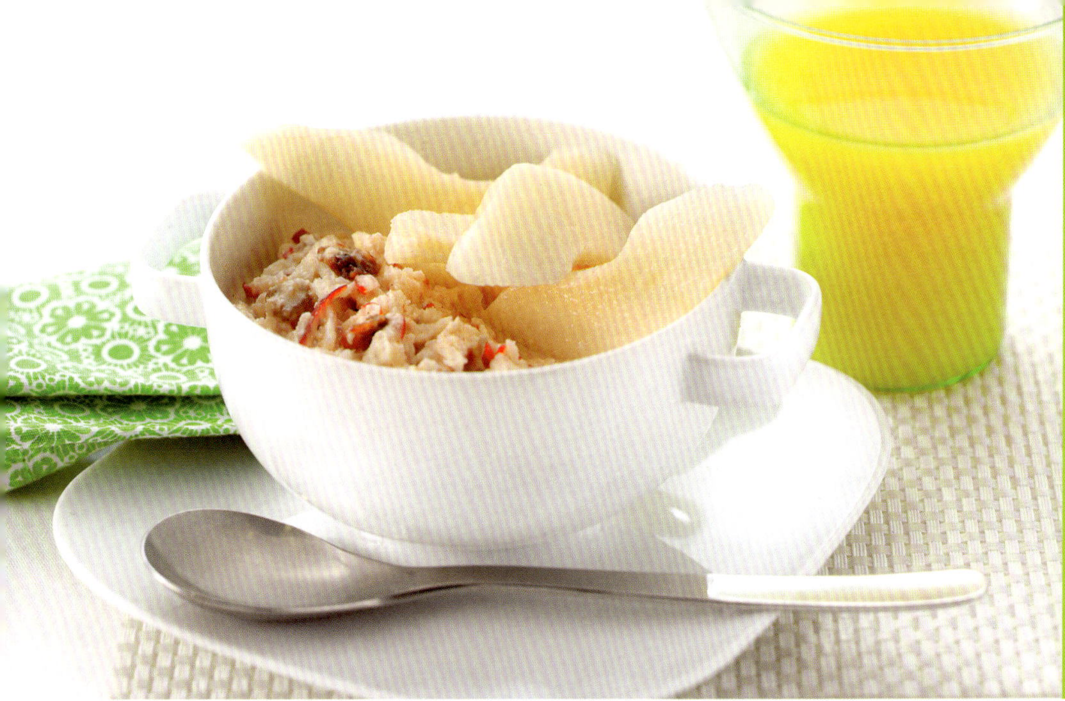

café da manhã

COMPOTA DE FRUTAS FRESCAS RENDIMENTO: 1 PORÇÃO

160 g de ameixas
160 g de damascos
2 colheres (sopa) bem cheias de mirtilos secos
300 ml de suco de laranja
2 colheres (chá) de açúcar, mais um pouco a gosto
1 fatia de gengibre fresco
1 cravo-da-índia
iogurte natural para acompanhar

Leve as frutas, o suco de laranja, o açúcar, o gengibre e o cravo-da-índia ao fogo e deixe ferver. Abaixe o fogo e cozinhe por cerca de 20 minutos, mexendo ocasionalmente, até amolecerem. Retire o gengibre e o cravo-da-índia e verifique o açúcar, juntando um pouco mais, se quiser. Sirva quente ou fria, acompanhada de iogurte. Como alternativa, deixe esfriar, bata e misture no iogurte.

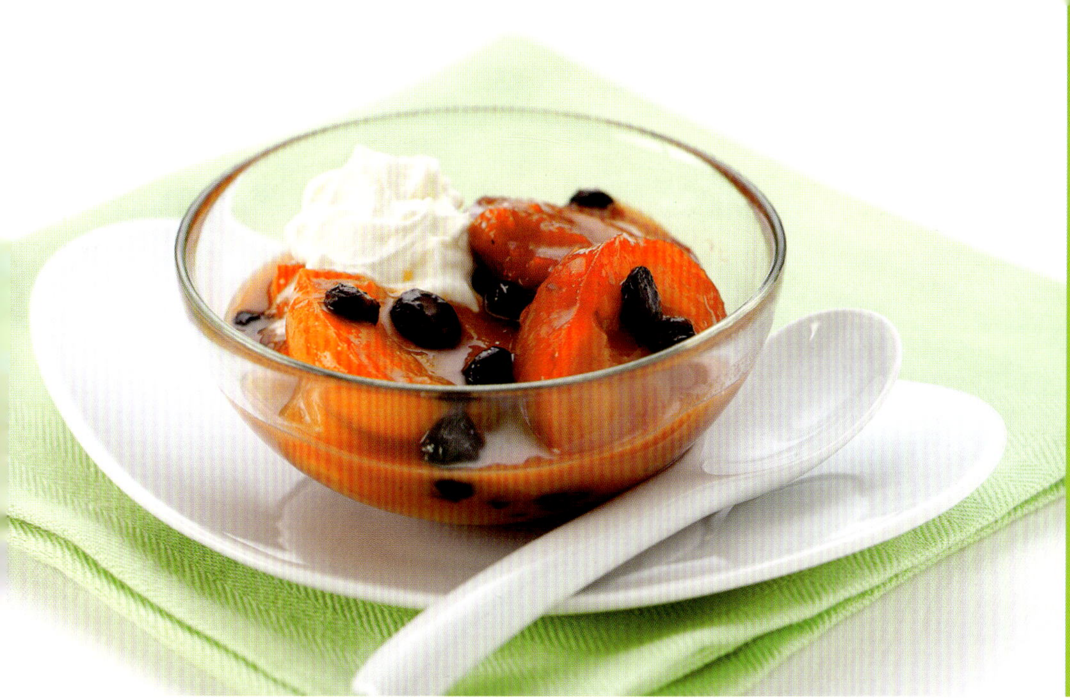

café da manhã

SALADA DE FRUTAS CÍTRICAS RENDIMENTO: 1 PORÇÃO

½ grapefruit rosa
1 laranja
2 clementinas
1 colher (sopa) de tâmaras secas
1 colher (sopa) de amêndoas laminadas torradas

Sobre uma tigela, para capturar os sucos, corte entre as membranas dos gomos do grapefruit com uma faca afiada para retirar a polpa da fruta. Coloque-a na tigela e esprema bem o suco das membranas. Faça o mesmo com a laranja, despejando o suco reservado sobre a fruta. Fatie as clementinas e junte à laranja e ao grapefruit. Espalhe as tâmaras e as amêndoas por cima, misture e sirva.

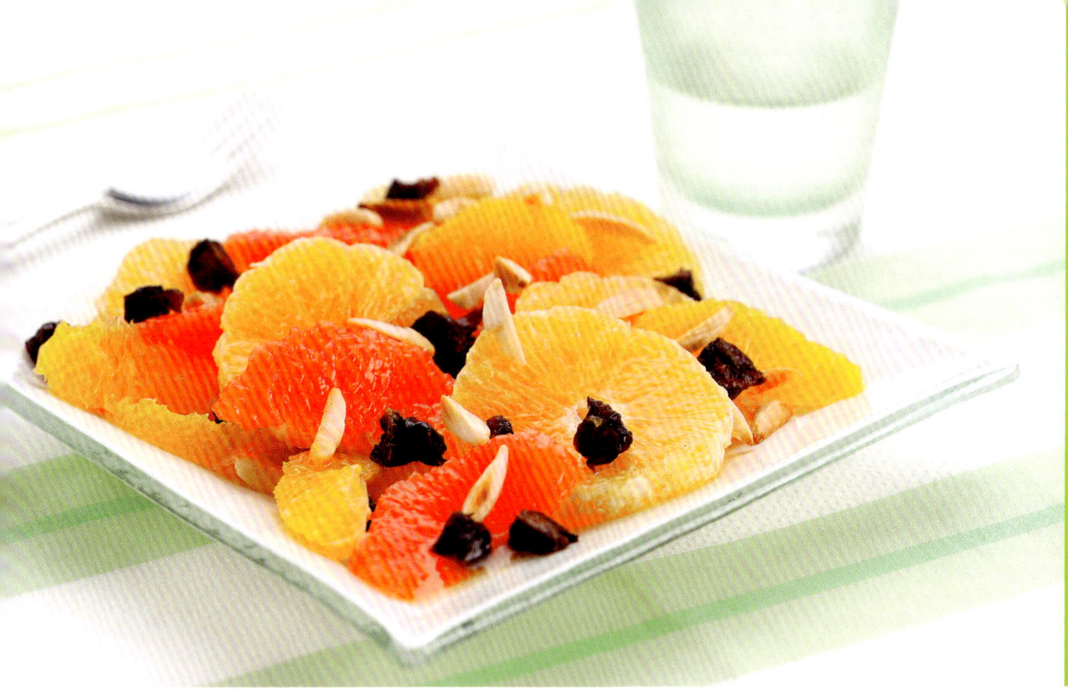

GRELHADO ESPECIAL RENDIMENTO: 1 PORÇÃO

1 cogumelo grande
azeite para regar
1 tomate cortado ao meio
80 g de aspargos pequenos
2 fatias finas de bacon
sal e pimenta-do-reino moída na hora
150 ml de suco de laranja para acompanhar

Preaqueça a forno. Coloque o cogumelo na assadeira, regue com um pouco de azeite, tempere com sal e pimenta e grelhe no forno por cerca de 5 minutos. Disponha as metades do tomate, os aspargos e o bacon em volta do cogumelo. Regue o tomate e o aspargo com o azeite, tempere e grelhe por cerca de 3 minutos. Vire os aspargos e o bacon e cozinhe por mais 2-3 minutos, até as hortaliças ficarem tenras e o bacon crocante. Sirva com 1 copo de suco de laranja.

café da manhã

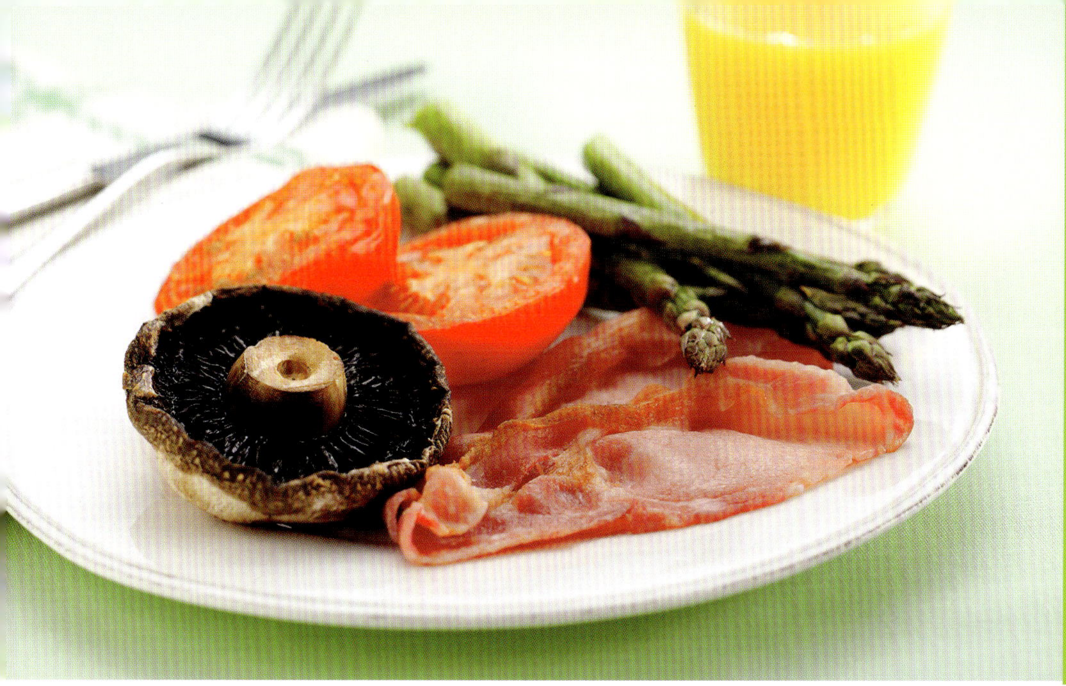

KEDGEREE DE PEIXE COM LEGUMES RENDIMENTO: 4 PORÇÕES

200 g de arroz basmati
1 colher (chá) de cúrcuma
1 colher (chá) de cominho em pó
600 ml de água
2 colheres (sopa) de azeite
1 cebola bem picada
2 pimentões vermelhos fatiados
280 g de cavalinha cozida sem pele em lascas
320 g de ervilhas cozidas
80 g de uvas-passas claras
sal e pimenta-do-reino moída na hora

ACOMPANHAMENTO
fatias de limão
600 ml de suco de maçã

Coloque o arroz numa panela com as especiarias e uma pitada de sal, junte 600 ml de água fervente e ferva. Abaixe o fogo, tampe a panela e cozinhe por 10 minutos, até que toda a água tenha sido absorvida. Enquanto isso, aqueça o azeite numa frigideira e refogue a cebola por 4 minutos. Junte os pimentões e frite por mais 5 minutos. Retire o arroz do fogo, adicione rapidamente a cavalinha, tampe e deixe descansar por 5 minutos. Adicione as ervilhas e as passas aos legumes e aqueça tudo. Acrescente os legumes ao arroz e ao peixe, tempere com pimenta-do-reino e misture bem. Sirva com fatias de limão e copos de suco de maçã.

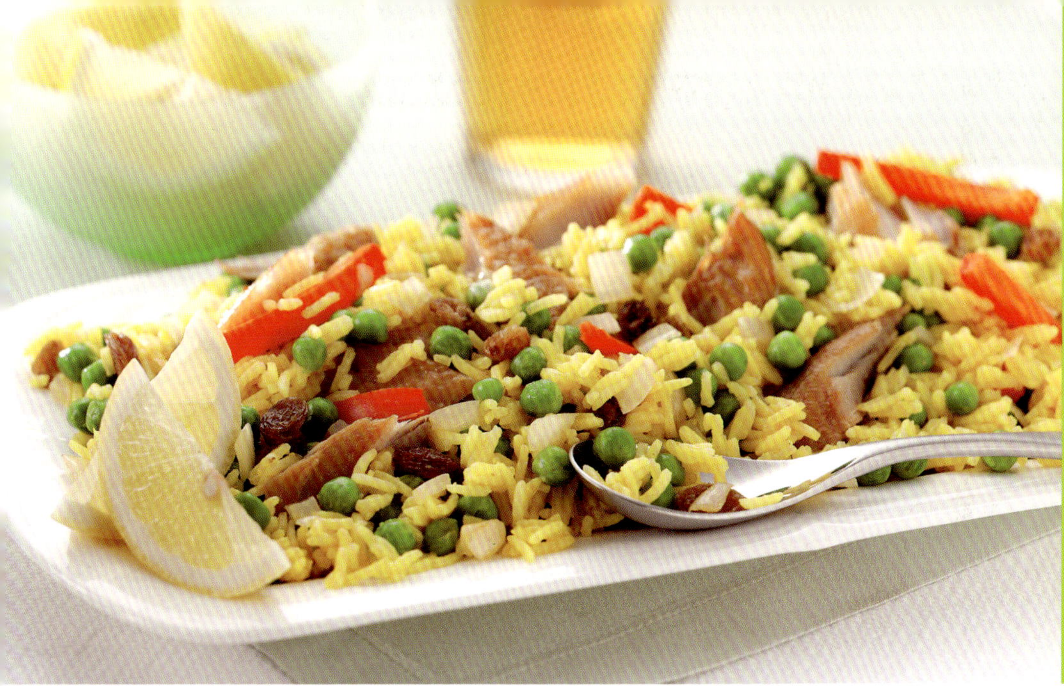

SOPA ORIENTAL DE LENTILHAS RENDIMENTO: 4 PORÇÕES

2 colheres (sopa) de óleo de girassol
3 dentes de alho amassados
¼ de colher (chá) de pimenta seca moída
2 colheres (chá) de cominho em pó
1 colher (chá) de cúrcuma
½ colher (chá) de canela em pó
1,25 litro de caldo de legumes
115 g de lentilhas
320 g de aipo fatiado
320 g de cenoura em cubinhos
320 g de maçã em cubinhos
4 colheres (sopa) de creme de coco
suco de ½ limão
sal e pimenta-do-reino moída na hora
folhas de coentro para salpicar

Aqueça o óleo numa panela e refogue o alho por cerca de 1 minuto. Junte as especiarias, o caldo de legumes, as lentilhas, o aipo, a cenoura e a maçã. Deixe ferver, abaixe o fogo, tampe e cozinhe por cerca de 30 minutos, até que as lentilhas amoleçam. Misture o creme de coco e o suco de limão a gosto e tempere com sal e pimenta-do-reino. Sirva com folhas de coentro salpicadas por cima.

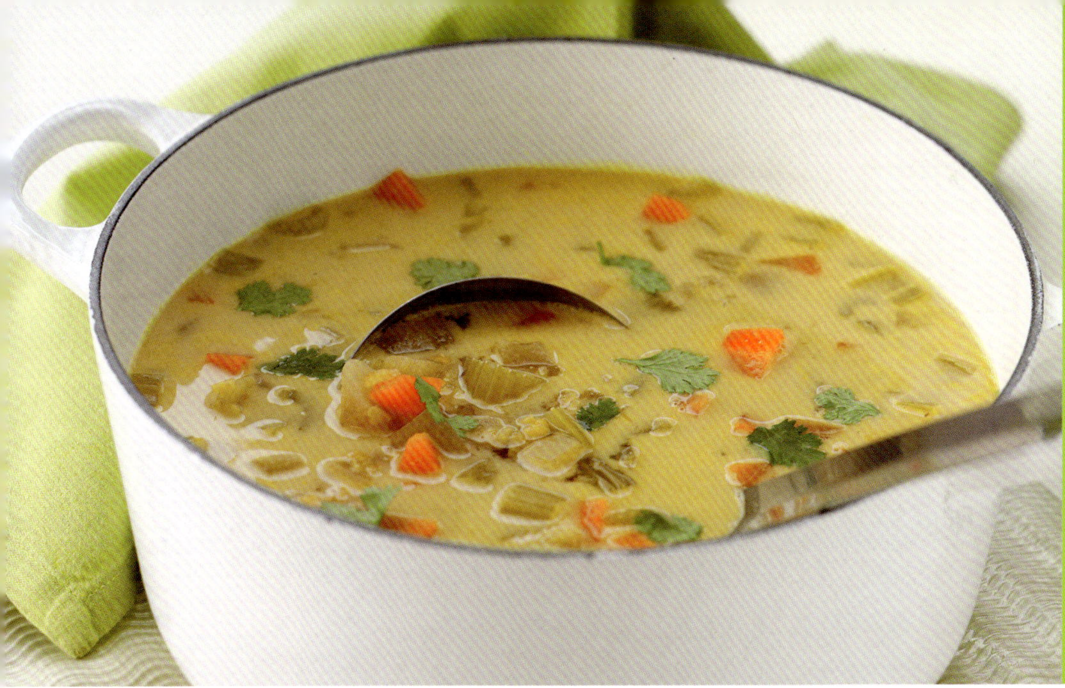

refeição leve

SOPA ITALIANA DE FEIJÃO-BRANCO RENDIMENTO: 4 PORÇÕES

320 g de cebola bem picada
3 dentes de alho amassados
2 colheres (sopa) de azeite
400 g de tomate em lata picado
1 colher (sopa) de purê de tomate
1,25 litro de caldo de legumes
400 g de feijão-branco cozido e escorrido
320 g de repolho rasgado
sal e pimenta-do-reino moída na hora
lascas de parmesão

Refogue a cebola e o alho no azeite por cerca de 4 minutos. Junte o tomate, o purê, o caldo e deixe ferver. Abaixe o fogo, tampe e cozinhe por 20 minutos. Bata no liquidificador ou processador ¼ do feijão e cerca de 2 conchas cheias de sopa até dissolver e recoloque-as na sopa. Deixe ferver de novo, misture o repolho e o feijão restante e cozinhe por 5-10 minutos, até o repolho ficar macio. Tempere a gosto com sal e pimenta-do-reino e sirva acompanhada por lascas de parmesão.

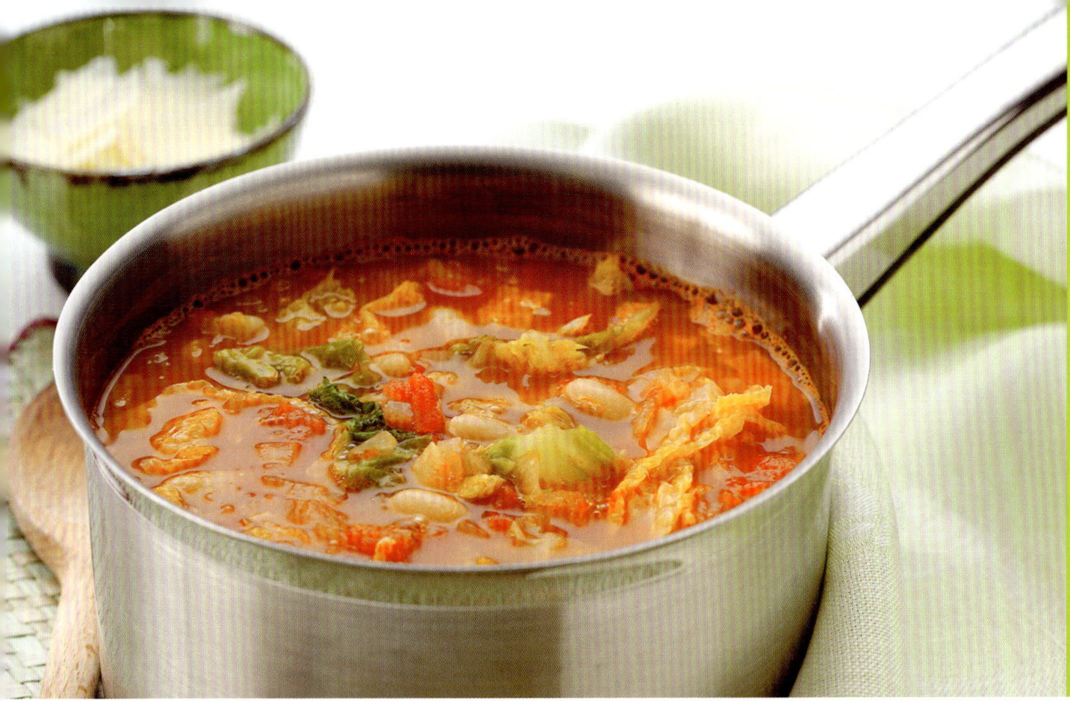

SALADA DE FRANGO GRELHADO RENDIMENTO: 4 PORÇÕES

dois punhados de folhas de salada
2 pimentões amarelos cortados em cubinhos
320 g de alcachofras em conserva drenadas em quartos
320 g de tomates-cereja cortados ao meio
320 g de kiwi em pedaços
2 peitos de frango grelhados fatiados

MOLHO
1 colher (sopa) de vinagre de vinho branco
2 ½ colheres (sopa) de azeite
¼ de colher (chá) de raspas de limão
1 colher (chá) de mostarda de Dijon
uma pitada de açúcar
pimenta-do-reino moída na hora

Para fazer o molho, bata o vinagre, o azeite, as raspas de limão, a mostarda, o açúcar e a pimenta a gosto. Disponha as folhas de salada em 4 pratos e espalhe os pimentões, as alcachofras, os tomates, os kiwis e o frango sobre elas. Regue com o molho, misture levemente e sirva.

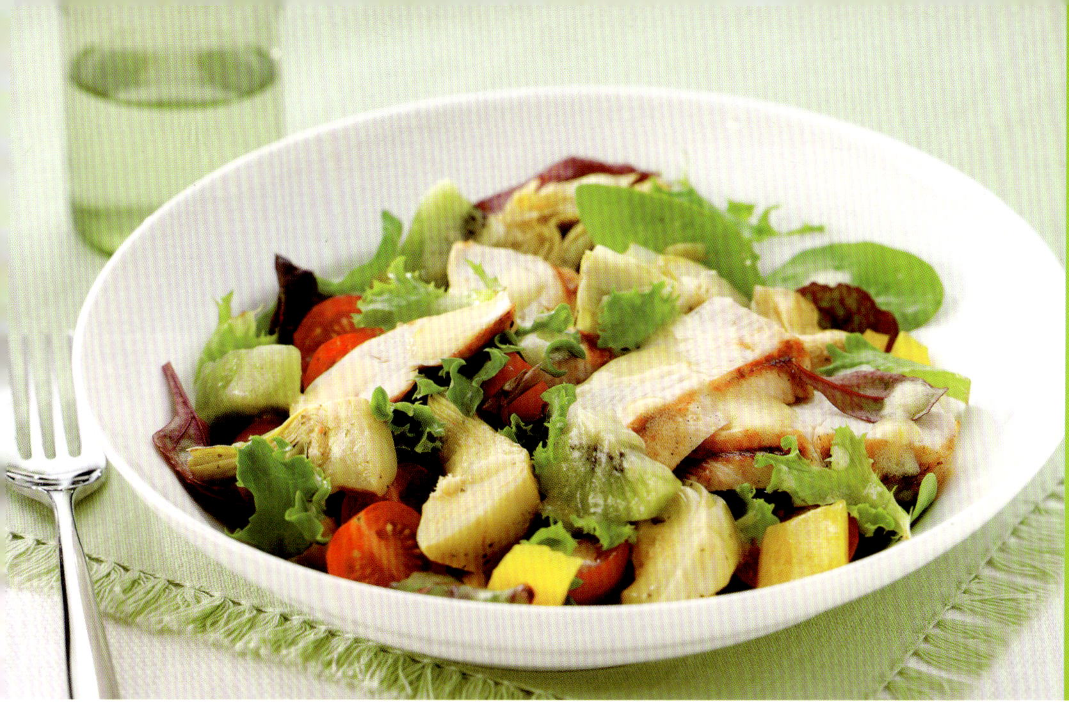

SALADA DE FRANGO SATAY RENDIMENTO: 4 PORÇÕES

1 dente de alho amassado
1 colher (chá) de gengibre ralado
1 colher (sopa) de azeite
2 peitos de frango desossados e sem pele cortados em tiras
320 g de palitos de cenoura
320 g de brotos de feijão
320 g de pepinos fatiados
2 pimentões amarelos fatiados
um punhado generoso de folhas de coentro

MOLHO

1 colher (sopa) de pasta de amendoim
uma pitada de pimenta seca
4 colheres (chá) de vinagre de vinho branco
3 colheres (sopa) de óleo de girassol
1 colher (chá) de óleo de gergelim
½-1 colher (chá) de shoyu

Deixe de molho na água 12-16 espetos de bambu por 20 minutos. Bata o alho, o gengibre e o azeite, despeje sobre o frango e misture. Cubra e deixe marinar na geladeira no mínimo por 30 minutos. Para fazer o molho, bata todos os ingredientes juntos, adicionando shoyu a gosto. Misture à parte as cenouras, os brotos de feijão, os pepinos, os pimentões e o coentro. Distribua em 4 pratos e regue com o molho. Enquanto isso, enfie o frango nos espetos e leve ao forno preaquecido por 3 minutos de cada lado, até ficarem bem grelhados. Coloque-os sobre as saladas temperadas e sirva.

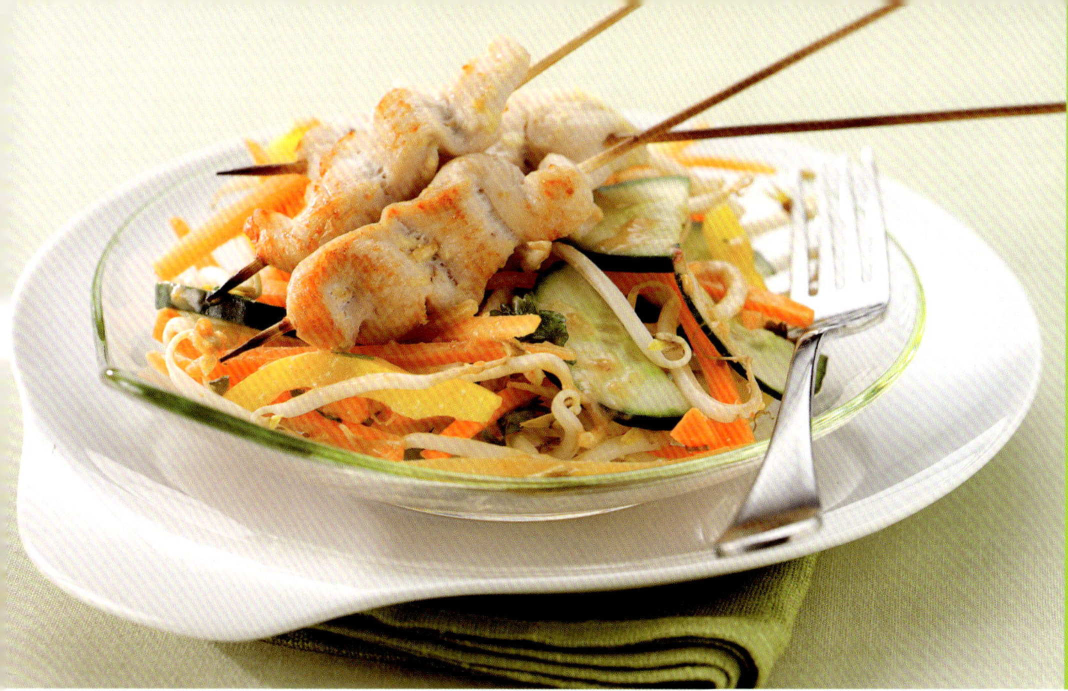

ESPETOS DE CORDEIRO RENDIMENTO: 4 PORÇÕES

2 dentes de alho amassados
2 colheres (chá) de cominho em pó
2 colheres (chá) de páprica
2 colheres (sopa) de azeite
450 g de lombo de cordeiro desossado em cubos grandes
2 cebolas roxas cortadas em oito
2 pimentões vermelhos cortados em oito
sal e pimenta-do-reino

SALADA

320 g de melancia em pedaços
320 g de pepino em cubinhos
um punhado de azeitonas pretas
2 colheres (sopa) de pinholes torrados
2 colheres (sopa) de azeite
2 ½ colheres (chá) de vinagre de vinho branco

Bata o alho, o cominho, a páprica e o azeite e tempere bem com sal e pimenta. Despeje esse molho sobre o cordeiro, cubra e deixe marinar na geladeira no mínimo por 2 horas. Preaqueça o forno em fogo alto. Enfie pedaços alternados de cebola, pimentão e cordeiro em 8 espetos de metal e grelhe por 4-5 minutos de cada lado, até o cordeiro ficar no ponto. Enquanto isso, faça a salada, misture a melancia, o pepino, as azeitonas e os pinholes numa tigela. Tempere a gosto com sal e pimenta, regue com o azeite e o vinagre e misture bem. Sirva com os espetos.

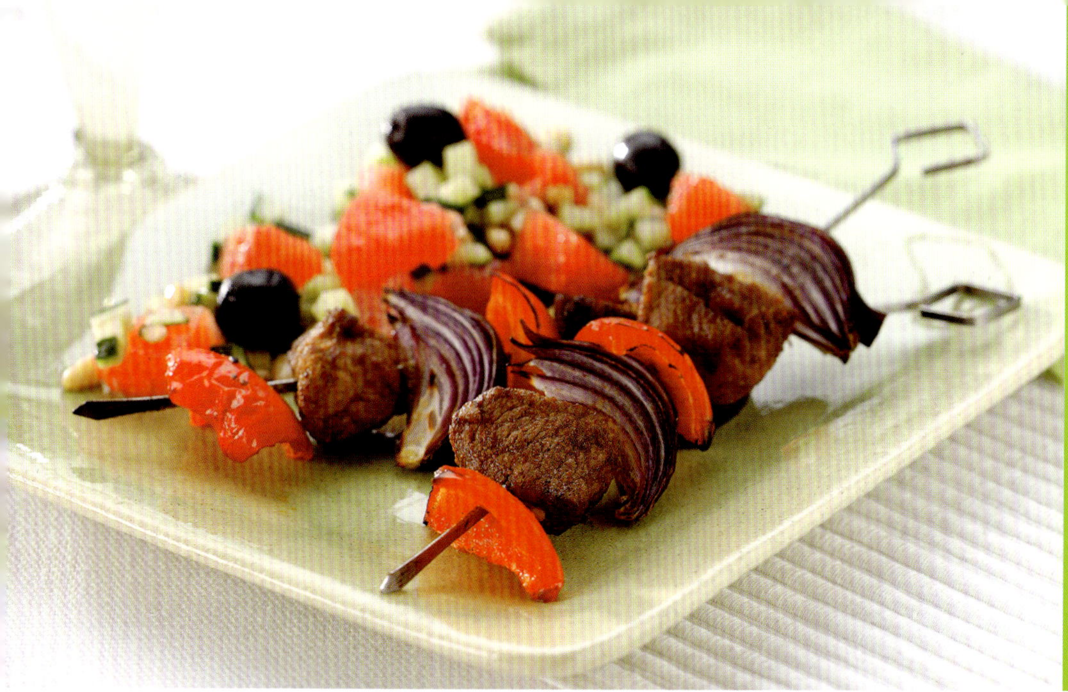

refeição leve

SALADA DE CORDEIRO COM KIWI RENDIMENTO: 4 PORÇÕES

1 colher (sopa) de azeite
1 colher (sopa) de suco de limão
1 colher (sopa) de orégano picado
3 costeletas de cordeiro
320 g de ervilha-torta
dois punhados de folhas de salada
2 pimentões verdes em pedacinhos
4 kiwis em rodelas
320 g de tomates-cereja cortados ao meio
sal e pimenta-do-reino moída na hora

MOLHO

1 colher (sopa) de vinagre de vinho tinto
½ colher (chá) de cominho em pó
uma boa pitada de açúcar
2 ½ colheres (sopa) de azeite

Bata o azeite, o suco de limão e o orégano e tempere com sal e pimenta. Despeje sobre as costeletas, cubra e deixe marinar na geladeira no mínimo por 2 horas. Cozinhe as ervilhas-tortas em água fervente por cerca de 3 minutos até ficarem tenras, escorra e passe sob água corrente. Coloque as folhas de salada numa travessa e espalhe os pimentões, os kiwis, os tomates e as ervilhas-tortas por cima. Para fazer o molho, bata o vinagre, o cominho, o açúcar e o azeite e tempere a gosto. Preaqueça o forno e asse as costeletas por 2-3 minutos de cada lado, até ficarem no ponto desejado. Fatie o cordeiro e adicione à salada. Regue com o molho e sirva imediatamente.

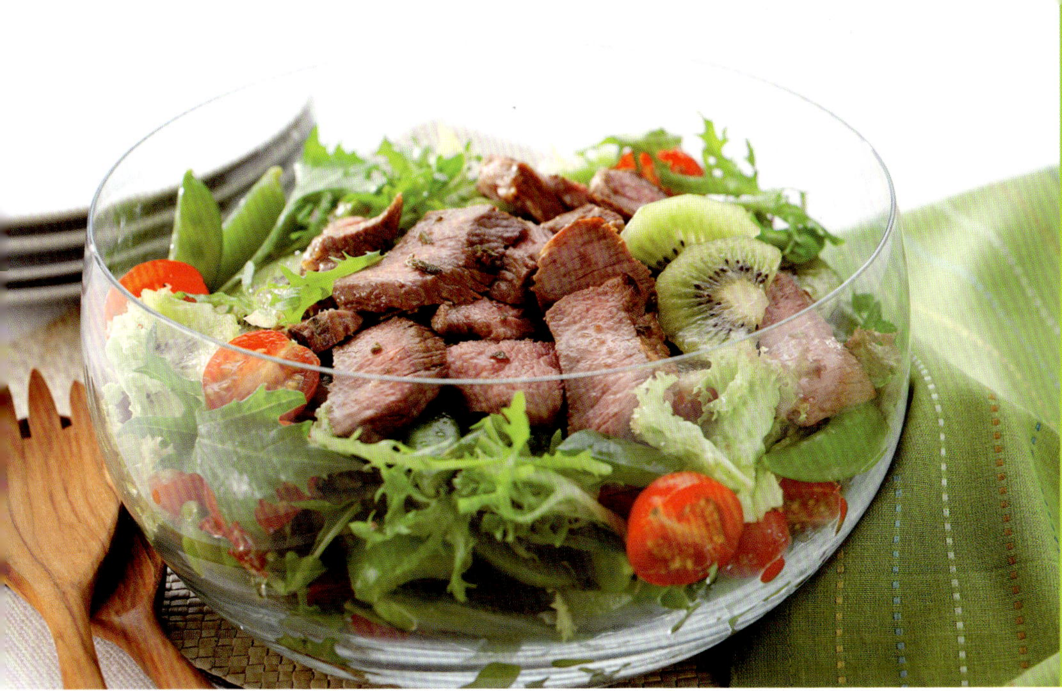

SALADA DE ARROZ APIMENTADA

RENDIMENTO: 4 PORÇÕES

- 200 g de arroz basmati
- 320 g de vagens cortadas em pedaços de 3 cm
- 320 g de milho verde em lata escorrido
- 2 pimentões vermelhos cortados em cubos
- 12 damascos secos cortados em cubinhos
- 80 g de linguiça cortada em cubinhos
- um punhado de salsinha picada
- sal

MOLHO

- 1 colher (chá) mostarda de Dijon
- uma boa pitada de pimenta seca
- 2 colheres (chá) de vinagre de vinho tinto
- 2 colheres (sopa) de azeite

Coloque o arroz numa panela com 600 ml de água fervente e uma pitada de sal. Ferva, abaixe o fogo, tampe e cozinhe por 10 minutos. Retire do fogo e reserve por 5 minutos. Enquanto isso, cozinhe as vagens em água fervente por 3-4 minutos, até ficarem tenras; escorra e refresque sob água corrente. Afofe o arroz com um garfo e junte as vagens, o milho, os pimentões, os damascos e a linguiça. Para fazer o molho, bata a mostarda, a pimenta seca, o vinagre e o azeite e despeje sobre a salada. Junte a salsinha, misture bem, acerte o tempero e sirva.

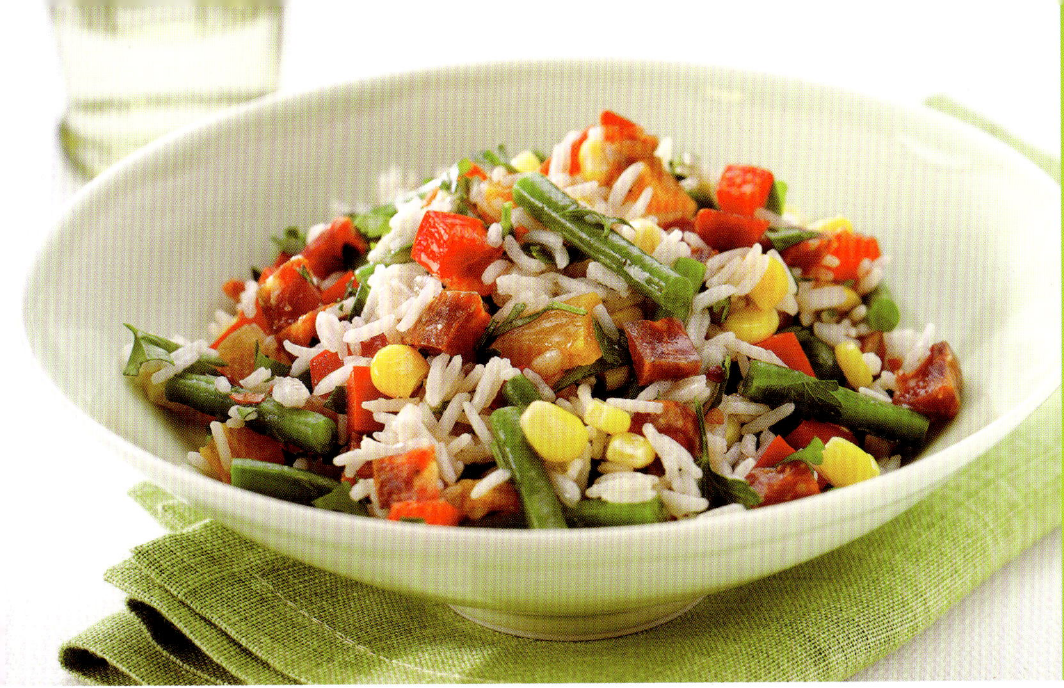

SALADA DE FEIJÃO COM ALCACHOFRA RENDIMENTO: 4 PORÇÕES

320 g de vagens cortadas em pedaços de 3 cm
800 g de feijão cozido
320 g de tomates-cereja cortados ao meio
320 g de alcachofras em conserva escorridas e em quartos
4 fatias de bacon grelhado

MOLHO
2 colheres (chá) de pesto de tomate seco
1 colher (sopa) de vinagre de vinho tinto
2 ½ colheres (sopa) de azeite
pimenta-do-reino moída na hora

Cozinhe as vagens em água fervente por 4 minutos, até ficarem tenras; escorra e passe sob água corrente. Coloque-as numa travessa com o feijão, os tomates e as alcachofras. Para fazer o molho, bata o pesto, o vinagre e o azeite e tempere a gosto com pimenta-do-reino. Regue os legumes com esse molho. Corte o bacon grelhado em pedacinhos, espalhe sobre a salada, misture e sirva.

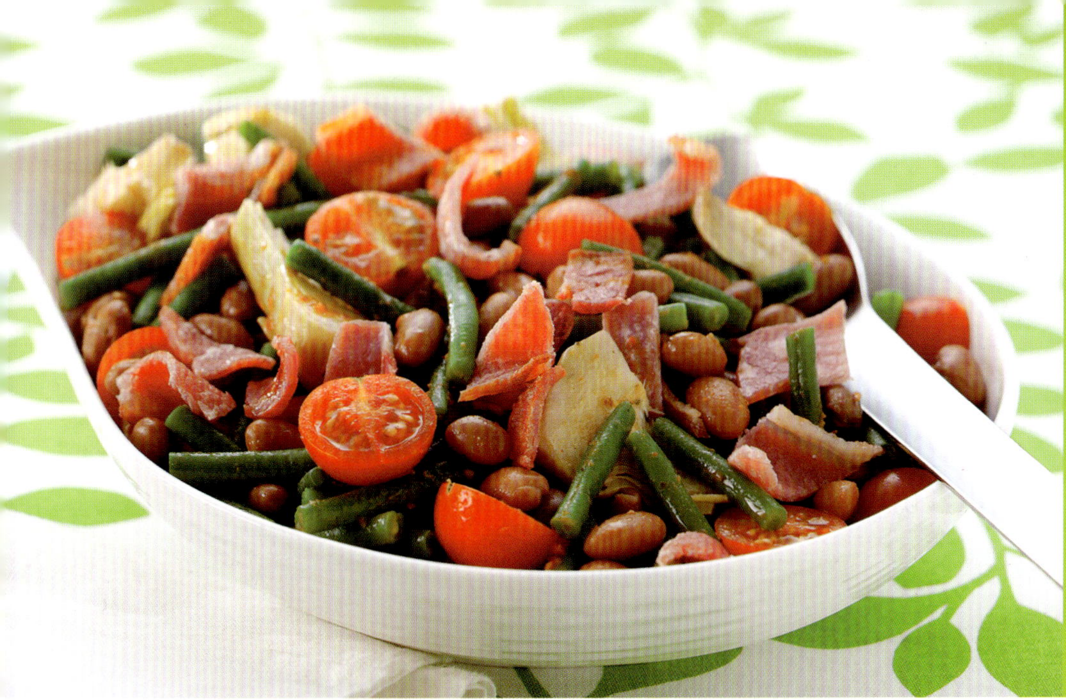

refeição leve

SALADA DE CARNE RENDIMENTO: 4 PORÇÕES

250 g de contrafilé
azeite para pincelar
320 g de ervilha-torta
dois punhados generosos de folhas mistas de salada
320 g de manga cortada em cubos
320 g de pepino em fatias finas
2 pimentões amarelos fatiados

MOLHO

1 colher (sopa) de vinagre de vinho branco
1 colher (chá) de raiz-forte
2 ½ colheres (sopa) de óleo de girassol
sal e pimenta-do-reino moída na hora

Pincele a carne com o azeite. Aqueça uma frigideira em fogo alto e grelhe a carne por cerca de 2 minutos de cada lado, até ficar no ponto desejado. Retire do fogo e deixe descansar por cerca de 10 minutos. Enquanto isso, cozinhe as ervilhas-tortas numa panela com água fervente por cerca de 3 minutos, até ficarem tenras, passe sob água corrente e escorra. Distribua as folhas de salada entre 4 travessas e espalhe a manga, o pepino, os pimentões e as ervilhas-tortas por cima. Para fazer o molho, bata o vinagre, a raiz-forte e o óleo com sal e pimenta-do-reino a gosto. Corte a carne em fatias finas, ponha por cima da salada e regue com o molho. Sirva imediatamente.

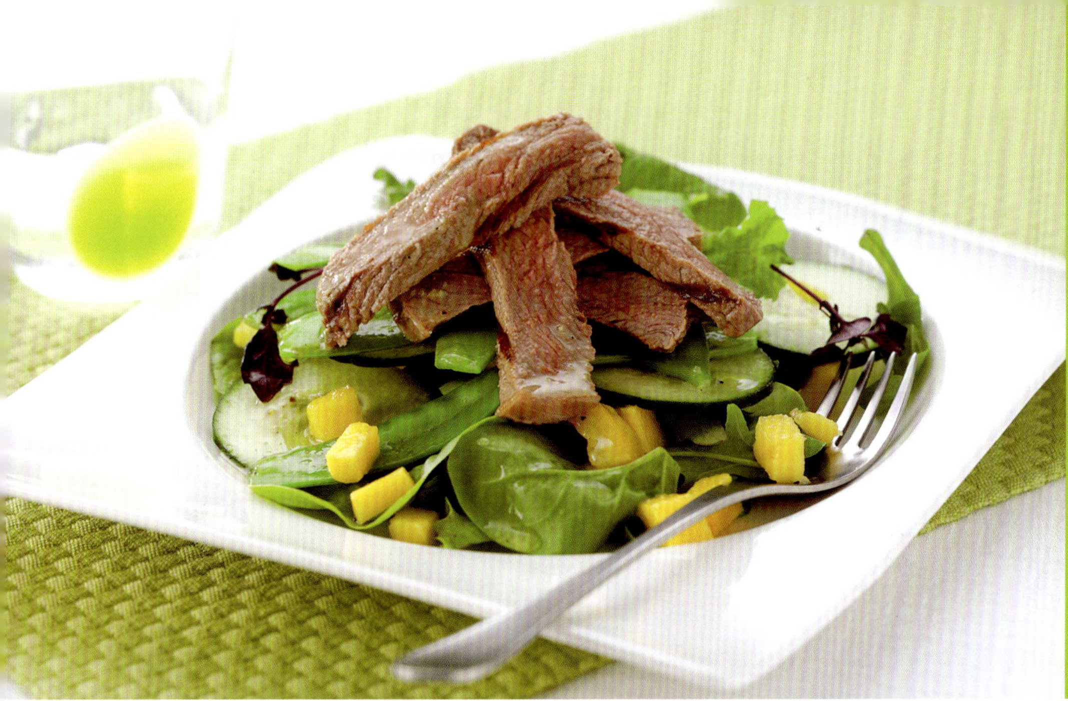

BOLINHOS DE CARNE COM LEGUMES RENDIMENTO: 4 PORÇÕES

- 2 cebolas roxas em fatias grossas
- 320 g de abóbora sem sementes em pedaços
- 320 g de beterraba em fatias grossas
- 2 colheres (sopa) de azeite
- 1 colher (chá) de folhas de tomilho
- 1 ½ colher (chá) de vinagre balsâmico
- 450 g de carne moída
- 1 cebola pequena ralada
- 2 dentes de alho amassados
- uma pitada de pimenta seca
- 1 colher (chá) de ketchup, mais um pouco para acompanhar
- 1 ovo batido
- sal e pimenta-do-reino moída na hora
- 4 pratos pequenos de salada

Preaqueça o forno a 190°C. Coloque as cebolas, a abóbora e a beterraba na assadeira. Bata o azeite, o tomilho e o vinagre com sal e pimenta-do-reino. Despeje sobre os legumes e mexa para envolvê-los. Asse no forno por cerca de 25 minutos, até ficarem tenros, virando uma ou duas vezes. Enquanto isso, misture a carne, a cebola, o alho, a pimenta seca, o ketchup e o ovo com sal e pimenta-do-reino. Modele 4 bolinhos. Cerca de 10 minutos antes de os legumes assarem, coloque os bolinhos no forno por 5-6 minutos de cada lado, até ficarem dourados. Disponha 1 bolinho e fatias de legumes em cada travessa e sirva com uma salada e um pouco de ketchup ao lado.

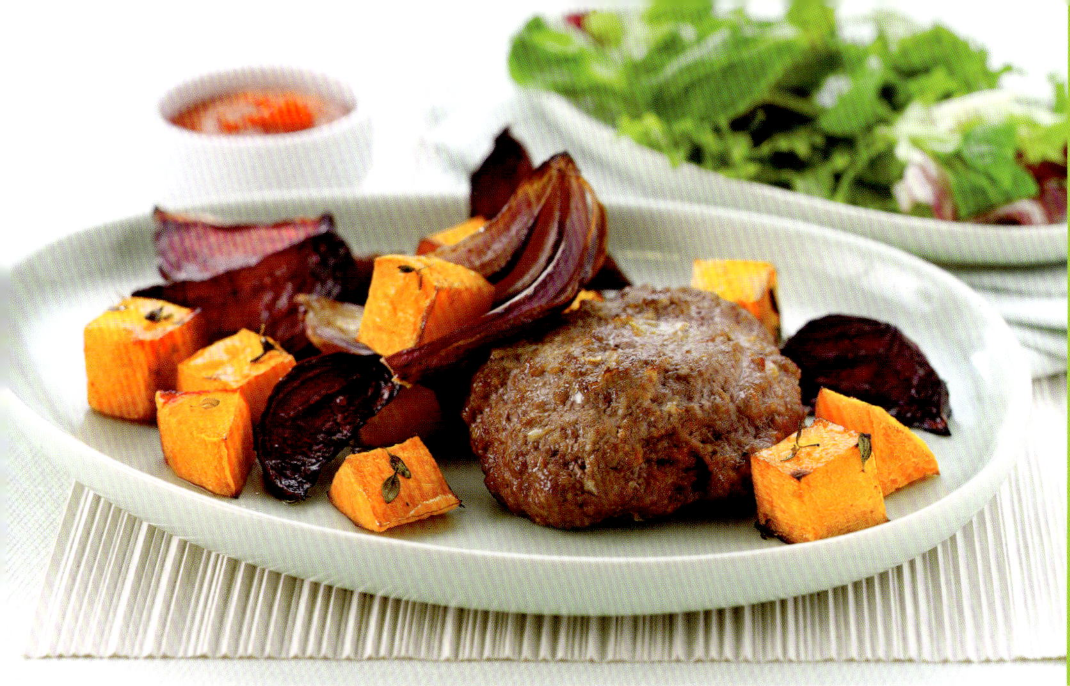

SALADA NIÇOISE RENDIMENTO: 4 PORÇÕES

350 g de batatas-bolinha
320 g de vagens
2 filés de atum (150 g cada)
azeite para pincelar
folhas de alface-mimosa cortadas
320 g de tomates-cereja cortados ao meio
2 pimentões amarelos em pedacinhos
320 g de pepinos cortados de comprido e fatiados
80 g de azeitonas pretas
4 ovos cozidos cortados em quartos
sal e pimenta-do-reino

MOLHO

½ dente de alho amassado
1 colher (chá) de mostarda de Dijon
uma boa pitada de açúcar
1 ½ colher (sopa) de vinagre
3 colheres (sopa) de azeite

Cozinhe as batatas por 10 minutos, até amolecerem, e escorra. Ferva as vagens por 3-4 minutos, até ficarem tenras, e passe-as sob água fria. Bata os ingredientes do molho com sal e pimenta a gosto. Pincele o atum com azeite e tempere com sal e pimenta. Aqueça uma frigideira em fogo alto e grelhe o atum por 1-2 minutos de cada lado, até ficar cozido mas ainda rosado no centro. Distribua a alface, os legumes e as azeitonas entre 4 pratos. Regue com o molho e misture. Corte fatias grossas do atum, disponha-as por cima com os ovos e sirva.

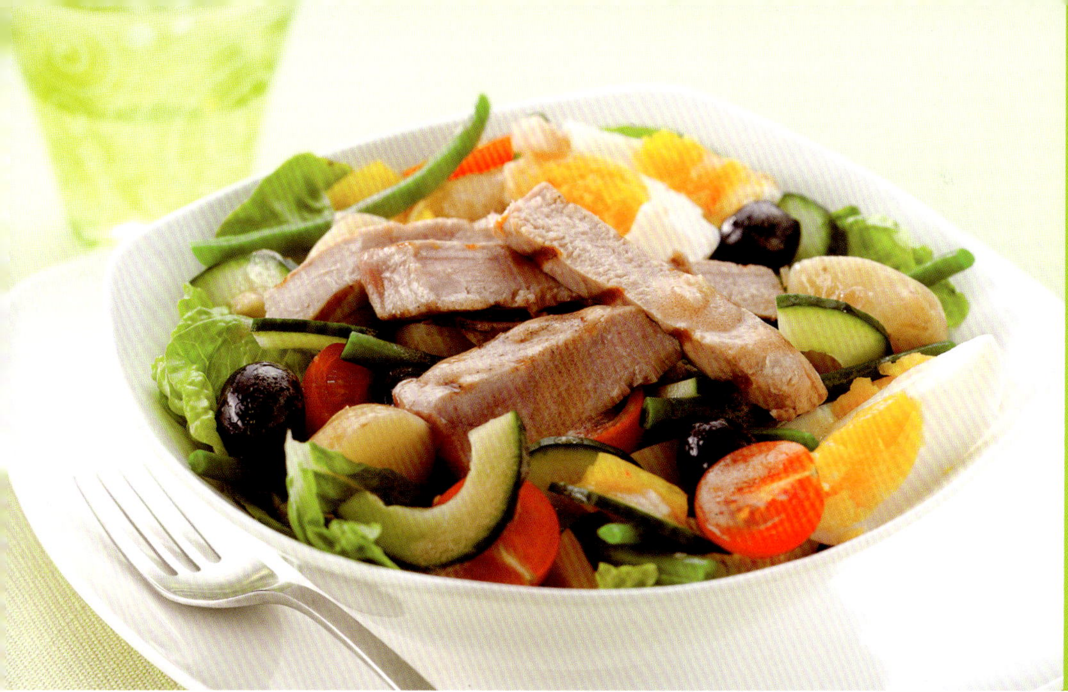

SALADA SABOROSA DE PITU RENDIMENTO: 4 PORÇÕES

115 g de folhas verdes mistas
320 g de pepino cortado no sentido do comprimento e em fatias finas
320 g de manga em cubinhos
2 abacates em cubinhos
320 g de brotos de feijão
250 g de pitus cozidos sem pele
folhas de manjericão (opcional)

MOLHO
raspas e suco de 1 limão
2 colheres (chá) de molho de pimenta doce
2 colheres (sopa) de óleo de girassol
sal

Para fazer o molho, bata as raspas e o suco de limão, o molho de pimenta e o óleo e tempere com sal a gosto. Distribua as folhas verdes mistas entre 4 tigelas, espalhe o pepino, a manga, o abacate, o broto de feijão e os pitus por cima e salpique as folhas de manjericão, se for usar. Regue com o molho, misture levemente e sirva.

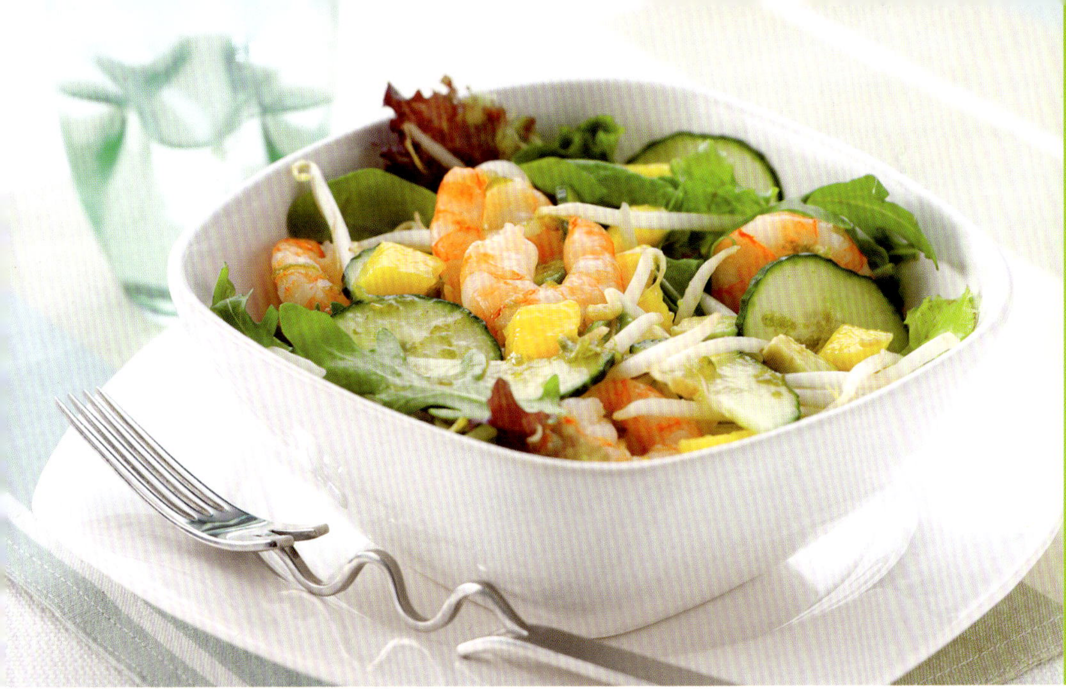

CONCHIGLIE COM COGUMELOS RENDIMENTO: 4 PORÇÕES

320 g de vagens em pedaços de 3 cm
2 colheres (sopa) de azeite
4 tiras de bacon em pedacinhos
3 dentes de alho amassados
320 g de cogumelos fatiados
320 g de tomates-cereja cortados ao meio
320 g de ervilhas descongeladas
300 g de macarrão conchiglie
sal e pimenta-do-reino moída na hora
lascas de parmesão

Cozinhe as vagens em água fervente por 3-4 minutos, até ficarem tenras. Escorra e passe sob água corrente. Frite o bacon no azeite por cerca de 1 minuto, junte o alho e refogue por mais 1 minuto. Adicione os cogumelos, um pouco de sal e frite por mais 5 minutos. Acrescente os tomates e deixe por 3 minutos, junte as ervilhas e aqueça por 2 minutos. Tempere a gosto com sal e pimenta-do--reino. Enquanto isso, cozinhe o macarrão em água fervente salgada, segundo as instruções da embalagem. Escorra e misture com o molho. Sirva imediatamente, com as lascas de parmesão por cima.

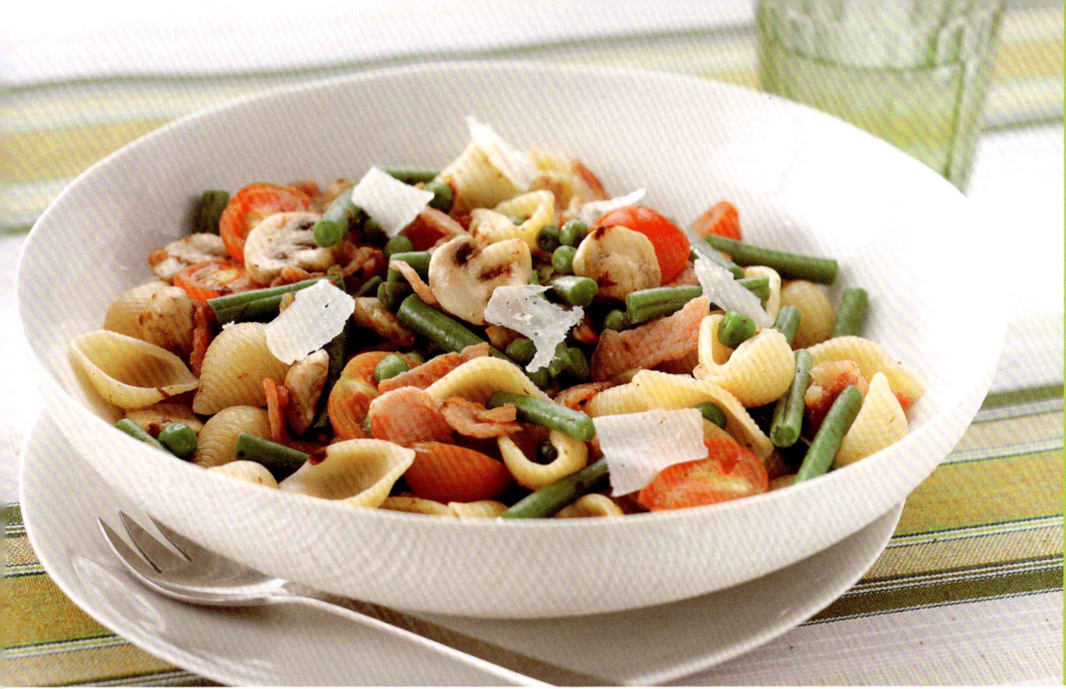

PENNE À MODA AMERICANA RENDIMENTO: 4 PORÇÕES

2 colheres (sopa) de azeite
2 dentes de alho amassados
320 g de berinjelas cortadas em cubinhos
320 g de tomates sem pele picados
12 damascos secos picados
molho de tabasco a gosto
400 g de feijão cozido e escorrido
250 g de penne
sal
mussarela ralada

Aqueça o azeite numa frigideira grande e frite o alho em fogo baixo por cerca de 1 minuto. Junte a berinjela, os tomates, os damascos, o molho de tabasco e cerca de 6 colheres (sopa) de água. Tempere com sal a gosto, tampe e cozinhe em fogo baixo por cerca de 10 minutos, mexendo de vez em quando. Adicione mais água se o molho ficar muito seco. Misture o feijão e cozinhe em fogo baixo por 10 minutos, mexendo de vez em quando. Prove o tempero e acrescente mais tabasco, se desejar. Enquanto isso, cozinhe o penne em água fervente salgada, de acordo com as instruções da embalagem. Escorra bem e misture o molho. Sirva imediatamente com mussarela ralada por cima.

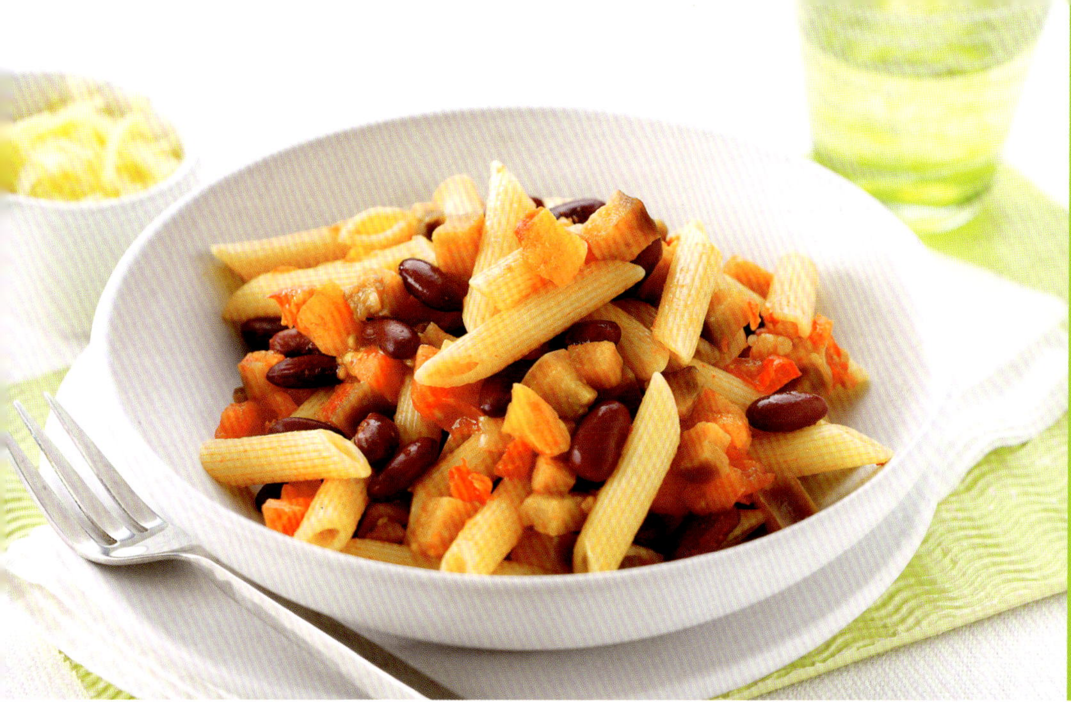

TORTILHA DE FAVAS RENDIMENTO: 4 PORÇÕES

2 pimentões vermelhos
2 colheres (sopa) de azeite
320 g de cebola em rodelas finas
800 g de favas cozidas e escorridas
folhas de 3 ramos de tomilho
6 ovos batidos
sal e pimenta-do-reino moída na hora

SALADA
320 g de tomates
folhas de manjericão
1 colher (sopa) de vinagre balsâmico
1 colher (sopa) de azeite

Preaqueça o forno a 200°C. Coloque os pimentões na assadeira e asse por 30 minutos. Passe-os para um saco plástico, feche, deixe por 15 minutos, descasque, retire as sementes e corte em fatias. Aqueça o azeite numa frigideira antiaderente de 23 cm de diâmetro e refogue as cebolas em fogo baixo por 25 minutos, mexendo de vez em quando. Acrescente os pimentões, as favas e o tomilho e tempere a gosto. Tempere os ovos e despeje sobre as hortaliças. Movimente a frigideira para incorporar bem e cozinhe em fogo baixo por 10 minutos, erguendo as laterais, até os ovos estarem firmes mas ainda úmidos. Transfira para o forno preaquecido e deixe 5 minutos, até ficarem cozidos. Faça a salada: fatie os tomates e disponha em 4 pratos, salpique o manjericão, tempere com sal, pimenta, vinagre e azeite. Sirva em fatias largas com a salada de tomate à parte.

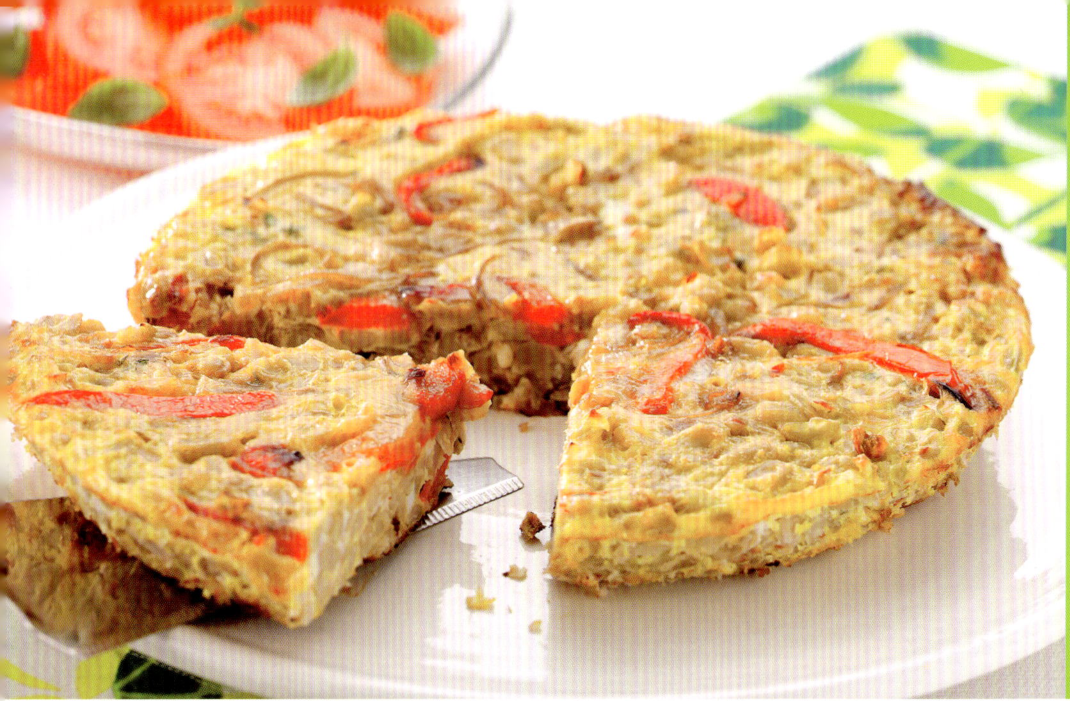

CUSCUZ MARROQUINO RENDIMENTO: 4 PORÇÕES

2 pimentões vermelhos em pedaços
320 g de abobrinhas fatiadas
2 colheres (sopa) de azeite
200 g de cuscuz marroquino (sêmola de trigo)
400 g de grão-de-bico cozido e escorrido
320 g de tomates-cereja cortados ao meio
sal e pimenta-do-reino moída na hora
folhas de manjericão para enfeitar

MOLHO
1 ½ colher (chá) de pesto
1 ½ colher (sopa) de vinagre balsâmico
1 ½ colher (sopa) de azeite

Preaqueça o forno a 200°C. Coloque os pimentões e as abobrinhas na assadeira grande, tempere com sal e pimenta, regue com 1 colher (sopa) de azeite e misture. Asse no forno por cerca de 20 minutos, até ficarem tenros, virando uma vez. Coloque o cuscuz num prato, tempere com sal e pimenta, e regue com o azeite restante. Misture com um garfo, despeje por cima 1 copo de água fervente e deixe por 5 minutos. Bata todos os ingredientes do molho. Adicione o grão-de-bico, os legumes assados e os tomates ao cuscuz, regue com o molho, tempere com pimenta e mexa bem. Salpique folhas de manjericão e sirva morno ou frio.

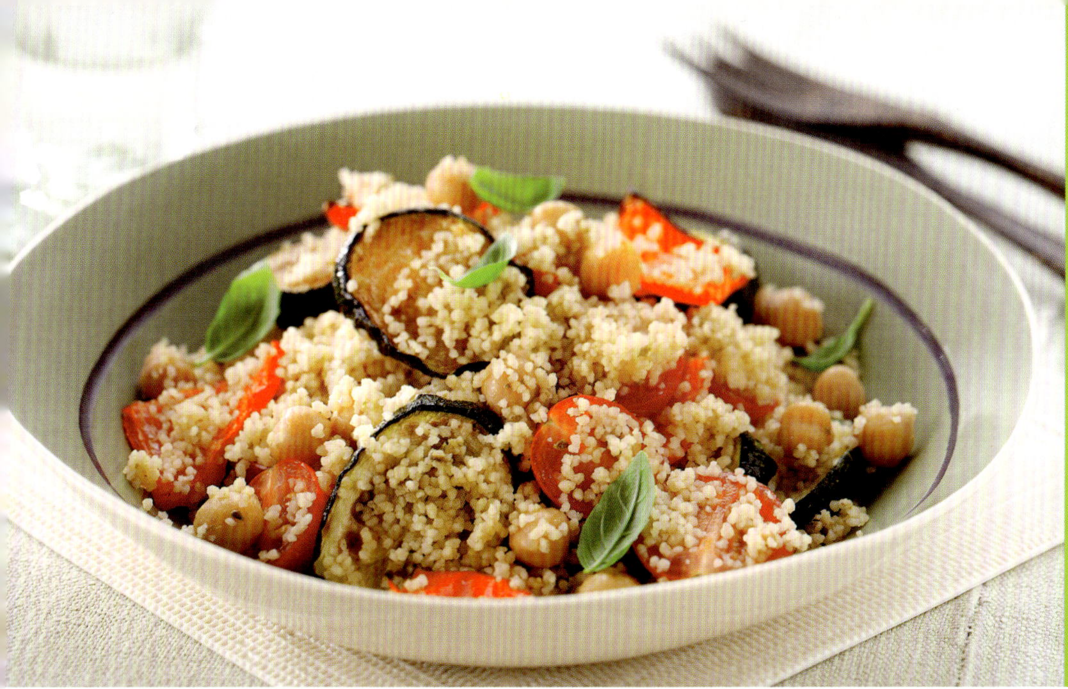

PASTA DE FEIJÃO E PIMENTÃO RENDIMENTO: 4 PORÇÕES

2 pimentões vermelhos grandes
400 g de feijão-branco cozido e drenado
2 dentes de alho amassados
1 colher (chá) de cominho em pó
1 colher (chá) de coentro em pó
¼ de colher (chá) de gengibre em pó
2 colheres (sopa) de azeite
suco de 1 limão
sal e pimenta-do-reino moída na hora

ACOMPANHAMENTO
320 g de cenoura em palitos
320 g de pepino em palitos
fatias grossas de pão sírio torrado

Preaqueça o forno a 200°C. Coloque os pimentões na assadeira e leve ao forno por cerca de 30 minutos, até escurecerem. Transfira-os para um saco plástico e deixe esfriar por 15 minutos, até poder manuseá-los. Retire a pele e as sementes e corte em fatias. Coloque os pimentões, o feijão-branco, o alho, as especiarias e o azeite no processador e bata até dissolver. Esprema por cima o limão e tempere com sal e pimenta a gosto. Com uma colher distribua a massa em 4 travessas, coloque em volta os palitos de cenoura e de pepino, as fatias de pão sírio e sirva.

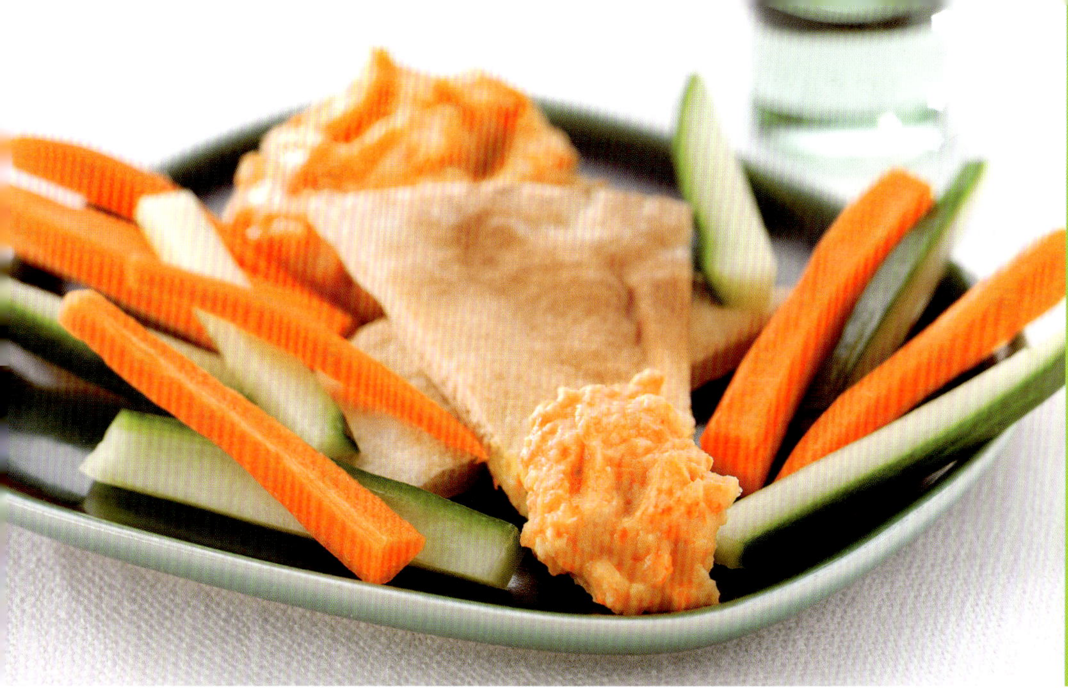

FAJITAS DE FRANGO RENDIMENTO: 4 PORÇÕES

raspas e suco de 1 limão
1 colher (chá) de açúcar
½ colher (chá) de tomilho em pó
½ colher (chá) de canela em pó
uma pitada de pimenta seca
4 peitos de frango desossados e sem pele em tiras
2 colheres (sopa) de óleo de girassol
2 pimentões amarelos cortados em tiras
320 g de cebola roxa em rodelas finas
sal

MOLHO

2 abacates em cubinhos
320 g de tomates sem sementes em cubinhos
suco de 1 limão
2 pimentas vermelhas sem sementes picadas

ACOMPANHAMENTO

8 pães-folha
creme azedo (creme de leite fresco com gotas de limão) à temperatura ambiente

Misture as raspas e o suco de limão, o açúcar e as especiarias num prato grande e raso. Coloque o frango, tempere com sal e misture bem. Cubra e deixe marinar na geladeira no mínimo por 1 hora. Misture os ingredientes do molho. Aqueça o óleo numa wok, junte o frango e a marinada e misture bem. Adicione os pimentões e as cebolas e refogue por mais 4 minutos. Sirva com o pão morno, molho e creme azedo.

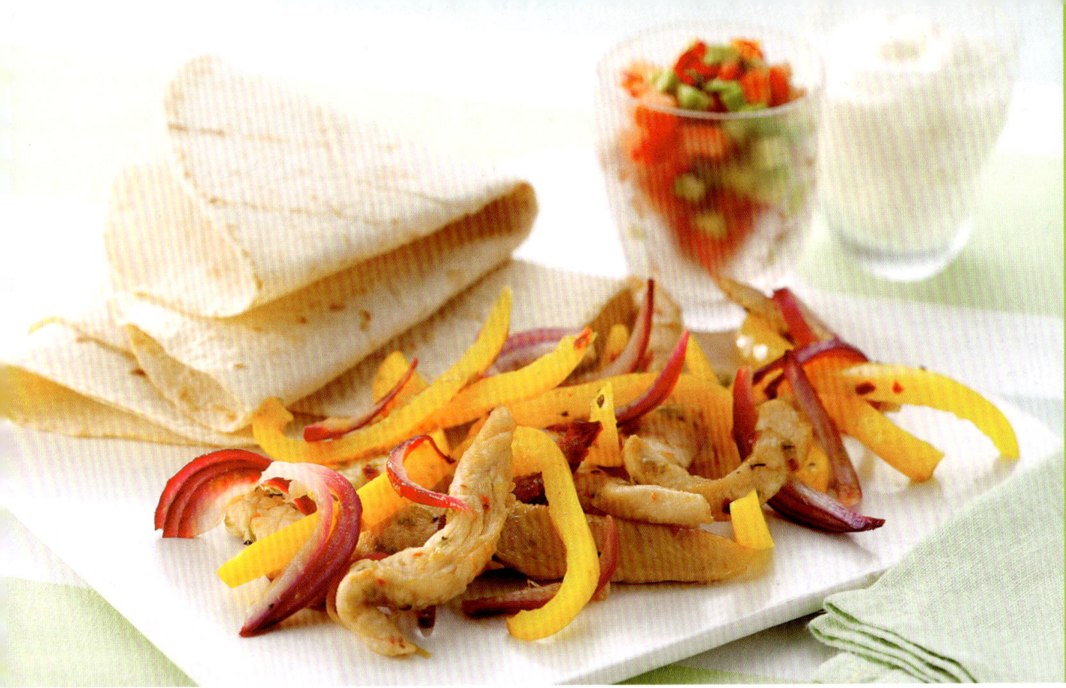

FRANGO FRITO À MODA ORIENTAL RENDIMENTO: 4 PORÇÕES

1 colher (sopa) de xerez
1 colher (sopa) de shoyu
2 colheres (sopa) de óleo de girassol
2 cebolas redondinhas bem picadas
2 dentes de alho amassados
2 colheres (chá) de gengibre ralado
320 g de cogumelos fatiados
2 peitos de frango desossados e sem pele em tiras
320 g de brócolis em pequenos buquês
320 g de ervilhas-tortas
320 g de cenouras cortadas em palitos
folhas de manjericão picadas
pimenta-do-reino moída na hora
macarrão ou arroz para acompanhar

Misture o xerez e o shoyu. Aqueça o óleo numa wok e refogue as cebolas, o alho e o gengibre por cerca de 30 segundos. Junte os cogumelos e deixe por mais 1 minuto. Adicione o frango e frite por 1 minuto. Junte o brócolis, as ervilhas-tortas e as cenouras, borrife a mistura de shoyu por cima e refogue por mais 2 minutos, até que o frango esteja cozido e as hortaliças tenras porém crocantes. Misture o manjericão, tempere com pimenta-do-reino e sirva imediatamente, com macarrão ou arroz.

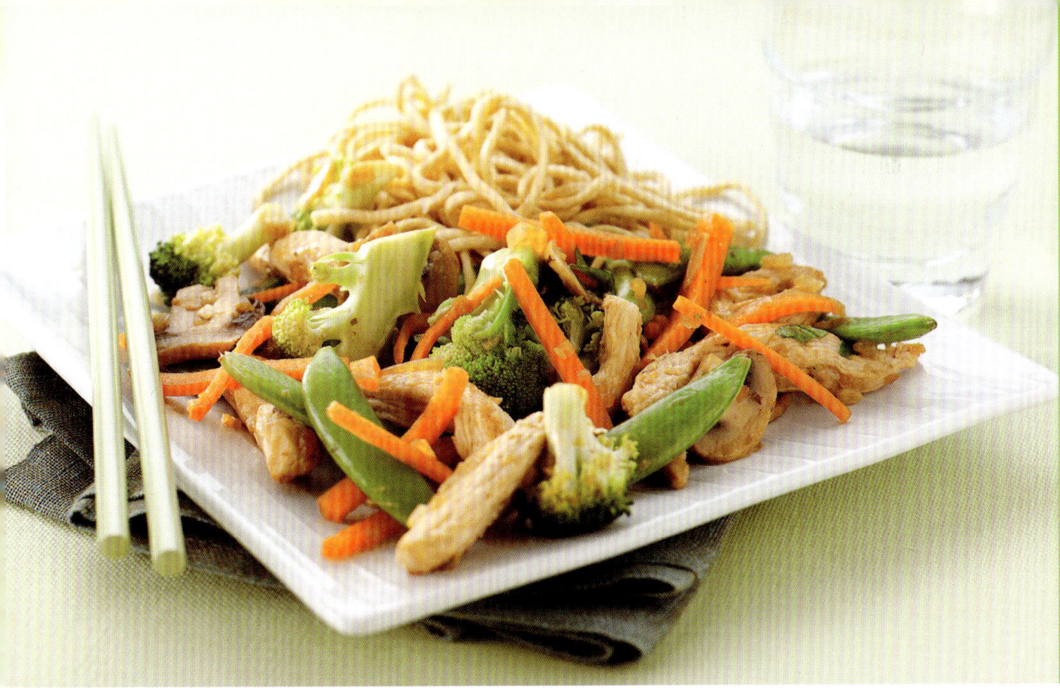

BERINJELAS RECHEADAS RENDIMENTO: 4 PORÇÕES

4 berinjelas
2 colheres (sopa) de azeite
320 g de cebola bem picada
3 dentes de alho amassados
200 g de carne moída
320 g de tomates sem pele picados
1 colher (sopa) de pasta de tomate seco
1 colher (chá) de folhas de orégano
60 g de parmesão ralado na hora
sal e pimenta-do-reino moída na hora

Preaqueça o forno a 180°C. Corte as berinjelas ao meio no sentido do comprimento, retire a polpa com uma colher (deixando a casca intacta) e pique-a. Aqueça o azeite numa frigideira grande e refogue a cebola e o alho por cerca de 4 minutos. Junte a carne e doure-a por igual. Escorra o excesso de gordura, adicione a polpa da berinjela e refogue por cerca de 5 minutos. Junte os tomates, a pasta de tomate seco, o orégano, sal e pimenta-do-reino e cozinhe em fogo baixo por cerca de 15 minutos, mexendo de vez em quando. Acerte o tempero. Disponha as cascas de berinjela na assadeira e encha-as com o recheio. Polvilhe o parmesão por cima e leve ao forno por 30 minutos, até amolecer. Sirva com salada à parte.

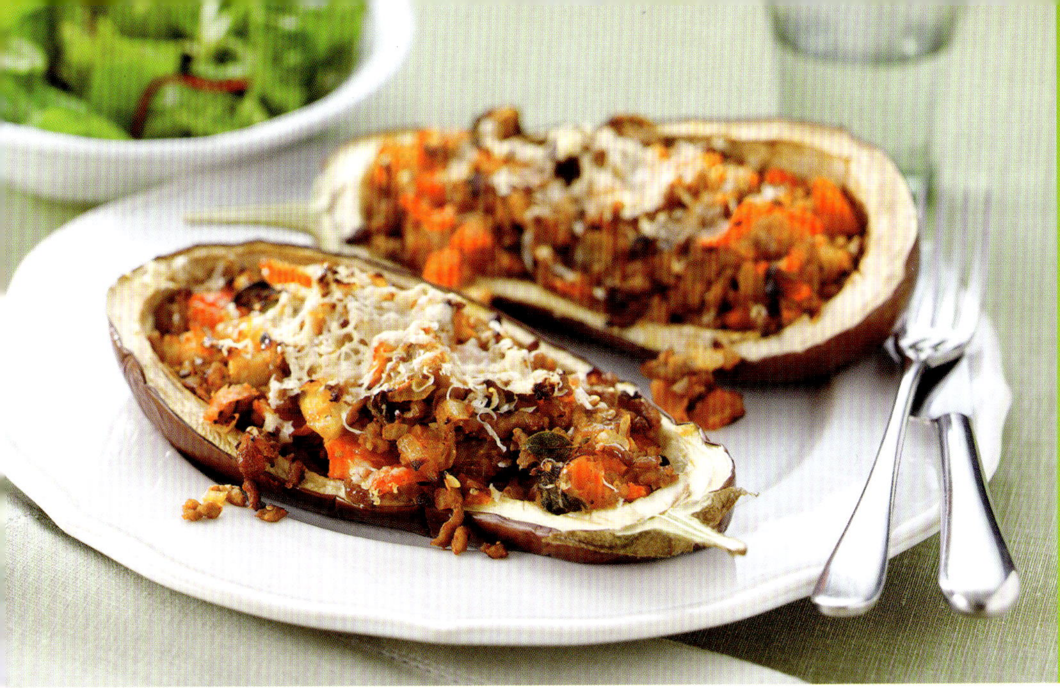

prato principal

TAGINE DE CORDEIRO COM GRÃO-DE-BICO

RENDIMENTO: 4 PORÇÕES

400 g de carne de cordeiro limpa cortada em cubos
2 colheres (sopa) de azeite
3 dentes de alho amassados
1 colher (chá) de gengibre em pó
1 colher (chá) de canela em pó
320 g de tomates sem pele picados
300 ml de água
100 g de ameixas sem caroço
400 g de grão-de-bico cozido e drenado
320 g de cebola roxa em fatias grossas
um pouco de suco de limão
sal e pimenta-do-reino moída na hora
cuscuz marroquino (sêmola de trigo) para acompanhar

Numa caçarola grande, misture o cordeiro, metade do azeite, o alho, o gengibre, a canela e os tomates. Tempere com sal e pimenta e cubra com 300 ml de água. Deixe ferver, abaixe o fogo, tampe e cozinhe por cerca de 2 horas, juntando um pouco mais de água quando a mistura estiver seca. Ponha as ameixas e o grão-de-bico e cozinhe por mais 20 minutos. Enquanto isso, preaqueça o forno a 190°C. Coloque as cebolas na assadeira, regue com o azeite restante, tempere e misture, envolvendo-as por igual. Asse por 15 minutos e misture delicadamente na tagine quando estiver pronta. Prove o tempero, junte suco de limão a gosto e sirva com cuscuz marroquino.

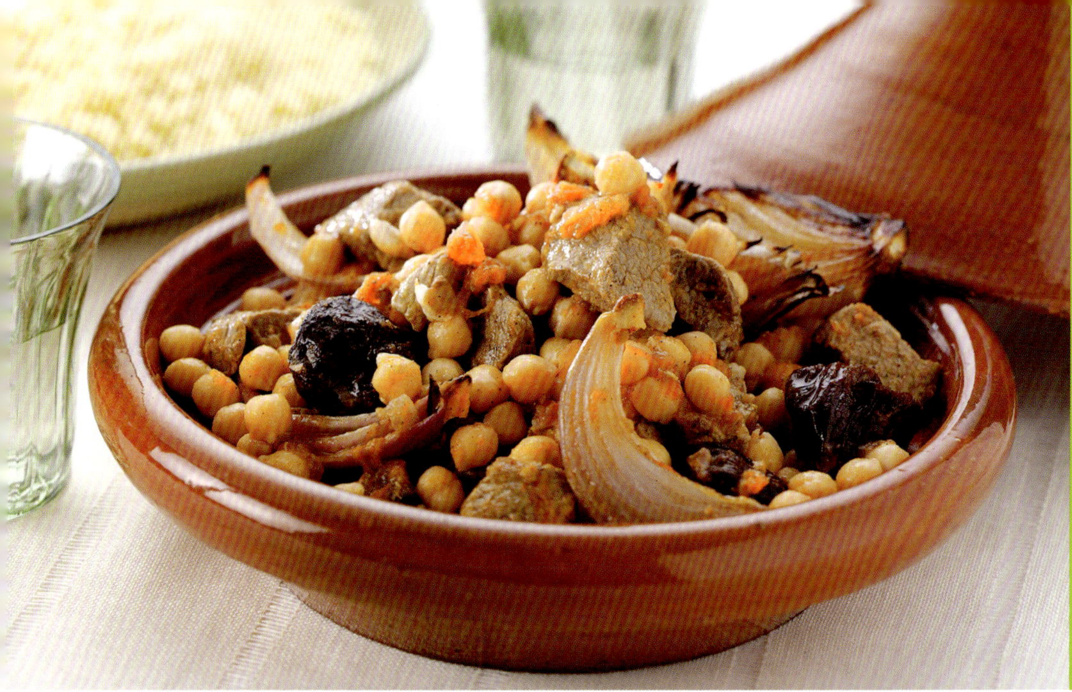

prato principal

CAÇAROLA DE LOMBO DE PORCO COM GRÃO-DE-BICO

RENDIMENTO: 4 PORÇÕES

- 1 cebola bem picada
- 2 dentes de alho amassados
- 2 colheres (sopa) de azeite
- 450 g de lombo de porco em cubos
- 100 g de linguiça picada
- 2 colheres (chá) de cominho em pó
- 1 colher (chá) de coentro em pó
- 12 damascos secos picados
- 320 g de tomates sem pele picados
- 2 pimentões amarelos em pedaços
- suco de 2 laranjas
- 100 ml de caldo de galinha
- 400 g de grão-de-bico cozido e drenado
- suco de ½ limão
- sal e pimenta-do-reino moída na hora

Refogue a cebola e o alho no azeite por cerca de 5 minutos. Junte o lombo de porco, a linguiça, as especiarias e cozinhe, mexendo, por 1-2 minutos. Adicione os damascos, os tomates, os pimentões, o suco de laranja e o caldo de galinha, tempere com sal e pimenta e misture bem. Ferva, abaixe o fogo e cozinhe por cerca de 45 minutos, até o molho engrossar, mexendo uma ou duas vezes. Junte o grão-de-bico e cozinhe por mais 10 minutos. Prove o tempero e esprema o limão por cima a gosto.

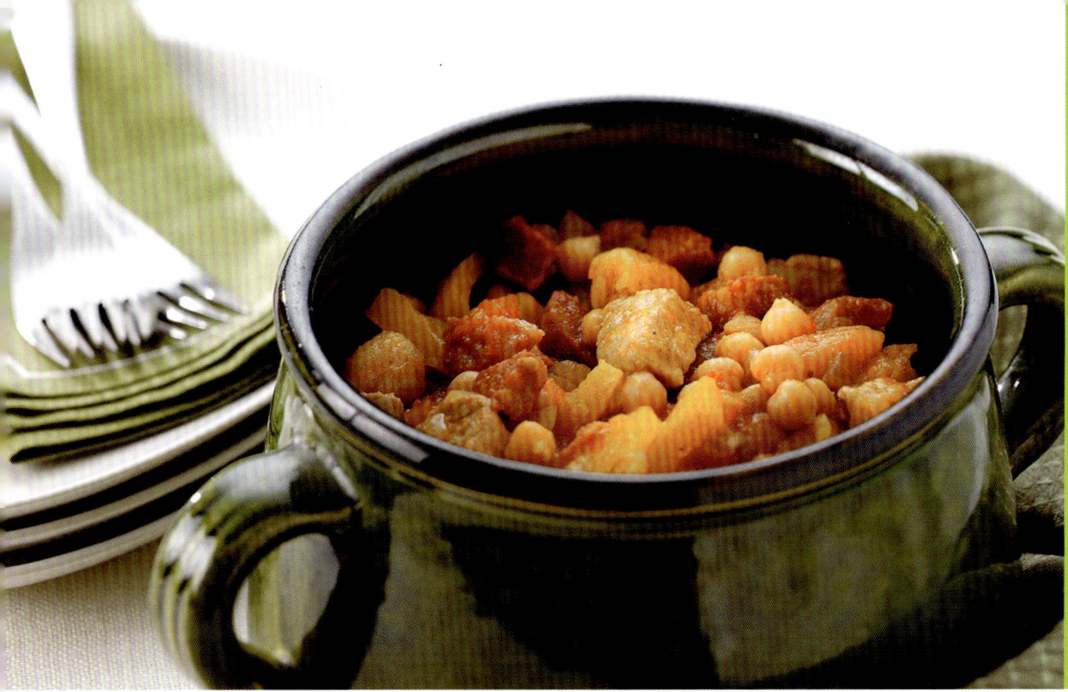

prato principal

CURRY À MODA TAILANDESA RENDIMENTO: 4 PORÇÕES

2 colheres (sopa) de óleo de girassol
3 colheres (sopa) de pasta de curry verde
1 pimenta verde sem sementes e bem picada
600 ml de leite de coco
raspas de limão
400 g de lombo de porco em fatias finas
2 pimentões vermelhos cortados em tiras
320 g de minimilhos cortados ao meio
320 g de ervilhas-tortas
320 g de brócolis em pequenos buquês
1 colher (sopa) de caldo de peixe
1 colher (chá) de açúcar mascavo
suco de 1 limão
folhas de coentro ou de manjericão
arroz para acompanhar

Aqueça o óleo numa wok. Junte a pasta de curry e a pimenta e refogue por cerca de 1 minuto. Misture o leite de coco, as raspas de limão e a carne de porco e ferva. Abaixe o fogo e cozinhe por cerca de 2 minutos. Adicione os pimentões, os minimilhos, as ervilhas-tortas e o brócolis e cozinhe por cerca de 2 minutos, até o lombo ficar inteiramente cozido e os legumes tenros porém crocantes. Misture o caldo de peixe, o açúcar e o suco de limão a gosto. Espalhe as ervas por cima e sirva com arroz.

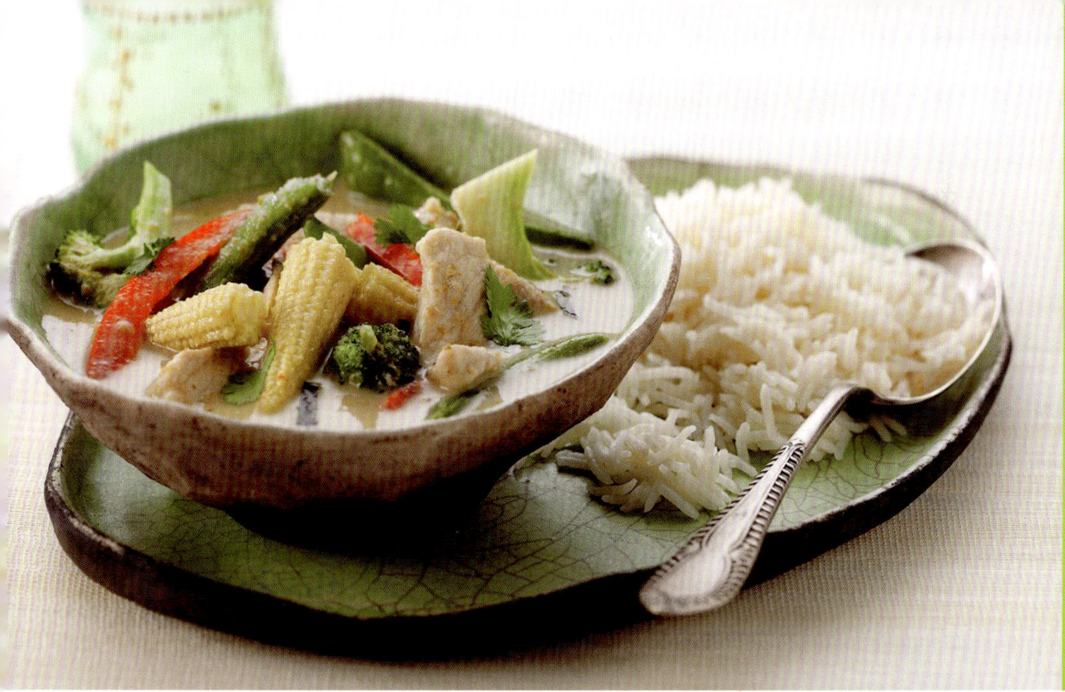

CARNE PICANTE RENDIMENTO: 4 PORÇÕES

320 g de cebola bem picada
2 dentes de alho amassados
2 colheres (sopa) de azeite
450 g de carne magra moída
2 colheres (chá) de cominho em pó
uma pitada de pimenta seca
1 colher (chá) de páprica
320 g de tomates sem pele picados
1 colher (sopa) de pasta de tomate seco
320 g de cogumelos fatiados
150 ml de caldo de carne
400 g de feijão cozido e drenado
sal e pimenta-do-reino moída na hora
folhas de coentro

ACOMPANHAMENTO
arroz
creme azedo (creme de leite fresco com gotas de limão)

Refogue a cebola e o alho no azeite por 4 minutos. Junte a carne, doure por igual e escorra. Misture as especiarias, os tomates, a pasta de tomate, os cogumelos e o caldo de carne. Tempere a gosto com sal e pimenta e deixe ferver. Abaixe o fogo, cubra e cozinhe por cerca de 10 minutos. Adicione o feijão e refogue por mais 10-15 minutos. Acerte o tempero, espalhe o coentro por cima e sirva com arroz e 1 potinho de creme azedo.

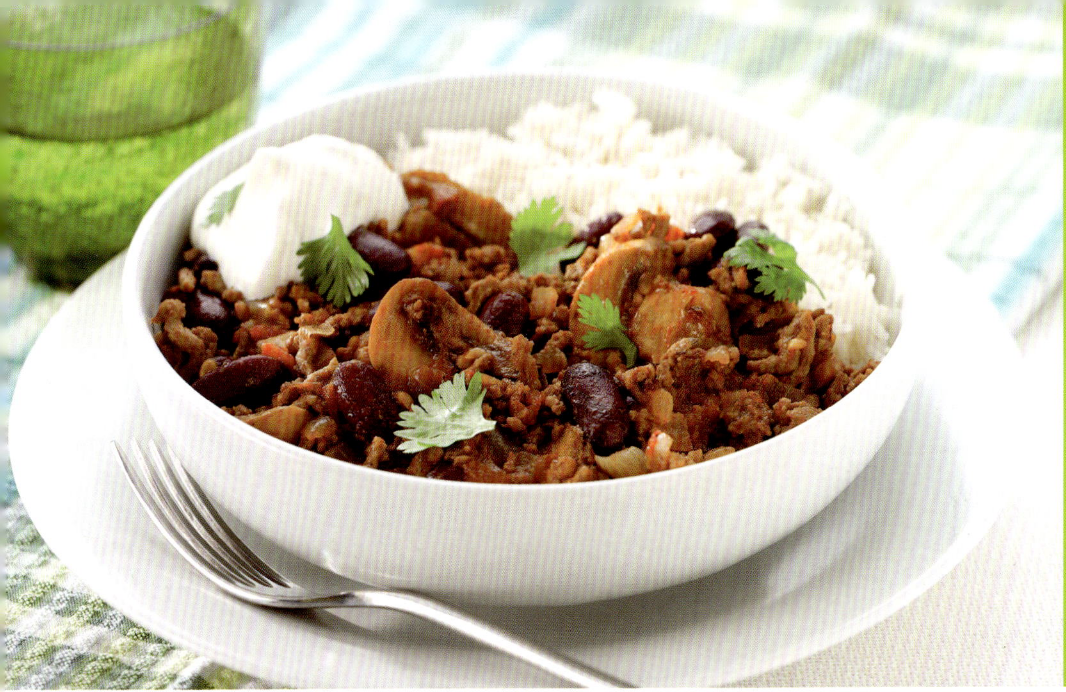

CARNE REFOGADA COM LEGUMES RENDIMENTO: 4 PORÇÕES

2 colheres (sopa) de óleo de girassol
320 g de cebolas fatiadas
320 g de abóbora fatiada
320 g de ervilhas-tortas
4 colheres (sopa) de shoyu
4 colheres (sopa) de açúcar
1 pimenta-malagueta sem sementes picada
2 colheres (chá) de gengibre ralado na hora
1 colher (sopa) de molho de peixe
1 colher (chá) de cinco especiarias
1 colher (sopa) de molho de ostra
450 g de filé de carne em fatias finas
320 g de acelga-chinesa cortada ao meio e em quartos
folhas de manjericão rasgadas

Aqueça o óleo numa wok, refogue as cebolas e a abóbora por 2 minutos. Diminua o fogo e cozinhe por 3 minutos. Junte as ervilhas-tortas e cozinhe por 3 minutos, até ficarem tenras porém crocantes. Enquanto isso, aqueça o shoyu, o açúcar, a pimenta, o gengibre, o molho de peixe, as cinco especiarias em pó e o molho de ostra em outra wok ou numa frigideira grande, mexendo por 3 minutos. Adicione a carne e deixe mais 3 minutos. Acrescente os legumes e a acelga-chinesa e cozinhe por 1 minuto, até ficar tenra porém crocante. Junte o manjericão e sirva imediatamente.

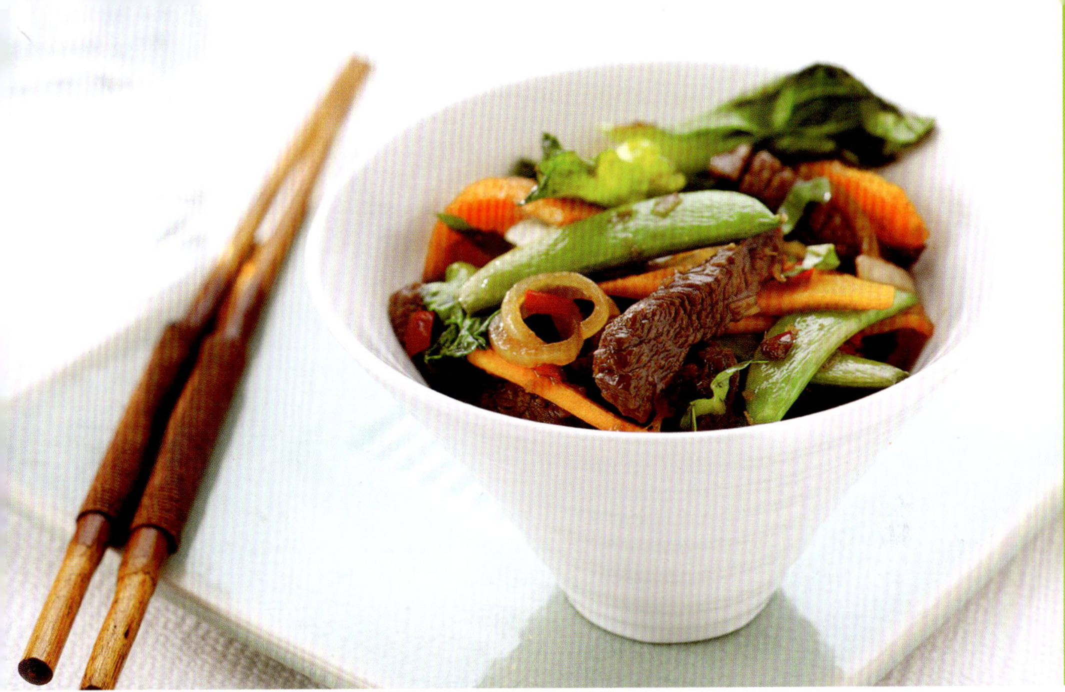

PAPILLOTE DE BADEJO RENDIMENTO: 4 PORÇÕES

2 colheres (chá) de gengibre ralado
320 g de alho-poró em tiras de 8 cm
2 colheres (sopa) de óleo de girassol
320 g de abobrinhas em palitos
2 pimentões amarelos em tiras
320 g de cenouras cortadas em palitos
1 colher (chá) de óleo de gergelim
pimenta seca
folhas de manjericão rasgadas
4 filés de badejo (150 g cada um)
½ limão cortado em quatro
sal

Preaqueça o forno a 190°C. Recorte 4 quadrados de 35 cm de lado de papel-manteiga. Refogue o gengibre e os alhos-porós no óleo por cerca de 2 minutos, junte as abobrinhas, os pimentões e as cenouras e frite por 3 minutos. Misture o óleo de gergelim e o manjericão e tempere a gosto com sal e pimenta seca. Distribua as hortaliças entre os quadrados, empilhando-as no centro. Tempere os filés de peixe e coloque um em cada pilha de hortaliças. Esprema uma fatia de limão sobre cada porção, junte as pontas do papel sobre o topo e feche bem, formando pacotes. Coloque os papillotes na assadeira e deixe por cerca de 15 minutos, até o peixe ficar bem cozido.

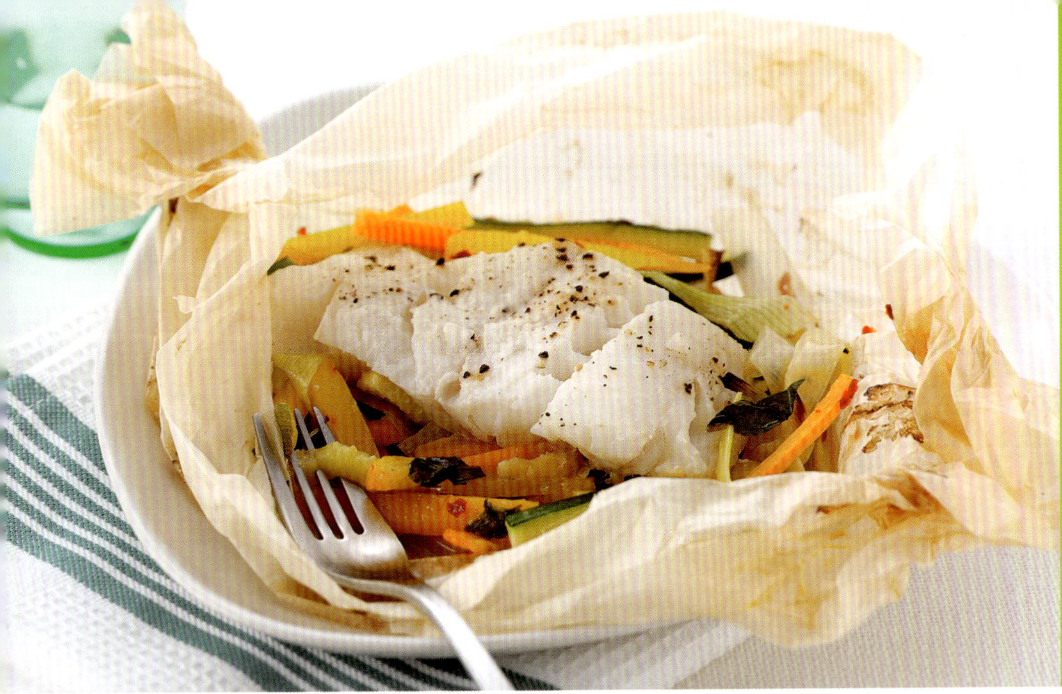

prato principal

TORTA DE PEIXE RENDIMENTO: 4 PORÇÕES

1 cebola picada
2 dentes de alho amassados
2 colheres (sopa) de azeite
320 g de tomate sem pele picado
40 g de manteiga
40 g de farinha de trigo
450 ml de leite
uma boa pitada de pimenta seca
320 g de cenouras
320 g de aipo em cubinhos
450 g de batatas em cubinhos
60 g de manteiga
350 g de cação
350 g de frutos do mar cozidos
sal e pimenta-do-reino moída na hora
320 g de ervilhas cozidas

Preaqueça o forno a 200°C. Refogue a cebola e o alho no azeite por 4 minutos. Adicione os tomates, tempere e cozinhe em fogo baixo por 10 minutos. Prepare o molho branco: derreta a manteiga numa panela e misture a farinha. Retire do fogo e junte o leite, mexendo. Retorne ao fogo e mexa até dissolver e engrossar. Despeje na mistura de tomate com a pimenta. Coloque as cenouras em rodelas, o aipo e as batatas numa panela grande com 4 colheres (sopa) de água, tampe e cozinhe por 15 minutos em fogo baixo, até ficarem tenros. Adicione a manteiga, amasse bem e tempere. Escalde o peixe na água por 4 minutos, escorra e desmanche-o em pedaços grandes. Envolva-o com os frutos do mar no molho e despeje na assadeira. Espalhe o purê sobre o peixe e asse por 30 minutos. Sirva com as ervilhas.

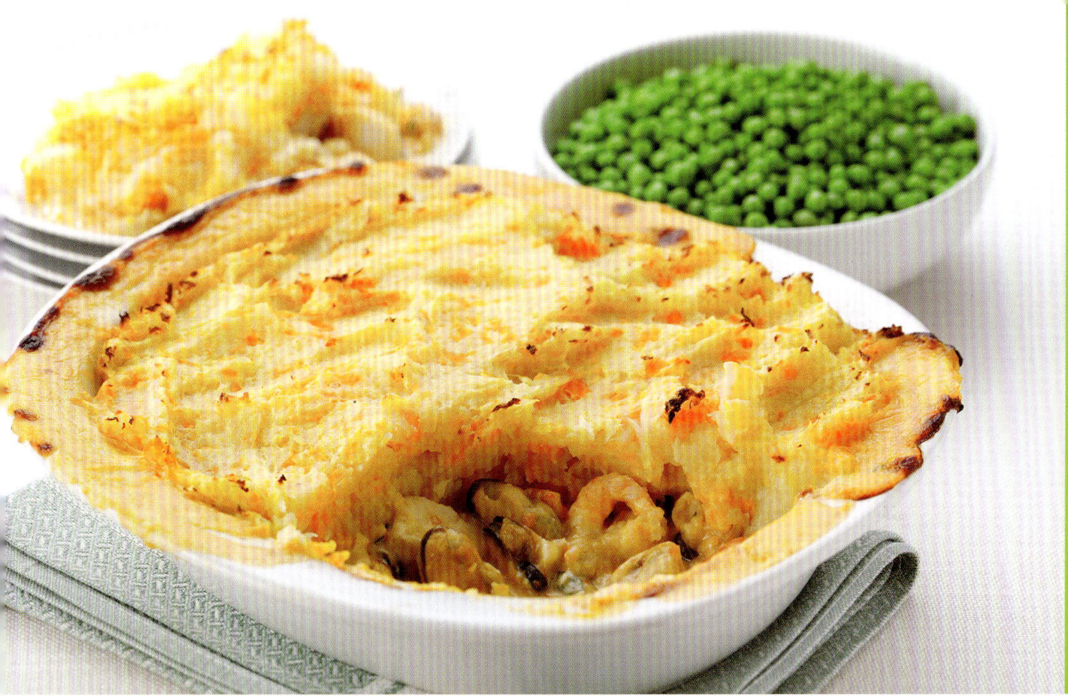

LASANHA DE COGUMELOS E LENTILHAS

RENDIMENTO: 4 PORÇÕES

225 g de lentilhas
3 dentes de alho amassados
2 colheres (sopa) de azeite
320 g de cogumelos fatiados
320 g de tomates sem pele picados
2 colheres (chá) de pasta de tomate seco
1 colher (chá) de orégano seco
320 g de espinafre
175 g de tiras de lasanha
2 receitas de molho branco (receita 103)
3-4 colheres (sopa) de parmesão ralado na hora
sal e pimenta-do-reino moída na hora

Cozinhe as lentilhas em água fervente por cerca de 30 minutos, até amolecerem. Escorra e recoloque na panela. Preaqueça o forno a 180°C. Refogue o alho no azeite por cerca de 1 minuto. Junte os cogumelos e frite por 5 minutos. Misture os tomates, a pasta de tomate seco, as lentilhas e o orégano, tempere com sal e pimenta e refogue por 10 minutos. Ponha o espinafre e cozinhe por cerca de 2 minutos, até murchar. Transfira para a assadeira, cubra com uma camada de massa de lasanha e espalhe pouco menos da metade do molho branco por cima. Repita as 3 camadas e polvilhe o parmesão ralado por cima. Asse por cerca de 40 minutos, até dourar e borbulhar.

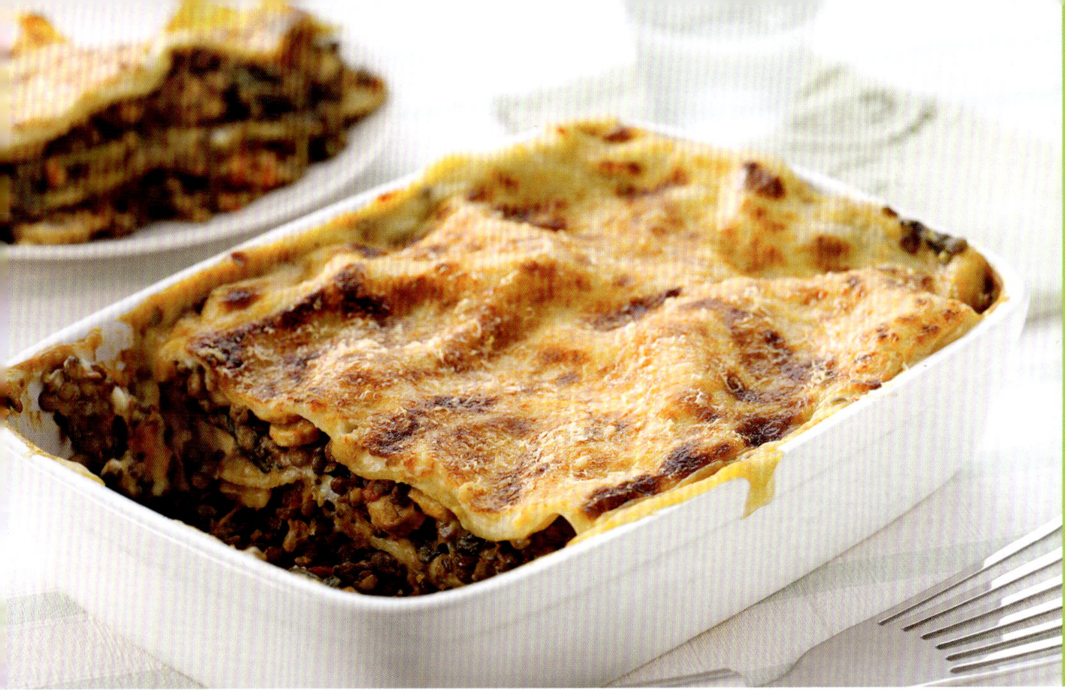

MACARRÃO AO FORNO RENDIMENTO: 4 PORÇÕES

320 g de aspargos em pedaços de 2 cm
250 g de fusilli
2 dentes de alho amassados
2 colheres (sopa) de azeite
400 g de tomates em lata picados
125 ml de creme de leite
320 g de ervilhas descongeladas
320 g de alcachofras em conserva escorridas e em quartos
2 peitos de frango grelhados em pedacinhos
60 g de parmesão ralado na hora
sal e pimenta-do-reino moída na hora

Preaqueça o forno a 190°C. Ferva os aspargos em 5 cm de água por cerca de 2 minutos, até ficarem tenros porém crocantes. Escorra, passe sob água corrente e reserve. Cozinhe o macarrão em água salgada fervente, de acordo com as instruções da embalagem; escorra. Enquanto isso, refogue o alho no azeite por cerca de 1 minuto. Junte os tomates, tempere com sal e pimenta e cozinhe em fogo baixo por 10 minutos. Misture o creme de leite, os legumes, o frango e o macarrão, acerte o tempero e aqueça bem. Transfira para uma assadeira, polvilhe o parmesão por cima e asse por 15 minutos, até dourar.

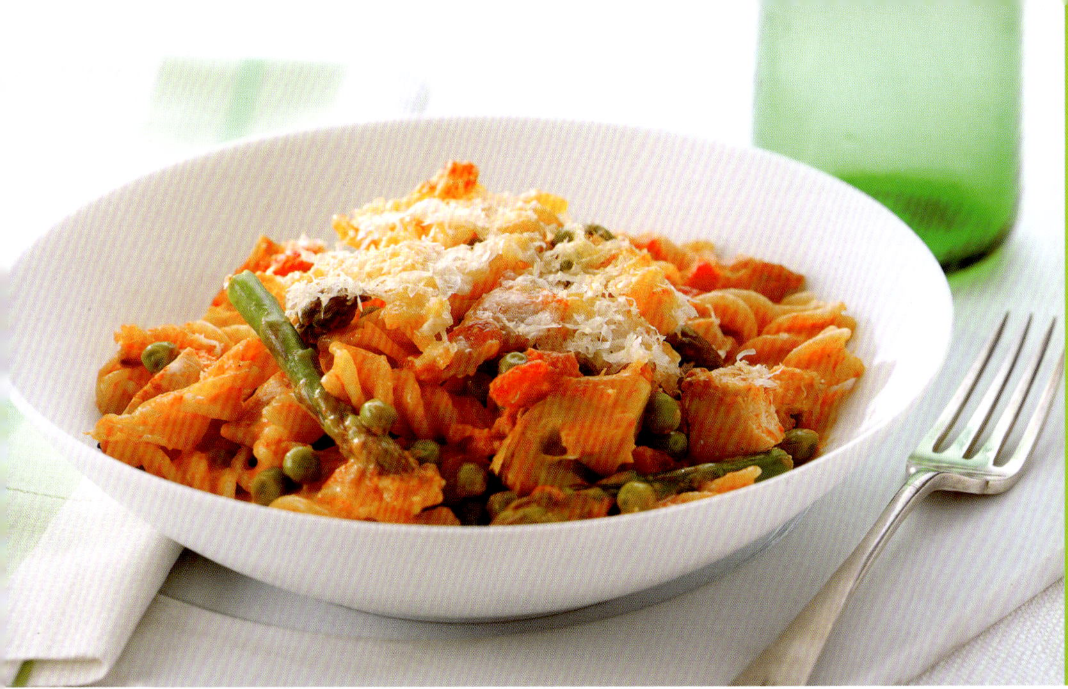

LEGUMES GRATINADOS RENDIMENTO: 4 PORÇÕES

1 cebola bem picada
2 dentes de alho amassados
2 colheres (sopa) de azeite
320 g de cogumelos cortados ao meio
320 g de cenouras em cubinhos
2 pimentões verdes em cubinhos
1 receita de molho branco (receita 103)
½ colher (chá) de tomilho seco
400 g de lentilhas cozidas e drenadas
115 g de farinha de rosca
150 g de mussarela ralada
sal e pimenta-do-reino moída na hora

Preaqueça o forno a 190°C. Refogue a cebola e o alho no azeite por 4 minutos. Junte os cogumelos, um pouco de sal e frite por cerca de 10 minutos, até os sucos evaporarem. Adicione as cenouras e os pimentões e cozinhe por 5 minutos. Misture o molho branco, o tomilho e as lentilhas e aqueça bem. Tempere a gosto com sal e pimenta e coloque na assadeira. Misture a farinha de rosca com a mussarela, espalhe sobre os legumes e pressione-os delicadamente. Asse por 20 minutos, até ficar crocante e dourado.

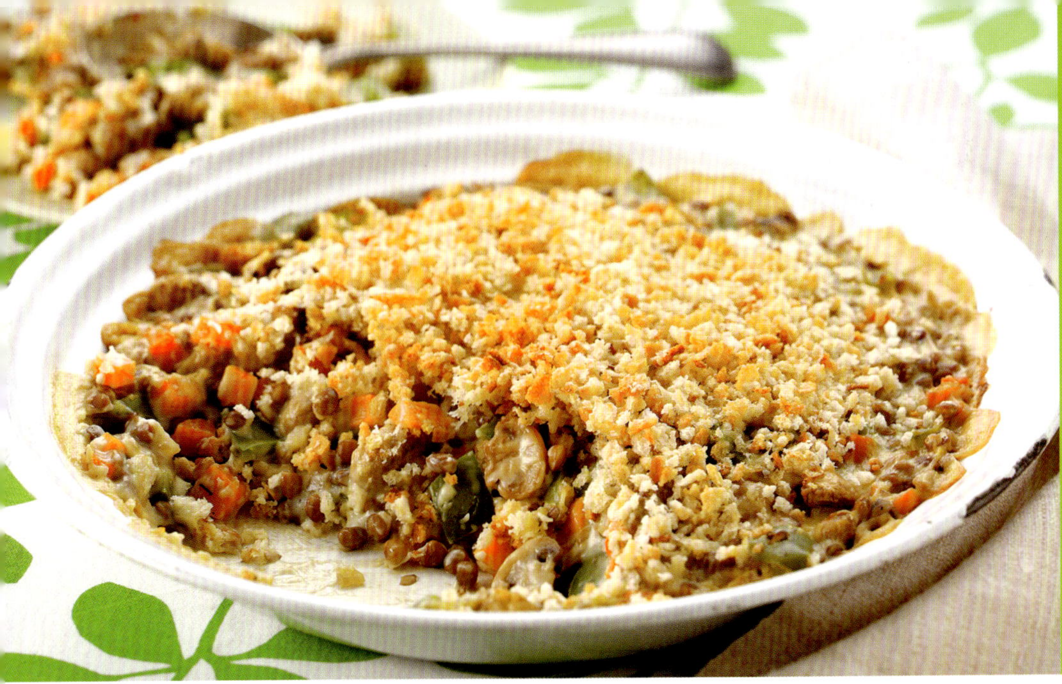

PIMENTÕES RECHEADOS RENDIMENTO: 4 PORÇÕES

- 4 pimentões vermelhos cortados ao meio
- 1 cebola bem picada
- 2 dentes de alho amassados
- 2 colheres (sopa) de azeite
- 320 g de bulbo de erva-doce em cubinhos
- 320 g de cenouras em cubinhos
- 320 g de tomates sem pele em cubinhos
- 2 colheres (sopa) bem cheias de uvas-passas claras
- 1 colher (chá) de cominho em pó
- 1 colher (chá) de coentro em pó
- ½ colher (chá) de gengibre em pó
- 4 colheres (sopa) de pinholes torrados
- 80 g de farinha de rosca
- sal e pimenta-do-reino moída na hora

Preaqueça o forno a 200°C. Coloque os pimentões na assadeira grande. Refogue a cebola e o alho no azeite por 4 minutos. Junte a erva-doce, as cenouras, os tomates, as passas e as especiarias e cozinhe em fogo baixo por cerca de 6 minutos. Tempere a gosto com sal e pimenta, misture os pinholes e a farinha de rosca. Com uma colher, recheie os pimentões e asse por cerca de 30 minutos, até que estejam tenros e o recheio crocante e dourado.

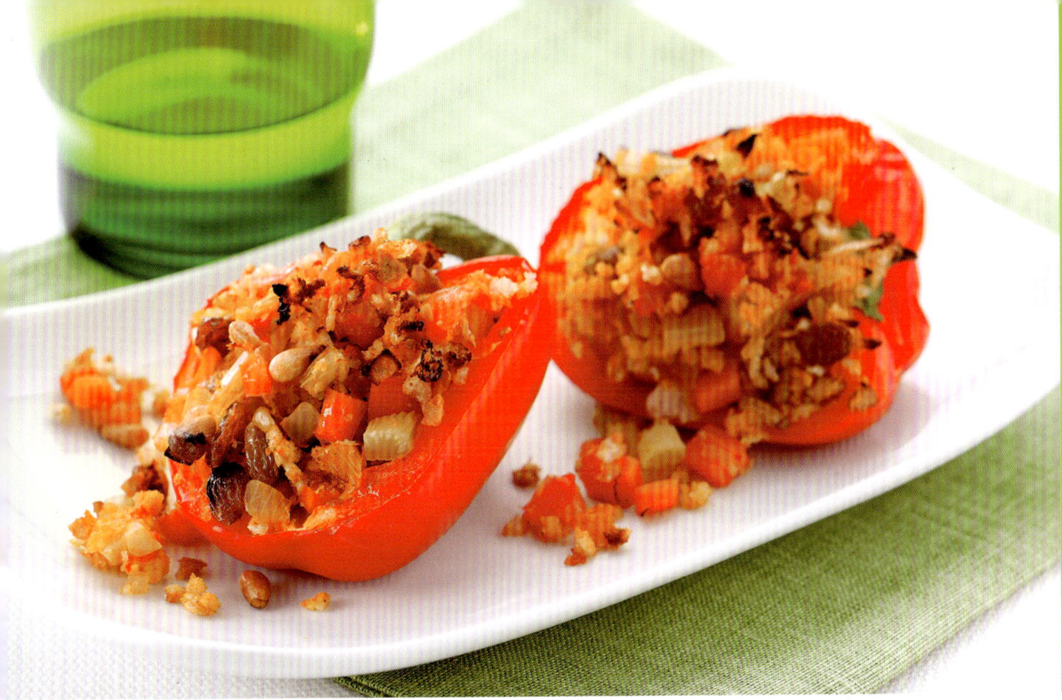

LEGUMES REFOGADOS COM TOFU RENDIMENTO: 4 PORÇÕES

- 2 colheres (sopa) de óleo de girassol
- 2 dentes de alho amassados
- 2 colheres (chá) de gengibre ralado
- 2 pimentas-malaguetas sem sementes picadas
- 2 pimentões vermelhos sem sementes fatiados
- 320 g de cenouras em rodelas
- 320 g de cogumelos
- 320 g de repolho rasgado
- 2 colheres (sopa) de xerez
- 1-1 ½ colher (sopa) de shoyu
- 200 g de tofu bem frito em cubos
- folhas de manjericão
- arroz para acompanhar

Aqueça o óleo numa wok e refogue o alho, o gengibre e a pimenta-malagueta por cerca de 30 segundos. Junte os pimentões, as cenouras e os cogumelos e cozinhe por cerca de 2 minutos. Adicione o repolho, regue com o xerez e o shoyu e deixe mais 1 minuto. Acrescente o tofu e cozinhe por 30 segundos, até aquecer bem. Misture as folhas de manjericão rasgadas e sirva com o arroz.

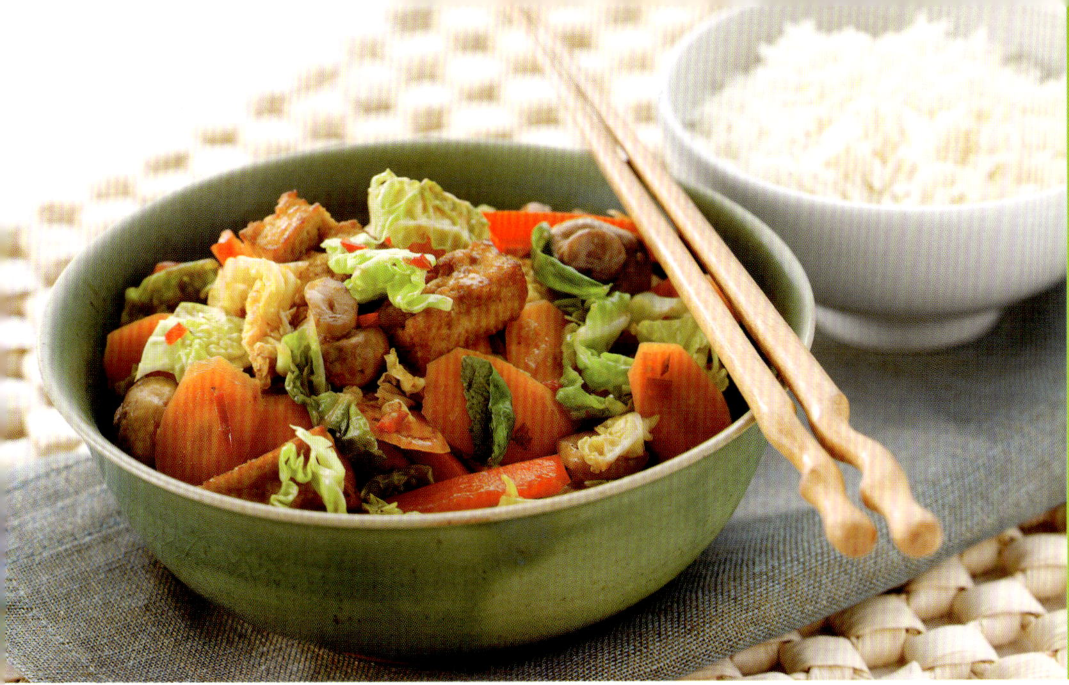

prato principal

GUISADO DE LEGUMES COM GRÃO-DE-BICO

RENDIMENTO: 4 PORÇÕES

3 dentes de alho amassados
2 colheres (sopa) de azeite
320 g de tomate sem pele picado
4 colheres (sopa) de vinho branco
320 g de berinjelas em cubos de 2 cm de lado
1 colher (chá) de cominho em pó
1 colher (chá) de coentro em pó
320 g de abobrinhas cortadas em cubos de 2 cm de lado
400 g de grão-de-bico cozido e drenado
sal e pimenta-do-reino moída na hora
coentro picado
pães sírios ou cuscuz marroquino (sêmola de trigo) para acompanhar

Refogue o alho no azeite por 1 minuto. Junte os tomates, o vinho, a berinjela, o cominho e o coentro e tempere bem com sal e pimenta. Misture, deixe ferver, tampe e cozinhe em fogo baixo por 10 minutos. Adicione as abobrinhas e o grão-de-bico, tampe e cozinhe por 20-25 minutos, até ficarem tenros, mexendo de vez em quando. Prove o tempero, salpique o coentro por cima e sirva com pães sírios ou cuscuz marroquino.

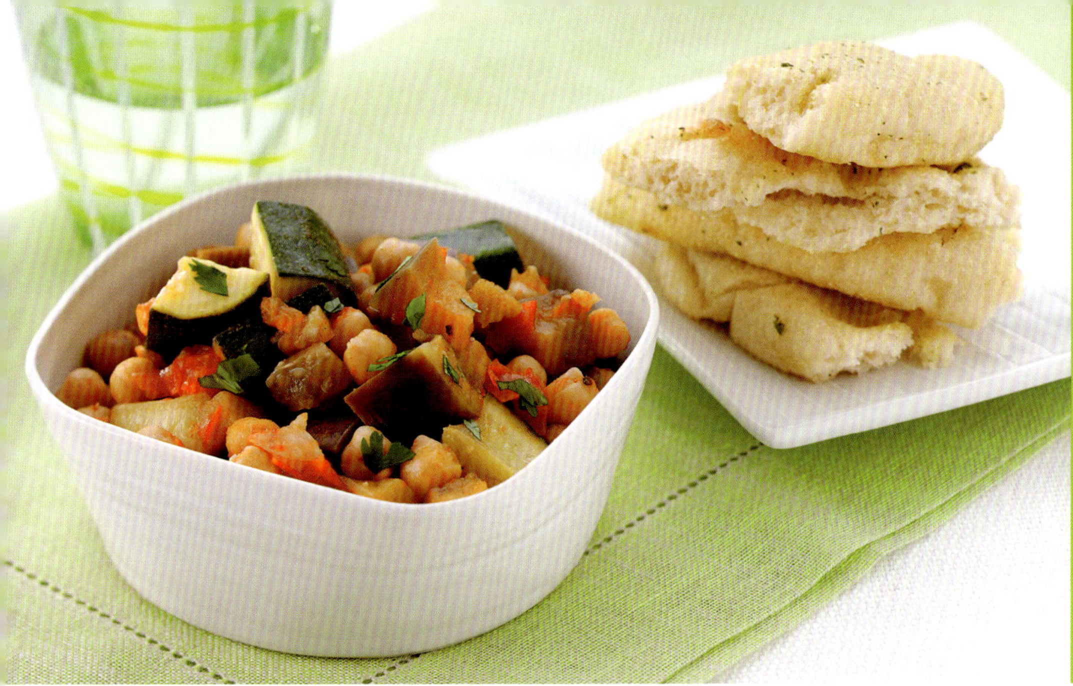

GUISADO DE HORTALIÇAS RENDIMENTO: 4 PORÇÕES

320 g de cebolas cortadas ao meio e fatiadas
2 dentes de alho amassados
2 colheres (sopa) de azeite
800 g de vários tipos de feijão cozido drenado
320 g de cenouras em rodelas finas
320 g de tomates sem pele picados
½ colher (chá) de orégano
150 ml de caldo de legumes
60 ml de vinho branco
sal e pimenta-do-reino moída na hora

BOLINHOS

175 g de farinha de trigo com fermento
uma pitada de sal
50 g de manteiga em cubos
50 g de mussarela ralada
1 colher (chá) de alecrim picado

Para fazer os bolinhos, coloque a farinha e o sal no processador com a manteiga e bata até virar uma farofa fina. Misture a mussarela e o alecrim e trabalhe a massa com cerca de 100 ml de água fria, até ficar macia mas não pegajosa. Forme 12 bolas. Refogue a cebola e o alho no azeite por 10 minutos, até ficarem bem macios. Junte os ingredientes restantes e tempere com sal e pimenta. Deixe ferver, abaixe o fogo e disponha os bolinhos por cima. Tampe e cozinhe em fogo baixo por cerca de 20 minutos, até que os bolinhos estejam crescidos e fofos.

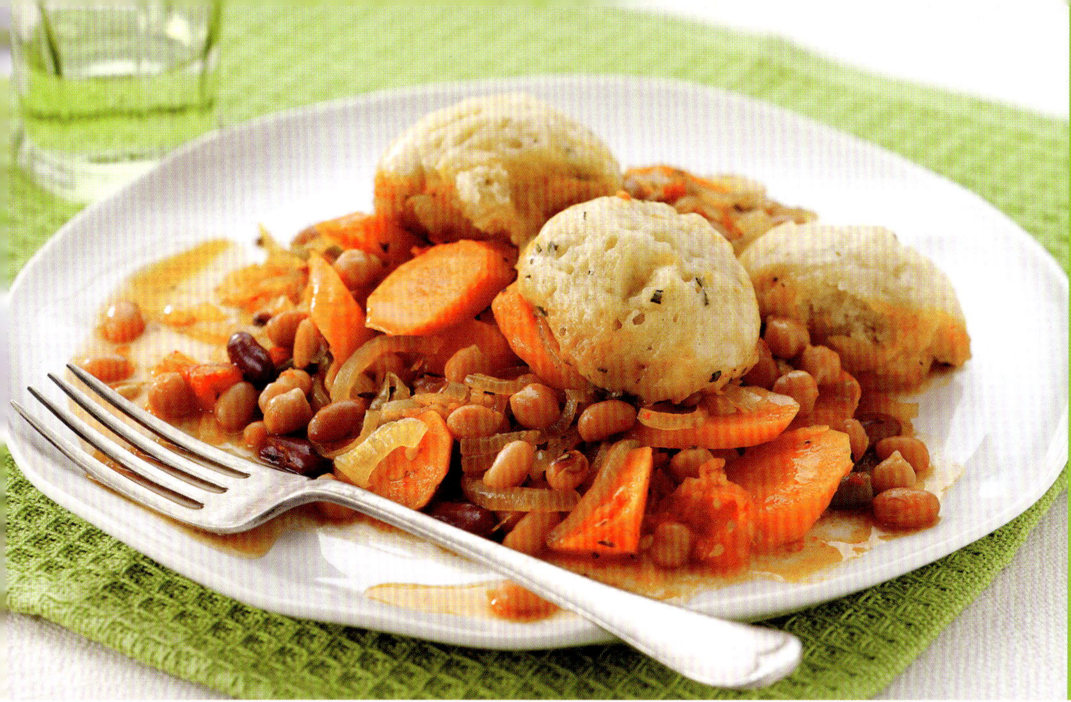

MELÕES RECHEADOS RENDIMENTO: 4 PORÇÕES

320 g de framboesas
1 ½ colher (sopa) de açúcar de confeiteiro
320 g de manga cortada em pedacinhos
320 g de mirtilos
2 melões cantalupo cortados ao meio

Bata as framboesas no liquidificador até dissolverem. Coe o purê numa peneira fina sobre uma tigela e amasse com uma colher de pau para tirar os caroços. Misture o açúcar no purê. Misture a polpa de manga com os mirtilos. Coloque metade de cada melão em um prato e recheie com a mistura de manga por dentro e ao redor. Regue com o caldo de framboesas e sirva.

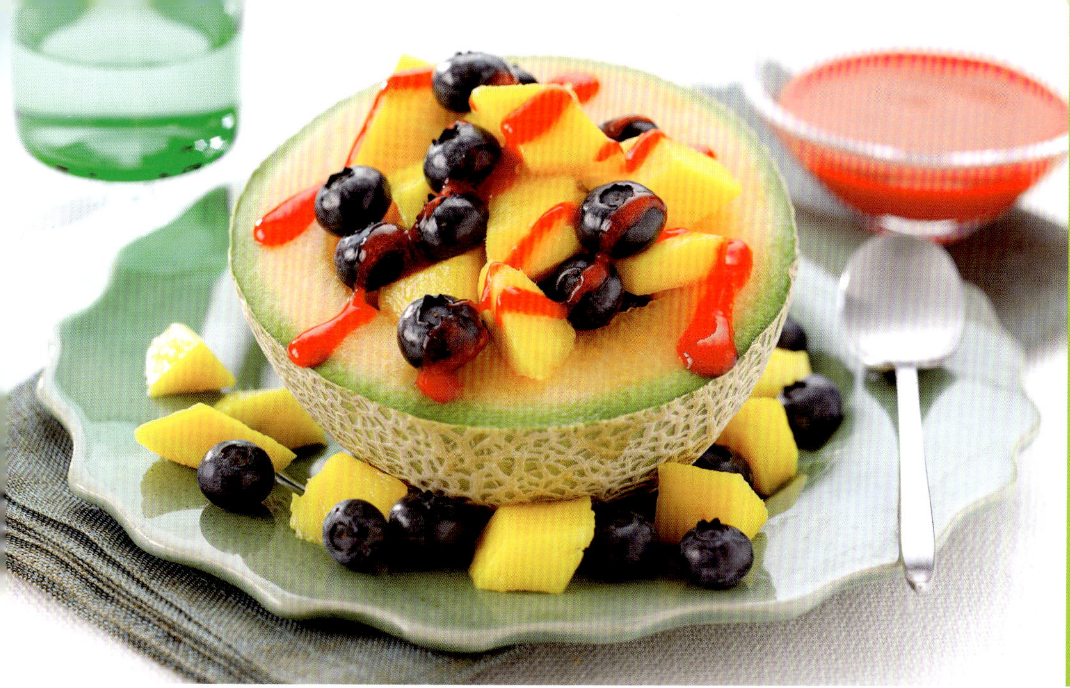

SALADA DE FRUTAS TROPICAIS RENDIMENTO: 4 PORÇÕES

320 g de manga fatiada
320 g de papaia fatiada

320 g de abacaxi cortado ao meio e fatiado

320 g de carambola cortada em rodelas

açúcar de confeiteiro para polvilhar
suco de 1 limão

Distribua a manga, a papaia, o abacaxi e a carambola em 4 tigelas e polvilhe com açúcar de confeiteiro. Esprema por cima o suco de 1 limão e sirva.

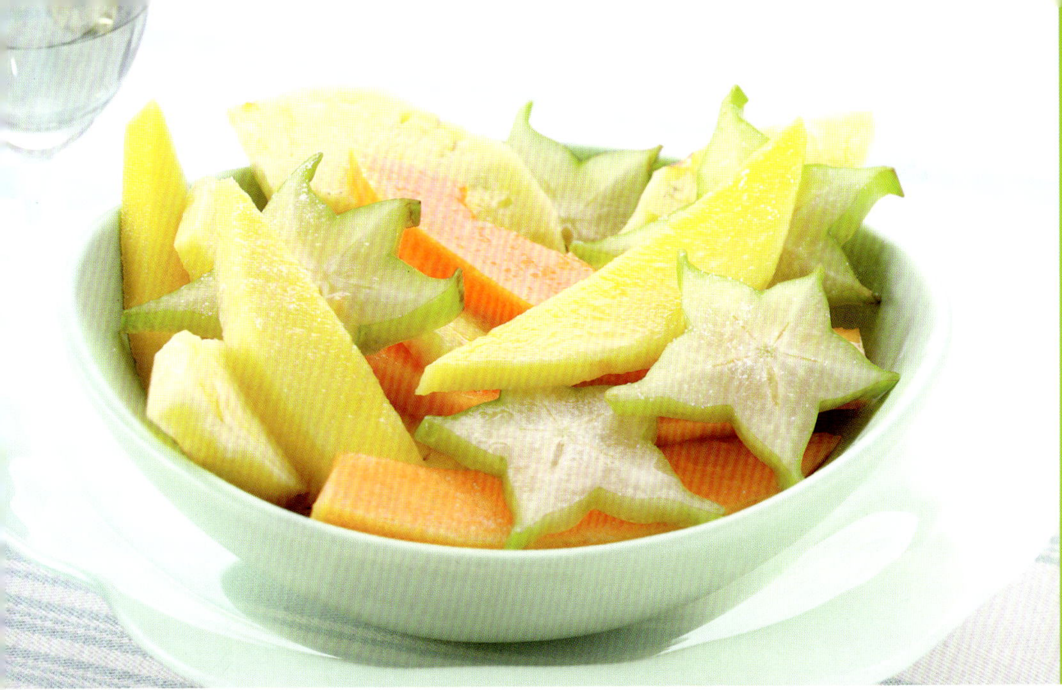

MAÇÃ ASSADA COM CALDA DE LARANJA RENDIMENTO: 4 PORÇÕES

4 maçãs
60 g de manteiga
2 colheres (sopa) de açúcar mascavo
1 colher (chá) de canela em pó
85 g de figos secos picados
320 g de ameixas picadas grosseiramente
600 ml de suco de laranja
1 ½-2 colheres (sopa) de açúcar
2 colheres (chá) de maisena dissolvida em 1 colher (sopa) de água fria

Preaqueça o forno a 180°C. Retire a casca das maçãs e coloque-as na assadeira. Numa tigela, bata a manteiga, o açúcar mascavo e a canela, até ficarem cremosos, e adicione os figos. Recheie as maçãs com a mistura. Asse em temperatura alta por cerca de 30 minutos, até amaciarem. Enquanto isso, coloque as ameixas numa panela com o suco de laranja e ferva. Abaixe o fogo e cozinhe com a panela destampada por cerca de 15 minutos, até as ameixas ficarem tenras. Bata essa mistura no liquidificador até dissolver. Recoloque na panela e adicione açúcar a gosto. Acrescente a maisena e aqueça, mexendo até engrossar. Regue as maçãs com a calda de ameixa e laranja e sirva.

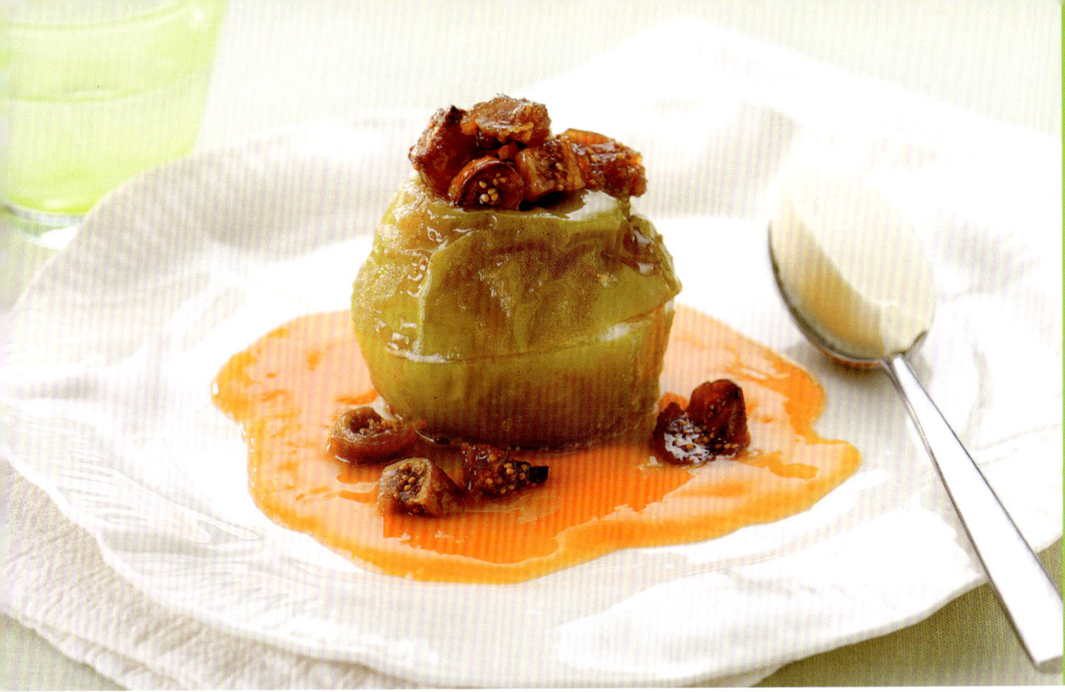

sobremesa

SEMIFREDDO DE FRUTAS VERMELHAS RENDIMENTO: 4 PORÇÕES

320 g de amoras-pretas congeladas
320 g de groselhas congeladas
320 g de framboesas congeladas
320 g de morangos congelados
100 g de açúcar
250 ml de iogurte natural

Coloque cerca de metade das frutas congeladas numa tigela, polvilhe metade do açúcar por cima e deixe descongelar em temperatura ambiente. Bata as frutinhas restantes no processador com o iogurte e o açúcar restante, até dissolverem e ficarem cremosas. Prove e adicione um pouco mais de açúcar, se necessário. Distribua a sobremesa em 4 pratinhos, cubra com as frutas descongeladas e sirva imediatamente.

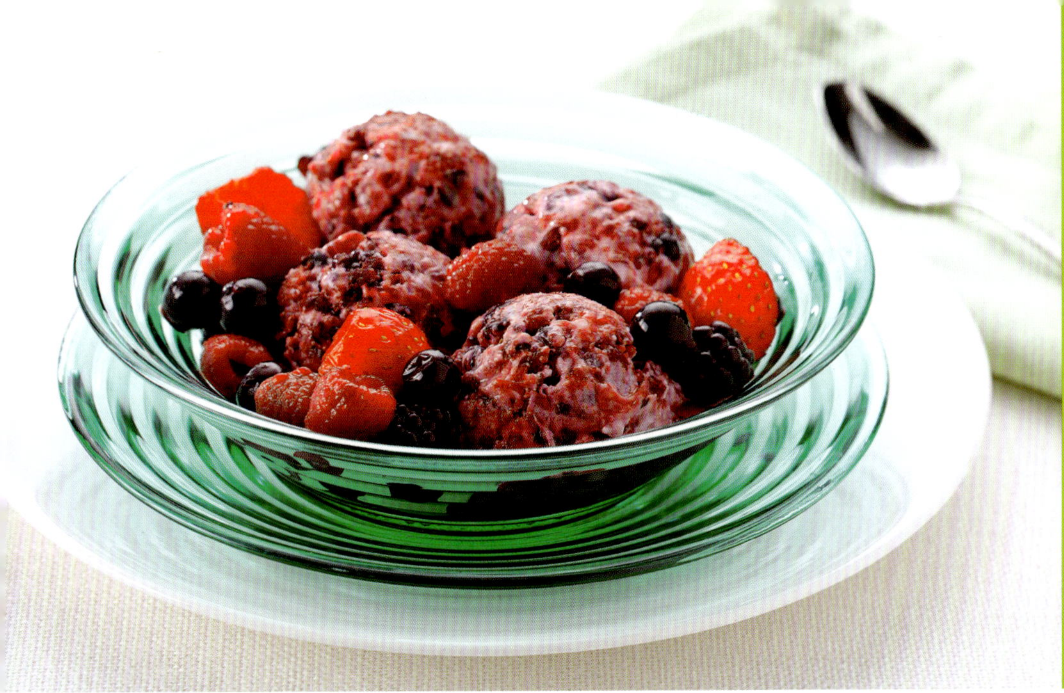

sobremesa

SUNDAE DE SALADA DE FRUTAS RENDIMENTO: 4 PORÇÕES

80 g de figos secos picados
4 colheres (sopa) de suco de laranja
2 colheres (sopa) de conhaque (opcional)
320 g de morangos cortados ao meio ou em quartos
320 g de nectarinas em fatias pequenas
320 g de cerejas sem caroço
8 bolas de sorvete de baunilha

Deixe os figos de molho no suco de laranja e no conhaque, se for usar, no mínimo por 2 horas. Bata os morangos no liquidificador até obter um purê, coe numa peneira fina sobre uma tigela e amasse com uma colher de pau para tirar os caroços. Misture as frutas frescas com os figos e os sucos da calda, disponha o sorvete e o purê de morango em camadas em copos altos e sirva imediatamente.

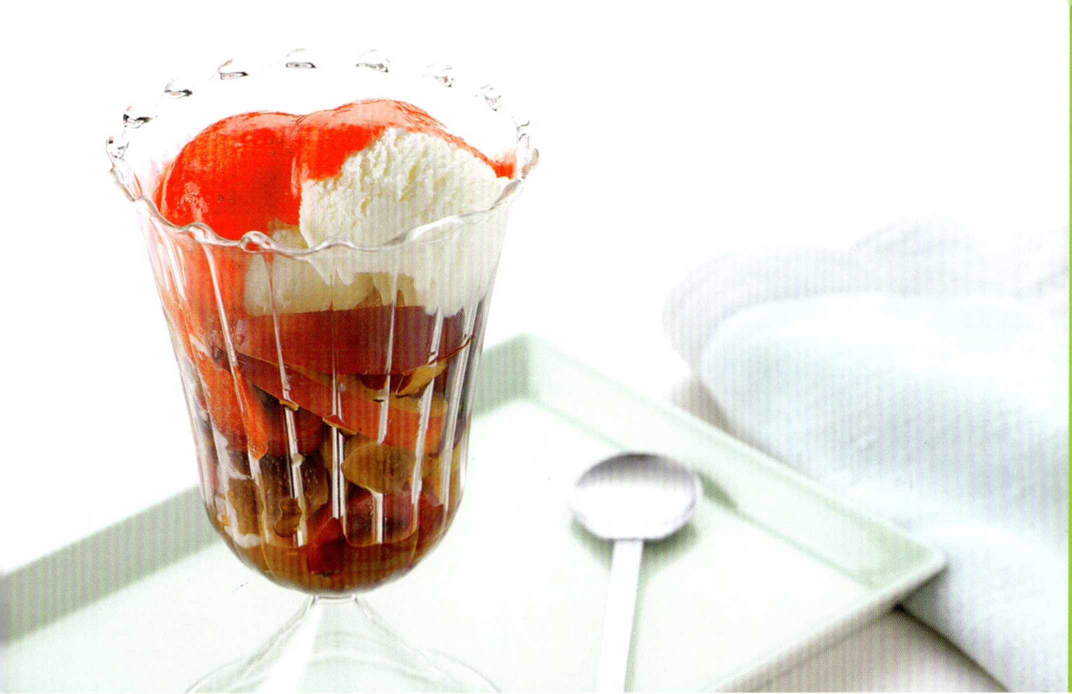

SALADA DE FRUTAS COM PETIT-FOURS RENDIMENTO: 4 PORÇÕES

150 g de massa folhada
15 g de manteiga em temperatura ambiente
1 colher (sopa) de açúcar
320 g de morangos
320 g de nectarinas cortadas em fatias
320 g de peras cortadas em fatias
320 g de uvas sem sementes cortadas ao meio

Preaqueça o forno a 220°C. Abra a massa folhada sobre uma superfície levemente enfarinhada num retângulo de 23 cm x 13 cm e apare as bordas. Pincele a massa com manteiga, polvilhe com o açúcar e espalhe a manteiga restante, se houver. Enrole um lado comprido para o centro, em seguida o outro lado, de modo que se encontrem no meio. Corte fatias de 8 cm x 1,5 cm e coloque na assadeira. Asse por 10-12 minutos, até crescer e dourar; deixe esfriar. Bata os morangos no processador até virar um purê. Distribua as frutas restantes em 4 tigelas, regue com o purê e sirva com os petit-fours ao lado.

TORTA DE FRUTAS VARIADAS RENDIMENTO: 4 PORÇÕES

320 g de peras fatiadas
320 g de maçãs fatiadas
320 g de mirtilos
12 damascos secos picados
2 colheres (chá) de canela em pó
2 colheres (sopa) de açúcar mascavo
320 g de massa podre
creme de leite para acompanhar

Preaqueça o forno a 190°C. Misture todas as frutas, a canela e o açúcar numa tigela grande e transfira para uma assadeira redonda funda de 23 cm de diâmetro. Abra a massa sobre uma superfície levemente enfarinhada e cubra a torta, selando as bordas e cortando o excesso. Faça 3 fendas na superfície e asse por cerca de 50 minutos, até dourar. Tire do forno e deixe descansar por cerca de 15 minutos antes de servir com o creme de leite.

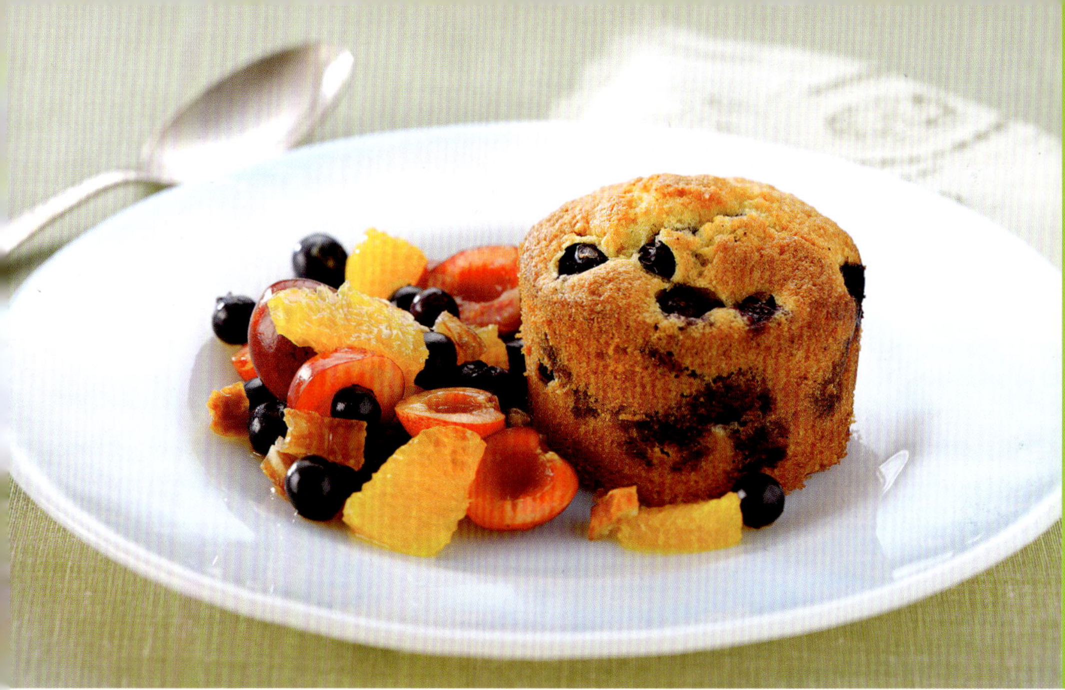

sobremesa

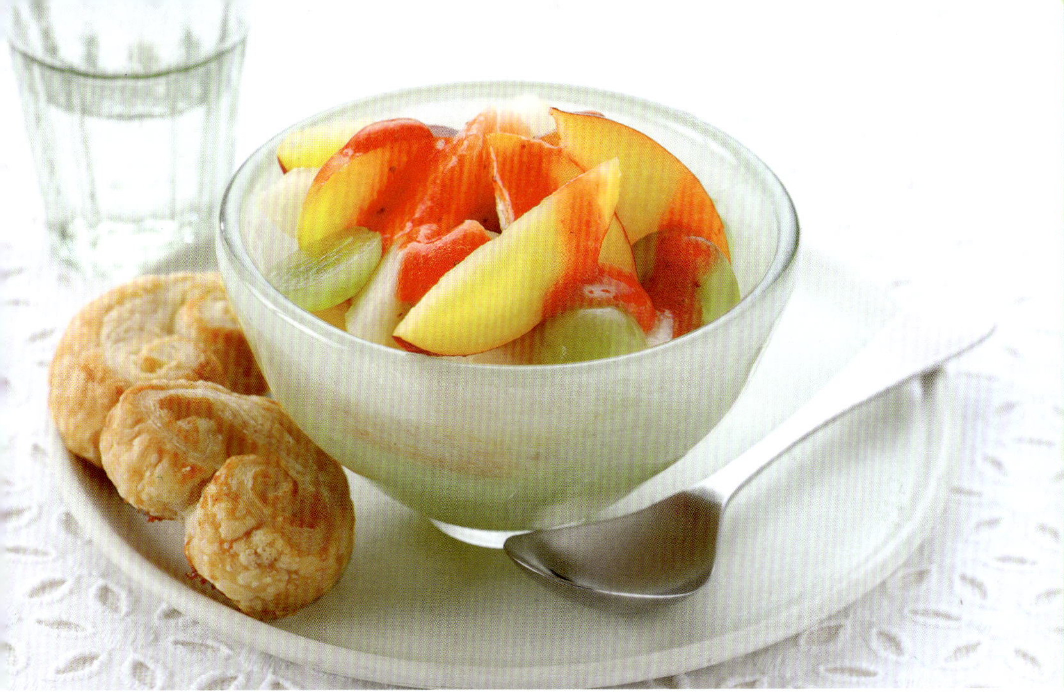

BOLINHOS DE MIRTILOS RENDIMENTO: 4 PORÇÕES

115 g de manteiga em temperatura ambiente, mais um pouco para untar
115 g de açúcar
2 ovos batidos
115 g de farinha de trigo com fermento
½ colher (chá) de canela em pó
320 g de mirtilos
3 laranjas fatiadas
320 g de cerejas cortadas ao meio
80 g de tâmaras picadas

Preaqueça o forno a 180°C. Forre 4 ramequins com papel-manteiga. Bata a manteiga e o açúcar numa tigela até ficarem claros e cremosos. Junte aos poucos os ovos e bata. Peneire a farinha e a canela sobre esse creme e misture bem. Espalhe 2 colheradas da mistura de bolo no fundo de cada ramequim e coloque ¼ dos mirtilos entre eles. Cubra com a mistura restante e espalhe mais ¼ dos mirtilos por cima. Asse por cerca de 30 minutos, até os bolos crescerem e dourarem e um palito, inserido no centro, sair limpo. Deixe esfriar por alguns instantes, passe com cuidado a faca nos ramequins, desenforme e deixe esfriar. Misture as laranjas, as cerejas, as tâmaras e os mirtilos restantes e sirva com os bolinhos.

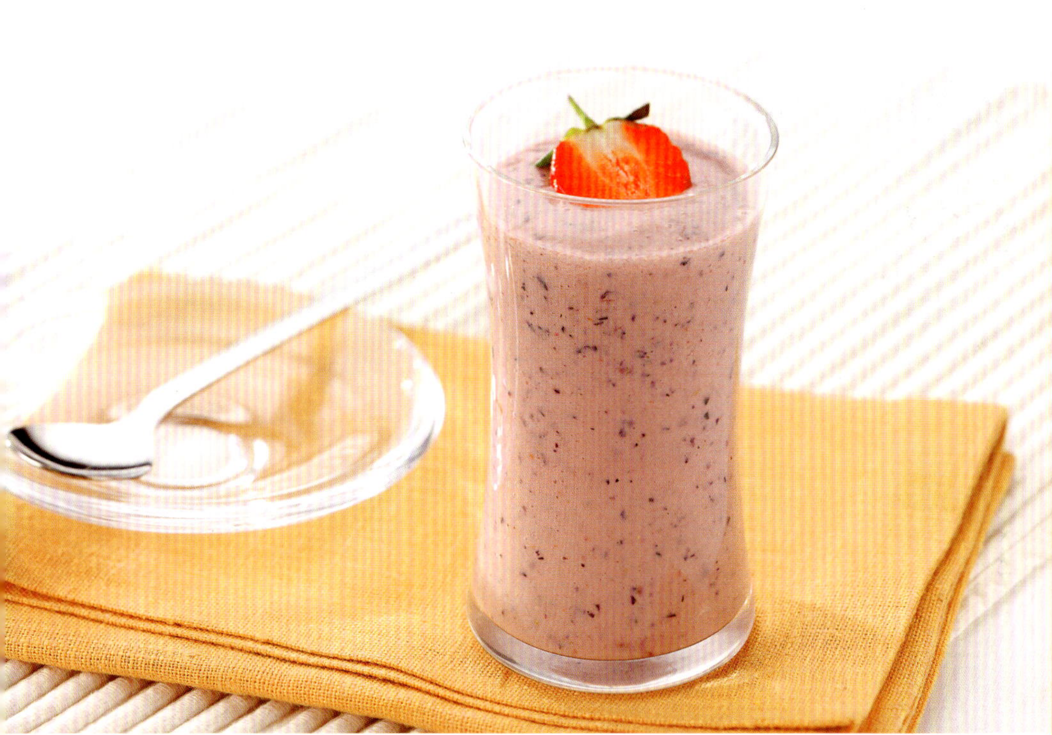

VITAMINA DE BANANA COM MORANGO RENDIMENTO: 1 PORÇÃO

1 banana em pedaços
80 g de morangos
1 nectarina picada grosseiramente
125 ml de leite gelado

Bata no liquidificador as frutas e o leite até obter um líquido cremoso e homogêneo. Despeje num copo grande e sirva imediatamente.

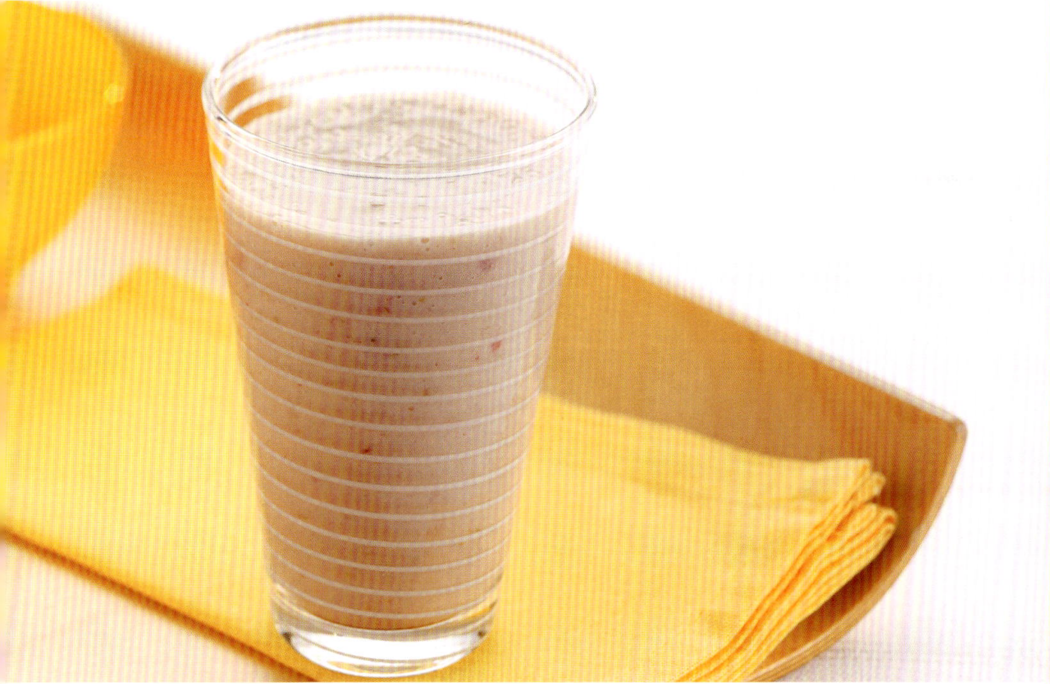

GRANOLA COM FRUTAS FRESCAS RENDIMENTO: 1 PORÇÃO

80 g de granola
1 colher (sopa) cheia de cerejas secas
1 laranja descascada sem sementes
1 nectarina sem sementes cortada em pedacinhos
iogurte bio desnatado ou leite para acompanhar

Misture a granola e as cerejas secas numa tigela. Trabalhe sobre a tigela para aproveitar todo o suco que cair. Corte entre as membranas dos gomos da laranja para retirar a parte central. Espalhe os gomos sobre a granola, espremendo o caldo das membranas; em seguida, espalhe os pedaços de nectarina por cima. Sirva com o iogurte ou o leite.

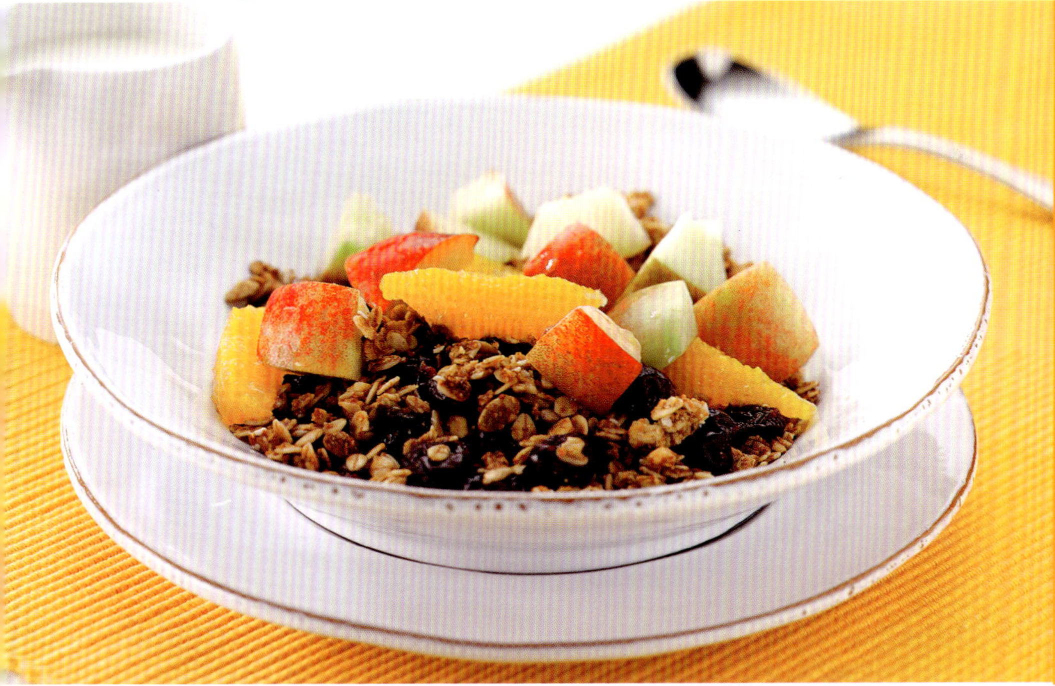

café da manhã

MINGAU COM TÂMARAS E FRUTAS ASSADAS

RENDIMENTO: 2 PORÇÕES

160 g de ameixas
160 g de figos frescos cortados ao meio
1 colher (sopa) de açúcar
125 g de aveia
2 colheres (sopa) bem cheias de tâmaras secas picadas
300 ml de leite
300 ml de água

Preaqueça o forno a 190°C. Disponha as ameixas e os figos na assadeira, com o lado cortado para cima, e polvilhe o açúcar. Leve ao forno por cerca de 25 minutos, até ficarem macios e borbulhantes. Cerca de 5 minutos antes de terminar o cozimento, coloque a aveia, as tâmaras, o leite e 300 ml de água numa panela e deixe ferver. Abaixe o fogo e cozinhe por cerca de 5 minutos, mexendo, até obter uma mistura grossa e cremosa. Retire a fruta do forno. Sirva o mingau imediatamente, com a fruta e um pouco de suco por cima.

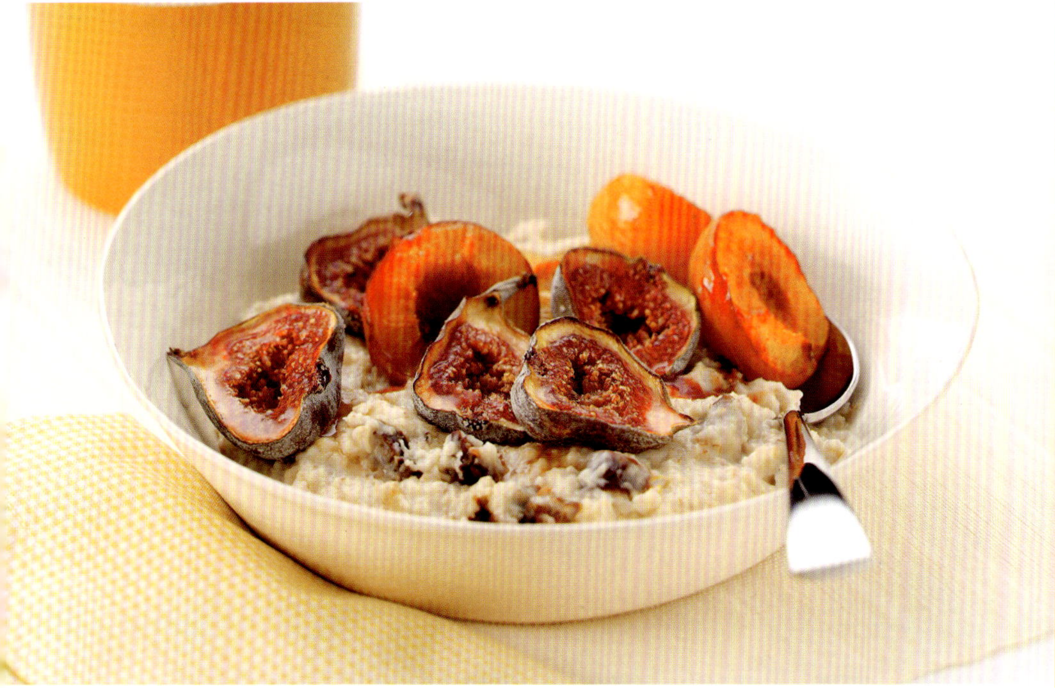

SALADA DE FRUTAS FRESCAS RENDIMENTO: 1 PORÇÃO

1 banana em rodelas
1 maçã fatiada
80 g de morangos cortados ao meio ou em quartos
3 colheres (sopa) de suco de laranja

Coloque as frutas numa tigela e regue com o suco de laranja. Misture e sirva.

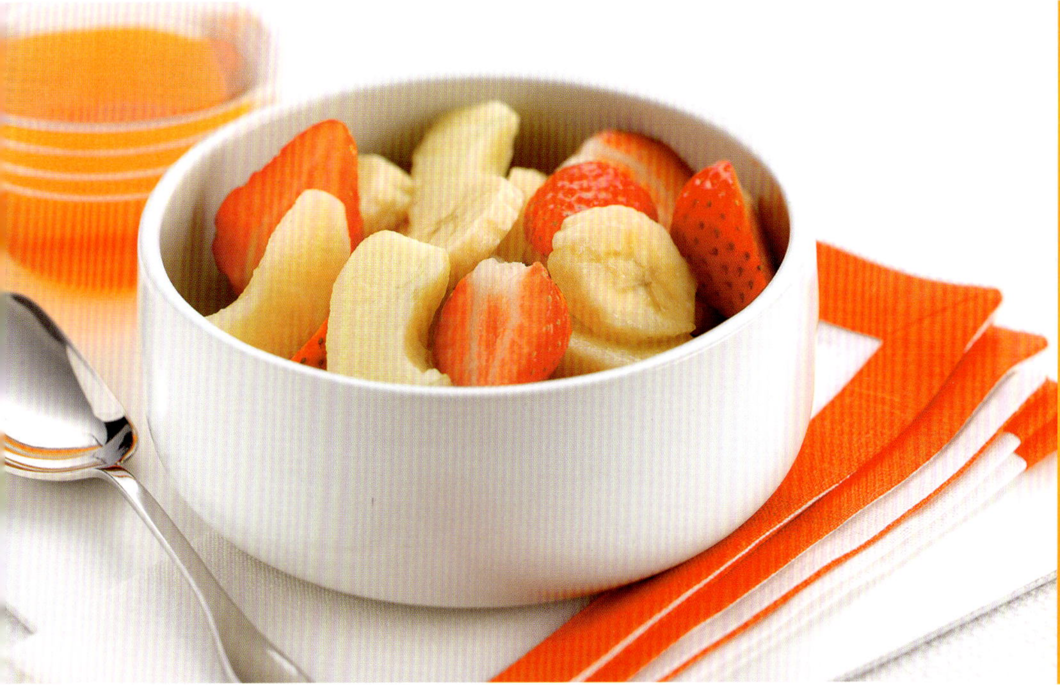

café da manhã

SALADA DE FRUTAS REFRESCANTE RENDIMENTO: 1 PORÇÃO

suco de ¼ de limão
80 g de papaia fatiado
1 kiwi grande em rodelas
80 g de lichia
2 colheres (sopa) de suco de abacaxi

Esprema o limão sobre a papaia, misture com o kiwi e a lichia. Regue com o suco de abacaxi, misture bem e sirva.

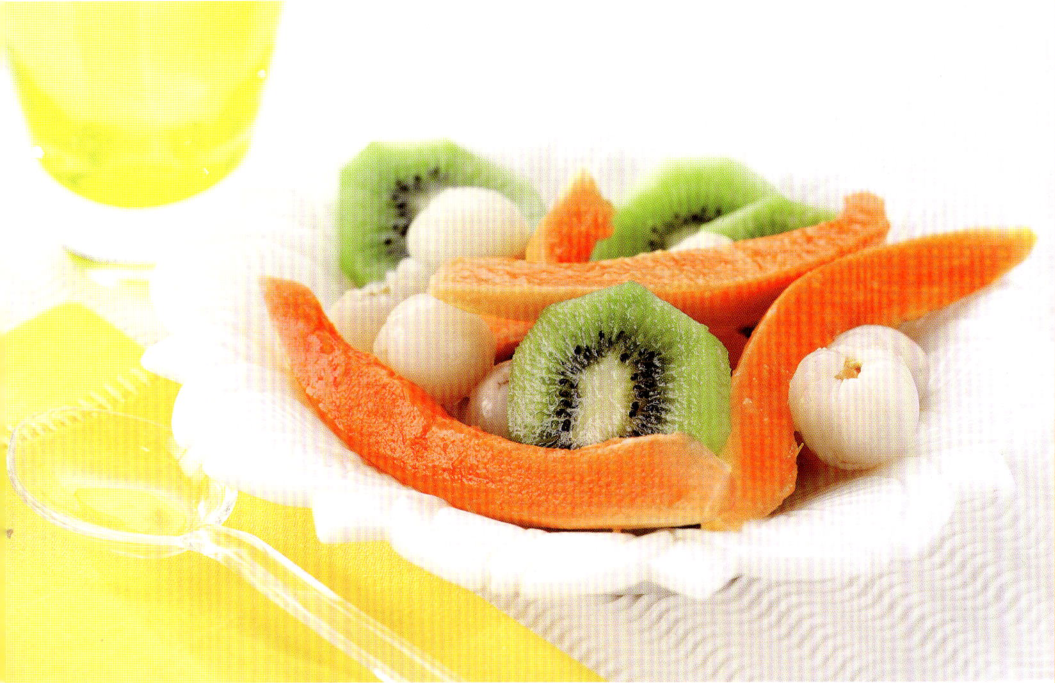

café da manhã

PANQUECAS COM COGUMELOS RENDIMENTO: 4 PORÇÕES

320 g de abobrinhas raladas
½ colher (sopa) de dill seco
½ colher (chá) de pimenta-do-reino moída na hora
2 ovos (clara e gema separadas)
225 g de queijo de cabra amassado
75 g de farinha de trigo
óleo de girassol para pincelar
320 g de cogumelos fatiados
25 g de manteiga
sal e pimenta-do-reino moída na hora
600 ml de suco de laranja para acompanhar

Misture as abobrinhas, o dill, a pimenta, as gemas e o queijo. Incorpore a farinha de trigo. Bata as claras em neve, junte 1 colher cheia à mistura de abobrinha para soltá-la, em seguida adicione as claras remanescentes. Aqueça uma frigideira antiaderente até ficar bem quente e pincele com o óleo. Pingue colheradas espaçadas da mistura na frigideira e frite por 2-3 minutos, até dourarem por baixo. Dobre as panquecas com cuidado e frite por mais 2-3 minutos. Mantenha-as aquecidas enquanto frita as restantes. Em outra panela, frite os cogumelos na manteiga por cerca de 10 minutos, até ficarem macios e o caldo evaporar. Tempere a gosto com sal e pimenta, espalhe-os sobre as panquecas e sirva com copos de suco de laranja.

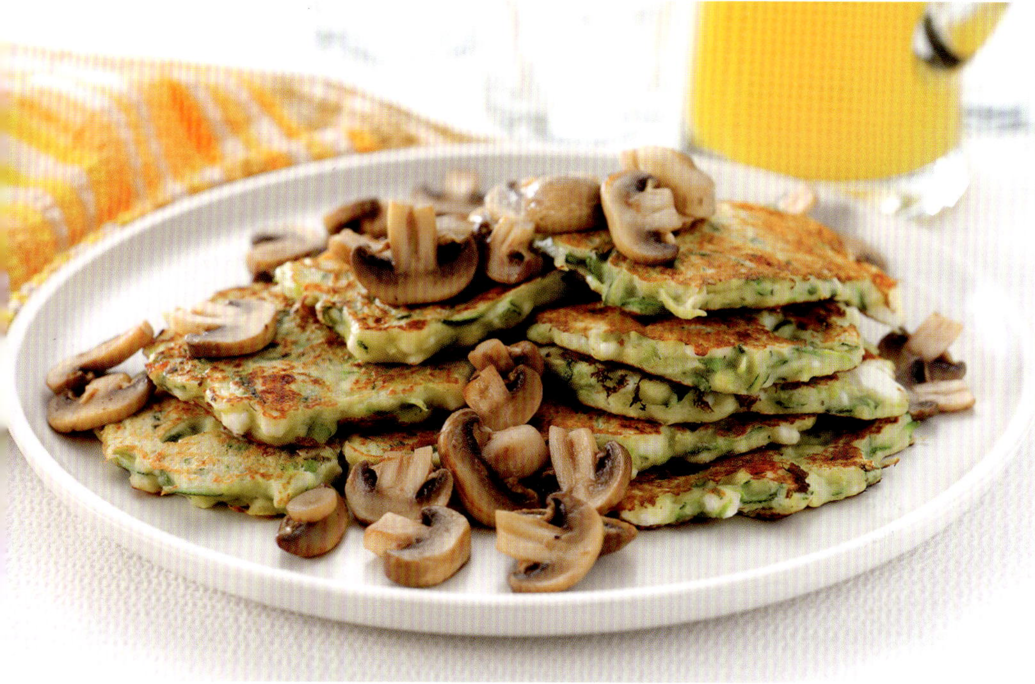

OVOS MEXIDOS COM TOMATE RENDIMENTO: 2 PORÇÕES

1 colher (sopa) de azeite
1 pimentão vermelho cortado em cubos
4 ovos
uma pitada generosa de folhas de tomilho
160 g de tomates sem sementes picados
sal e pimenta-do-reino moída na hora

ACOMPANHAMENTO
torrada de pão integral (opcional)
300 ml de suco de laranja

Aqueça o azeite numa frigideira antiaderente e refogue o pimentão por cerca de 5 minutos. Enquanto isso, bata os ovos com sal e pimenta-do-reino. Despeje-os na panela, junte o tomilho e cozinhe em fogo baixo, até os ovos ficarem cremosos mas não firmes, mexendo constantemente. Adicione os tomates e continue a cozinhar, até os ovos ficarem firmes a gosto e os tomates inteiramente aquecidos. Sirva com a torrada, se desejar, e copos de suco de laranja.

café da manhã

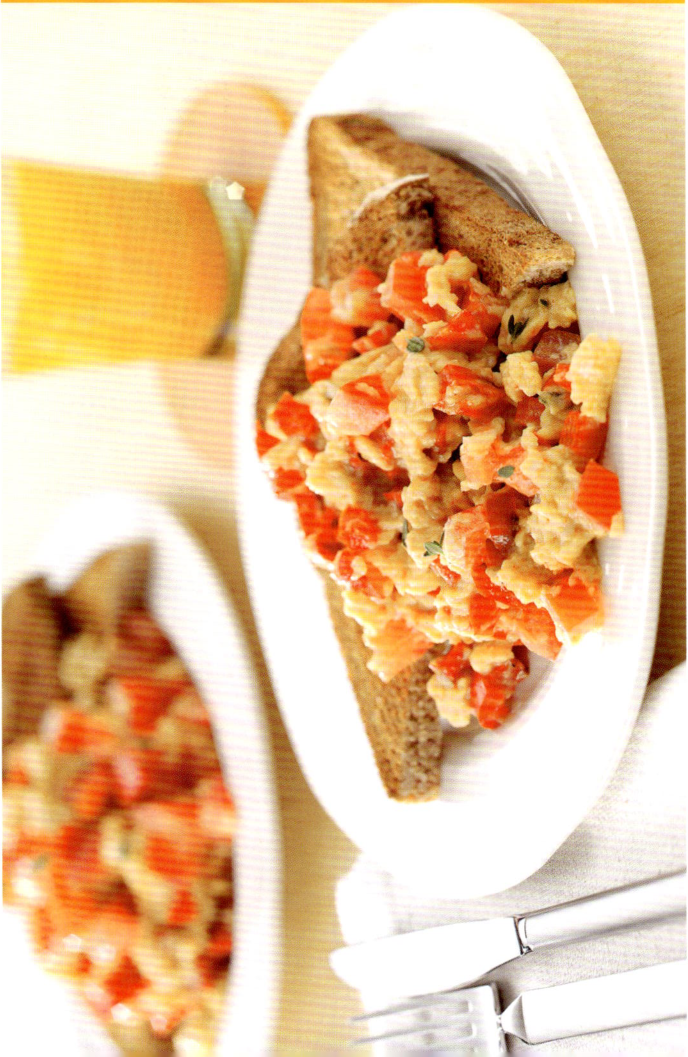

SOPA DE VERDURAS PICANTE RENDIMENTO: 4 PORÇÕES

3 dentes de alho amassados
2 colheres (chá) de gengibre ralado
2 colheres (chá) de curry verde tailandês em pasta
2 colheres (sopa) de óleo de girassol
1,25 litro de caldo de legumes
320 g de brócolis em buquês pequenos
320 g de couve-flor em buquês pequenos
320 g de espinafre sem os talos grossos
4 colheres (sopa) de leite de coco cremoso
sal e pimenta-do-reino moída na hora
pimenta-malagueta em rodelas

Refogue o alho, o gengibre e a pasta de curry no óleo por 1 minuto. Junte o caldo de legumes, o brócolis e a couve-flor e ferva. Abaixe o fogo, tampe a panela e cozinhe por 5 minutos até os legumes ficarem macios. Retire metade do brócolis e da couve-flor da panela com a escumadeira e reserve. Junte o espinafre à panela e cozinhe por 1 minuto, até murchar. Despeje o conteúdo da panela no processador ou liquidificador e bata até dissolver. Coloque na panela novamente, misture o leite de coco e os legumes reservados, tempere a gosto com sal e pimenta-do-reino e aqueça. Enfeite com as rodelas de pimenta-malagueta e sirva.

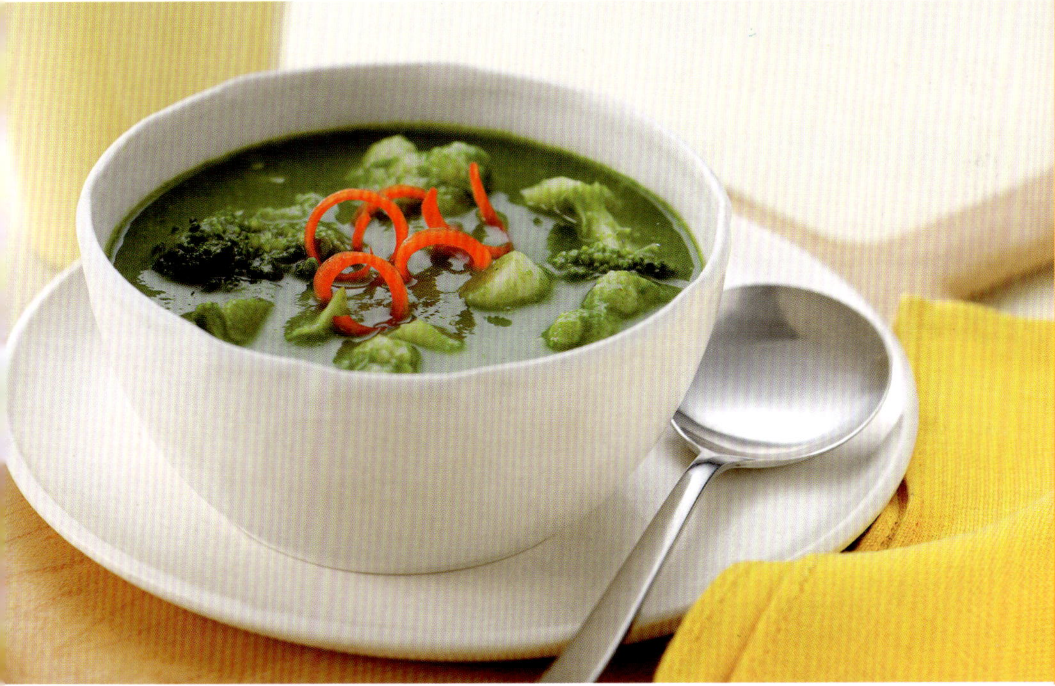

refeição leve

CREME DE CENOURA COM ALHO-PORÓ

RENDIMENTO: 4 PORÇÕES

320 g de alho-poró fatiado
2 colheres (sopa) de azeite
320 g de cenoura em rodelas
320 g de tomate sem pele picado
1,25 litro de caldo de legumes
2 colheres (sopa) de creme de leite
sal e pimenta-do-reino moída na hora

Refogue o alho-poró no azeite por cerca de 5 minutos. Junte a cenoura, o tomate e o caldo de legumes e deixe ferver. Abaixe o fogo, tampe e cozinhe por cerca de 20 minutos, até os legumes ficarem macios. Despeje a sopa no liquidificador ou no processador e bata até dissolver. Recoloque na panela, misture o creme de leite, tempere a gosto com sal e pimenta-do-reino e aqueça inteiramente, mas sem ferver.

refeição leve

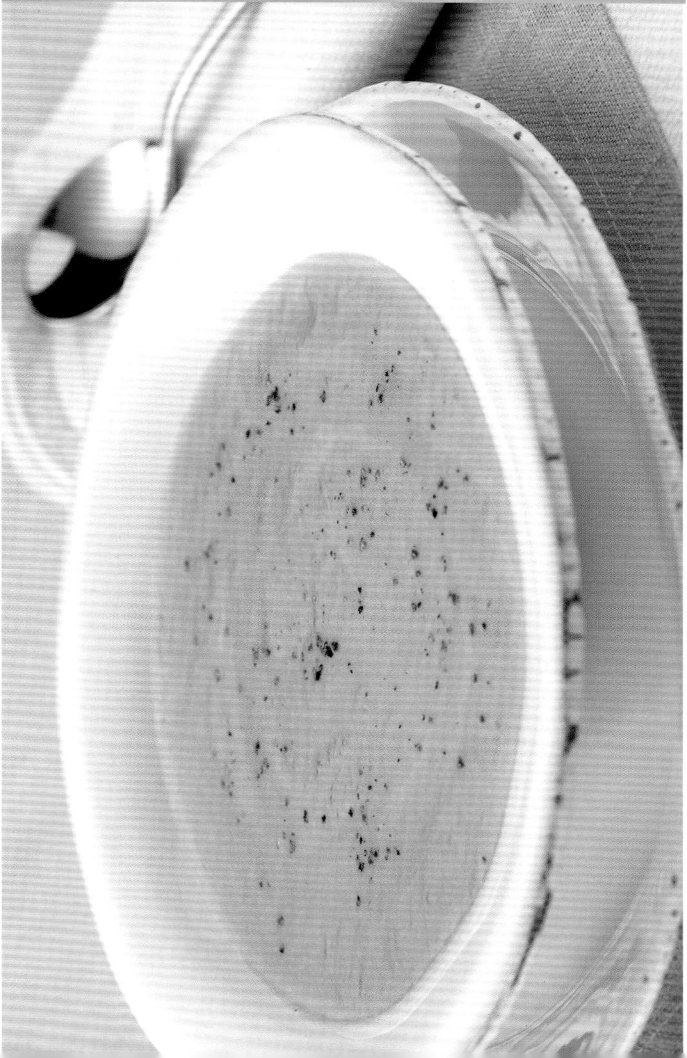

SALADA WALDORF DE FRANGO RENDIMENTO: 4 PORÇÕES

2 peitos de frango cozidos cortados em pedacinhos
320 g de maçãs cortadas em pedacinhos
320 g de aipo picado
80 g de nozes
4 colheres (sopa) cheias de uvas-passas claras
um punhado de salsinha picada

MOLHO
125 ml de maionese
½ colher (chá) de raspas de limão
1 colher (chá) de suco de limão
pimenta-do-reino moída na hora

Para fazer o molho, bata a maionese, as raspas e o suco de limão e tempere com pimenta-do-reino. Misture o frango, as maçãs, o aipo, as nozes e as uvas-passas, regue com o molho e misture bem. Salpique com a salsinha e sirva.

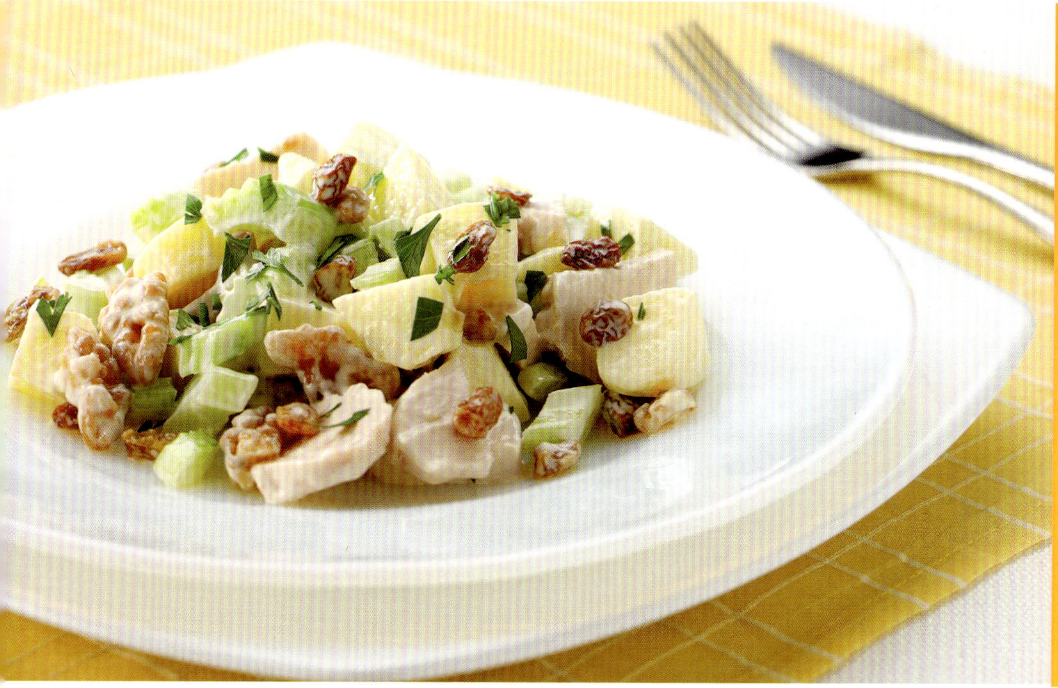

SANDUÍCHE DE FRANGO DEFUMADO RENDIMENTO: 2 PORÇÕES

1 abacate
4 fatias de pão com grãos
1 peito de frango defumado fatiado
2 tomates sem sementes picados
2 colheres (chá) de molho de pimenta
3-4 folhas grandes de manjericão rasgadas
¼ de limão
2 pratos de folhas de salada para acompanhar

Retire a polpa do abacate, amasse ligeiramente com um garfo e espalhe sobre 2 fatias de pão. Cubra com o frango defumado e os tomates e regue com o molho de pimenta. Espalhe as folhas de manjericão por cima, esprema um pouco de limão sobre cada base de sanduíche e cubra com as fatias restantes. Corte ao meio, disponha em travessas e sirva os sanduíches com as saladas ao lado.

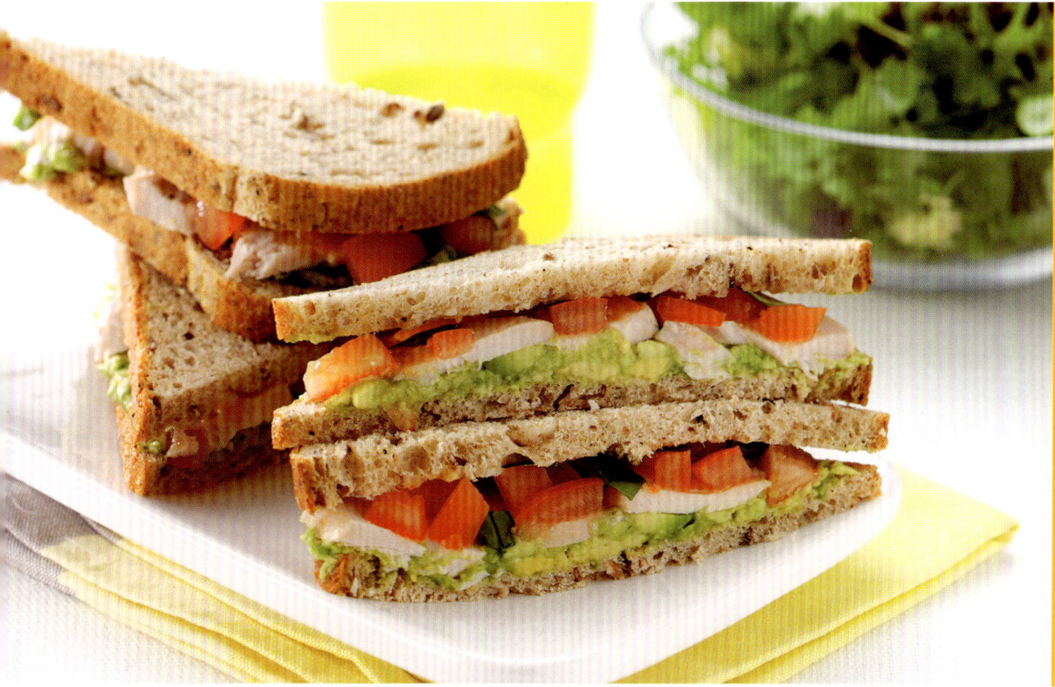

KAFTA DE CORDEIRO COM SALADA RENDIMENTO: 4 PORÇÕES

450 g de carne de cordeiro magra moída
1 colher (chá) de páprica
1 colher (chá) de cominho em pó
2 dentes de alho amassados
raspas e suco de 1 limão
½ cebola ralada
sal e pimenta-do-reino moída na hora

SALADA
4 laranjas
320 g de pepino em cubinhos
320 g de tomate picado
folhas de manjericão rasgadas (opcional)

MOLHO
2 ½ colheres (chá) de vinagre de vinho tinto
uma boa pitada de açúcar
2 pimentas verdes sem sementes picadas
2 colheres (sopa) de azeite

Misture a carne, as especiarias, o alho, as raspas e o suco de limão, a cebola e tempere bem com sal e pimenta. Amasse porções da carne em formato oval e enfie em 8 espetos de metal. Cubra e leve à geladeira no mínimo por 30 minutos. Enquanto isso, para fazer a salada, separe os gomos da laranja cortando a membrana que os envolve e misture-os numa tigela com o pepino e o tomate. Bata os ingredientes do molho e tempere com sal. Regue a salada com ele e misture. Preaqueça o forno e asse os espetos por cerca de 8 minutos, até tostarem bem, virando-os de vez em quando. Sirva com a salada.

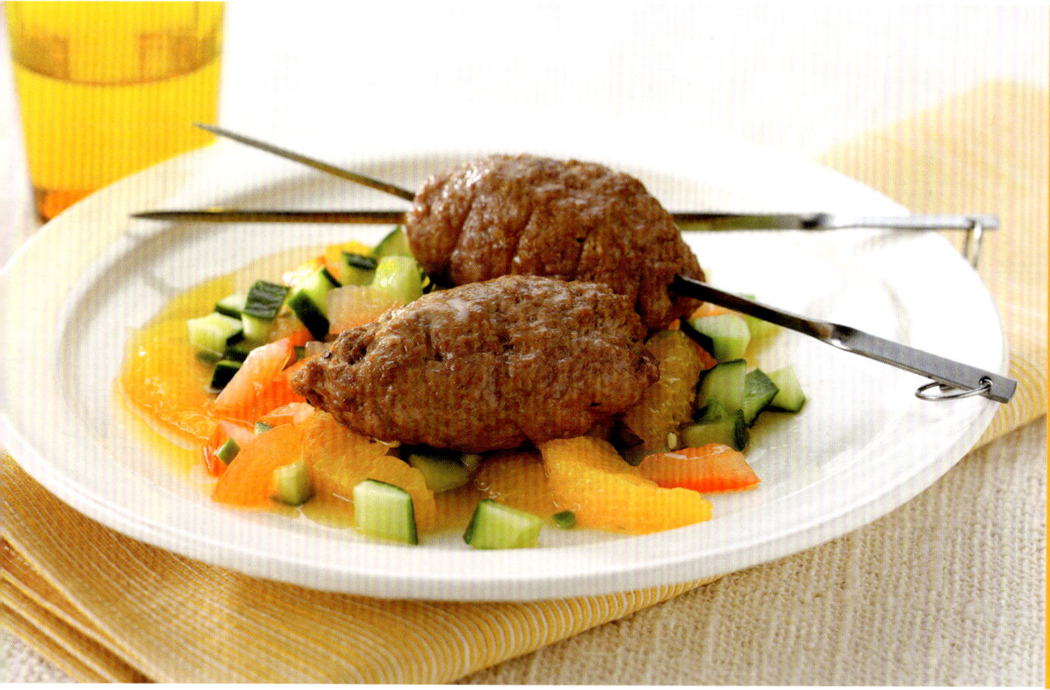

refeição leve

COSTELETAS COM ESPINAFRE RENDIMENTO: 4 PORÇÕES

2 dentes de alho amassados
1 colher (chá) de cominho em pó
suco de ½ limão
1 colher (sopa) de azeite
8 costeletas de cordeiro
sal e pimenta-do-reino moída na hora

ESPINAFRE AO ALHO

2 colheres (sopa) de azeite
2 colheres (sopa) de pinholes
2 dentes de alho amassados
320 g de tomate sem pele picado
4 colheres (sopa) cheias de uvas-passas claras
320 g de espinafre sem os talos grossos

Bata o alho, o cominho, o suco de limão e o azeite com sal e pimenta. Despeje sobre as costeletas, cubra e deixe marinar na geladeira no mínimo por 1 hora. Para fazer o espinafre ao alho, aqueça o azeite numa frigideira e frite os pinholes por 3-4 minutos, mexendo com frequência, até dourarem. Junte o alho e frite por mais 1 minuto, adicione os tomates e as uvas-passas e refogue por cerca de 5 minutos. Misture o espinafre e cozinhe por cerca de 2 minutos, até murchar. Tempere a gosto com sal e pimenta. Enquanto isso, preaqueça o forno e asse as costeletas por 3-4 minutos de cada lado, até ficarem no ponto desejado. Sirva sobre uma camada de espinafre.

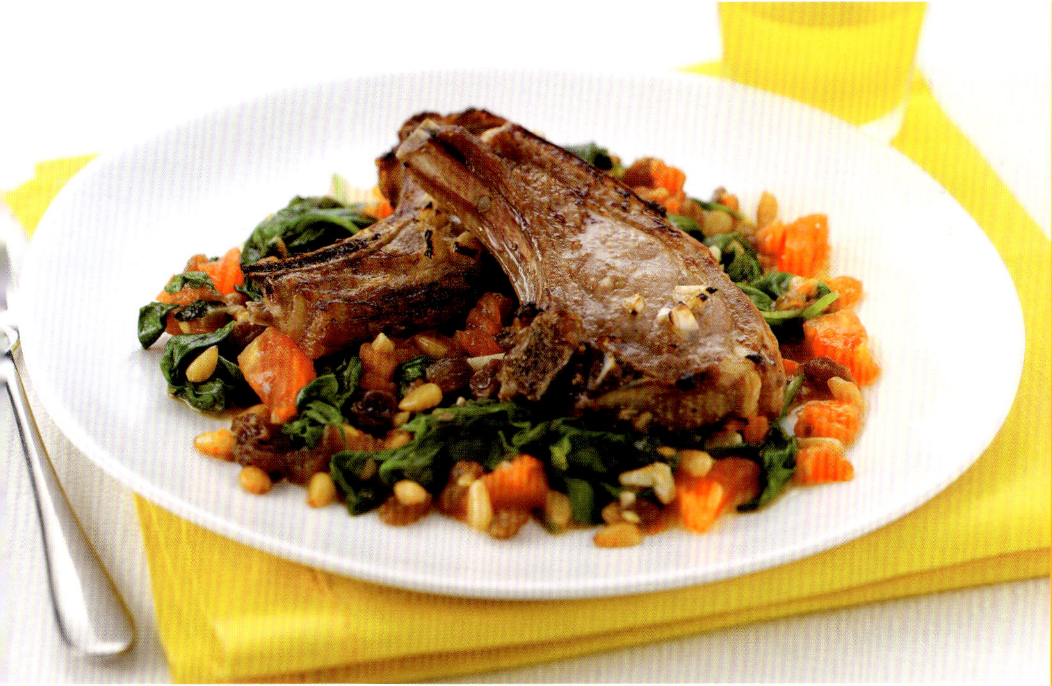

SALADA DE MACARRÃO ORIENTAL RENDIMENTO: 4 PORÇÕES

115 g de macarrão oriental
3 dentes de alho amassados
2 colheres (sopa) de óleo de girassol
2 colheres (chá) de gengibre ralado
2 pimentas verdes sem sementes picadas
400 g de carne de porco moída
½ colher (chá) de cinco especiarias
2 colheres (chá) de shoyu
2 colheres (chá) de saquê culinário
320 g de tomates cortados em oito
2 pimentões verdes em fatias finas
320 g de brotos de feijão
um punhado de agrião

MOLHO
2 colheres (sopa) de azeite
1 colher (chá) de shoyu
2 colheres (chá) de gengibre ralado
2 colheres (chá) de molho de pimenta doce
2 colheres (chá) de vinagre

Mergulhe o macarrão em água fervente por 5 minutos até amolecer, escorra bem e reserve. Refogue o alho numa frigideira com o óleo, acrescente o gengibre e as pimentas e deixe por cerca de 1 minuto. Junte a carne moída e as cinco especiarias e frite por mais 2 minutos. Adicione o shoyu e o saquê e cozinhe por mais 2 minutos. Para fazer o molho, bata o azeite, o shoyu, o gengibre, o molho de pimenta e o vinagre. Corte o macarrão em pedaços de 5 cm e misture com os tomates, os pimentões, os brotos de feijão, o agrião e a carne. Regue com o molho, misture bem e sirva.

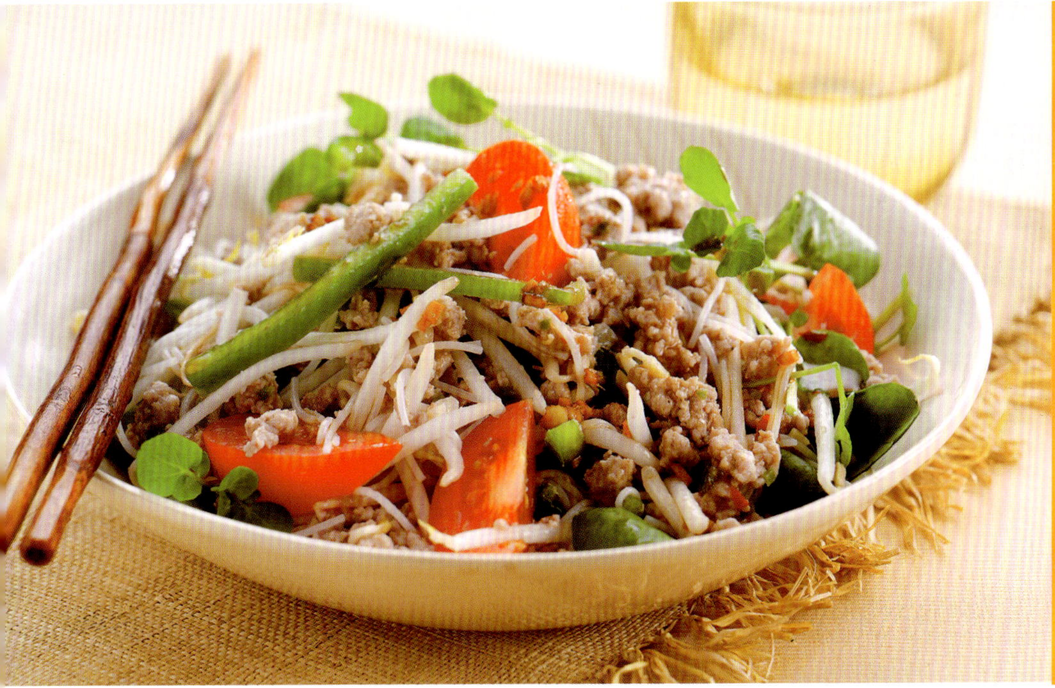

CARNE DE PORCO COM SALADA RENDIMENTO: 4 PORÇÕES

- 300 g de carne de porco moída
- 2 colheres (chá) de gengibre ralado
- 2 pimentas verdes sem sementes picadas
- 2 dentes de alho amassados
- 2 colheres (chá) de shoyu
- folhas de coentro
- 8 talos de erva-cidreira
- 2 grapefruits rosa
- 2 abacates
- um punhado generoso de agrião
- um punhado generoso de rúcula
- 320 g de brotos de feijão

MOLHO

- 2 ½ colheres (chá) de vinagre de vinho branco
- 2 colheres (sopa) de azeite
- uma pitada de açúcar
- sal e pimenta-do-reino moída na hora

Coloque a carne, o gengibre, as pimentas, o alho, o shoyu e o coentro picado numa tigela e misture bem. Modele 8 pedaços em formato oval e enfie-os nos talos de erva-cidreira. Cubra e deixe gelar por 30 minutos. Preaqueça o forno e asse os espetos por cerca de 3 minutos de cada lado, até ficarem bem cozidos. Enquanto isso, corte as membranas entre os gomos do grapefruit com uma faca afiada para retirar a polpa. Corte os abacates ao meio e fatie. Distribua o agrião e a rúcula entre 4 travessas e espalhe por cima os brotos de feijão, o grapefruit e o abacate. Para fazer o molho, bata o vinagre, o azeite e o açúcar, tempere a gosto e regue a salada. Coloque os espetos por cima e sirva.

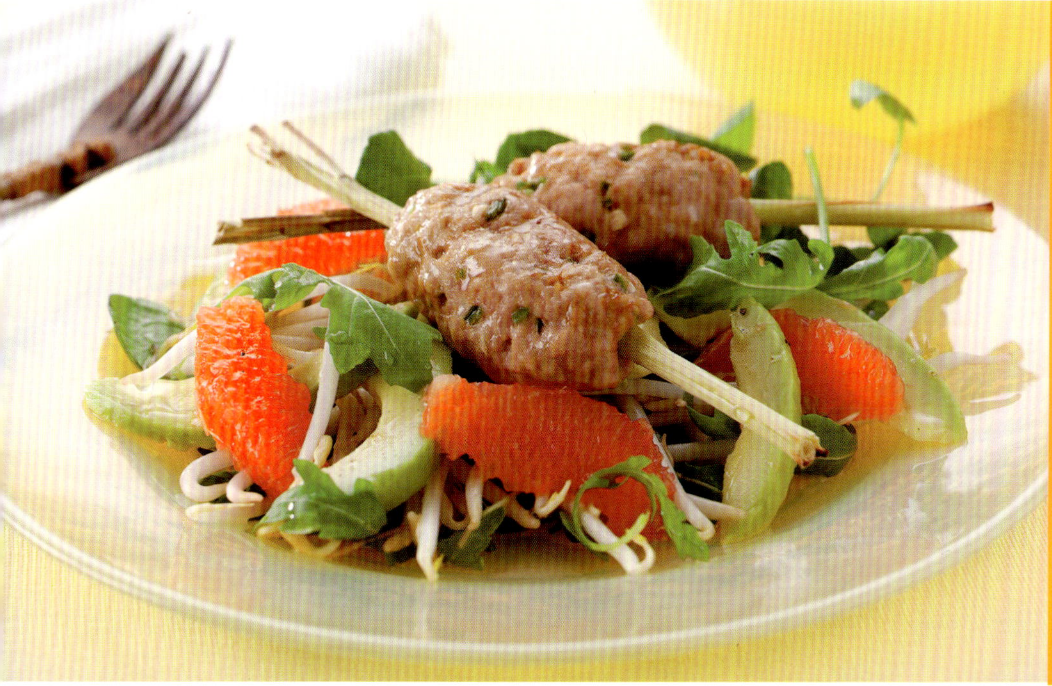

WRAPS DE CARNE COM ABACATE RENDIMENTO: 4 PORÇÕES

1 colher (sopa) de azeite
2 dentes de alho amassados
225 g de carne moída
320 g de tomate sem pele picado
1 colher (sopa) de purê de tomate
1 colher (chá) de cominho em pó
uma pitada de pimenta seca
4 colheres (sopa) bem cheias de feijão cozido
2 abacates
4 pães-folha
folhas de coentro
sal e pimenta-do-reino moída na hora

ACOMPANHAMENTO

4 colheres (sopa) de creme azedo (creme de leite fresco com gotas de limão)
4 pratos pequenos de salada

Aqueça o azeite numa frigideira grande e frite o alho por 1 minuto. Adicione a carne e refogue, até dourar por igual. Junte os tomates, o purê de tomate, as especiarias e o feijão e tempere com sal e pimenta-do-reino. Refogue por 15-20 minutos, mexendo de vez em quando; prove o tempero. Pouco antes de a carne estar pronta, corte o abacate em cubinhos. Enrole os pães em formato de cones e encha-os com um pouco de carne picante. Cubra com o abacate e o coentro e sirva com o creme azedo e os pratinhos de salada ao lado.

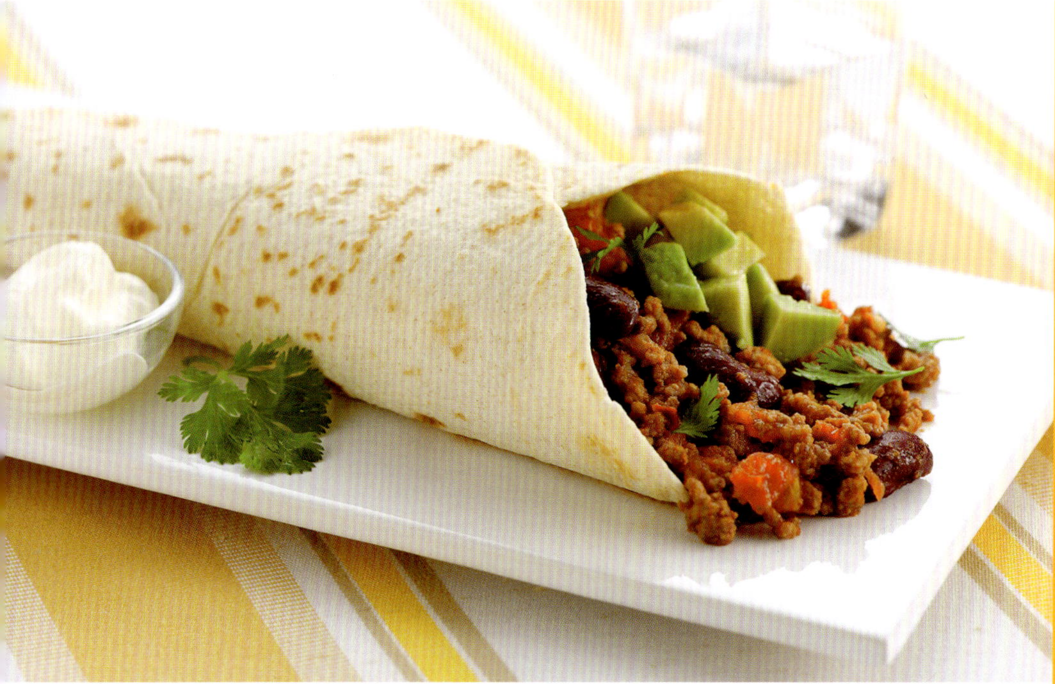

SANDUÍCHE DE PASTRAMI RENDIMENTO: 2 PORÇÕES

¼-½ colher (chá) de mostarda de Dijon
4 fatias de pão de centeio

4 fatias finas de pastrami
4 fatias de queijo suíço
picles de pepino para acompanhar

SALADA DE REPOLHO CRU (COLESLAW)
160 g de repolho branco rasgado
2 cenouras raladas
2 colheres (sopa) bem cheias de uvas-passas

3 colheres (sopa) de maionese
2 colheres (sopa) de iogurte bio desnatado
pimenta-do-reino moída na hora

Para fazer a salada, misture o repolho, as cenouras e as uvas-passas numa tigela. Acrescente a maionese e o iogurte e envolva-os nos legumes. Tempere com pimenta-do-reino e reserve. Espalhe uma fina camada de mostarda sobre 2 fatias de pão e cubra cada uma com 2 fatias de pastrami e 2 de queijo suíço. Cubra cada sanduíche com uma segunda fatia de pão de centeio e sirva com picles de pepino.

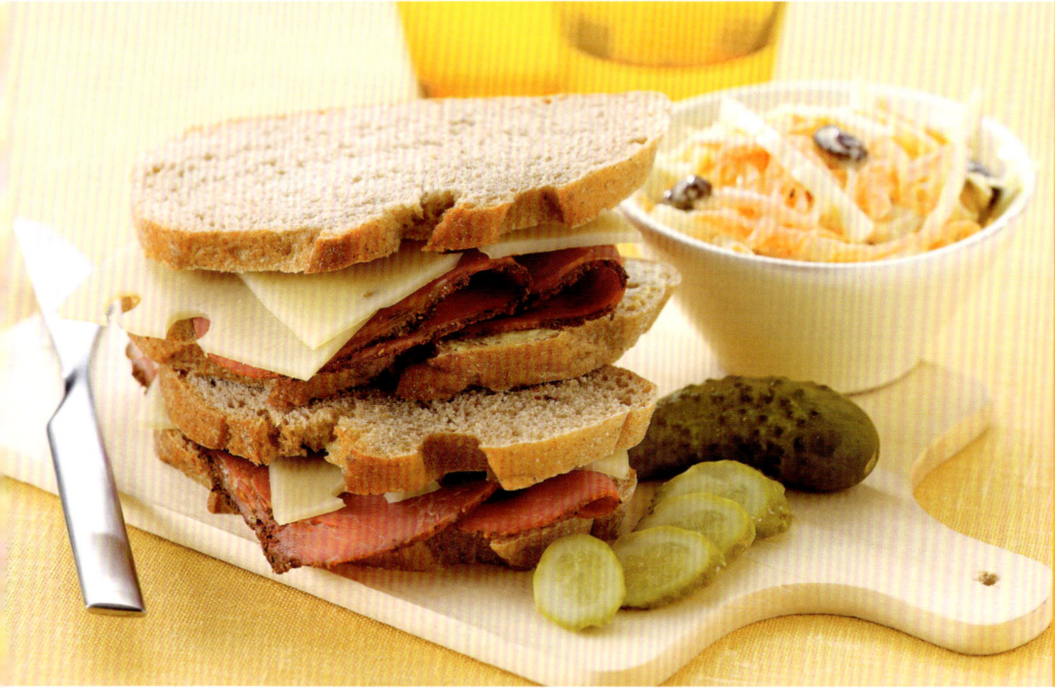

TABULE COM TRUTA DEFUMADA RENDIMENTO: 4 PORÇÕES

320 g de abóbora cortada em pedaços
3 colheres (sopa) de azeite
200 g de trigo para quibe
320 g de tomates-cereja cortados ao meio
320 g de pepino cortado em cubinhos
salsinha picada
hortelã picada
suco de 1 limão
175 g de filés de truta defumada em pedaços
sal e pimenta-do-reino moída na hora

Preaqueça o forno a 200°C. Coloque a abóbora na assadeira, regue com 1 colher (sopa) de azeite, tempere com sal e pimenta-do-reino e misture bem. Asse no forno por cerca de 25 minutos, até amolecer. Enquanto isso, coloque o trigo para quibe numa tigela, tempere com sal e despeje água fervente até cobri-lo. Deixe de molho por 20 minutos até amolecer e escorra. Junte os tomates, o pepino e as ervas, regue com o suco de limão e o azeite restante, tempere a gosto com pimenta, misture com cuidado a abóbora e a truta defumada, prove o tempero e sirva.

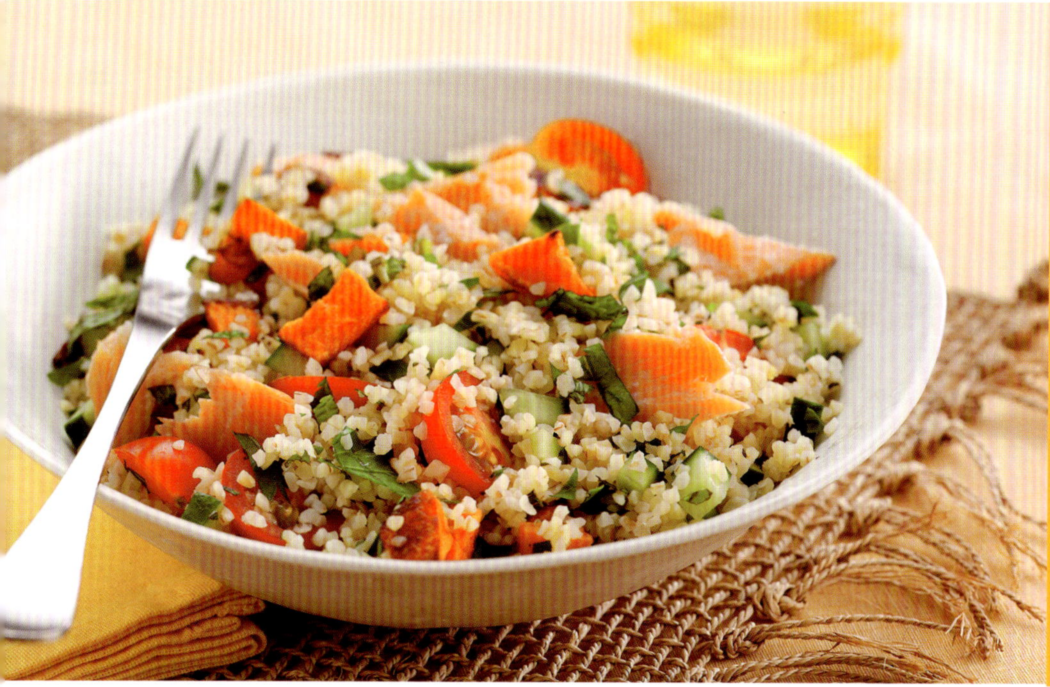

refeição leve

ESPETINHOS DE SALMÃO COM TOMATE RENDIMENTO: 4 PORÇÕES

320 g de tomates-cereja
4 filés de salmão
1 colher (chá) de gengibre ralado
raspas e suco de ½ limão
1 colher (sopa) de azeite
sal e pimenta-do-reino moída na hora

MOLHO

2 ½ colheres (chá) de vinagre de vinho tinto
2 colheres (sopa) de azeite
uma pitada de açúcar
1 colher (chá) de hortelã picada

SALADA

4 pêssegos
320 g de pepino fatiado no comprimento

Deixe 8 espetos de bambu de molho na água por 20 minutos. Enfie os tomates e o salmão em cubos nos espetos. Bata o gengibre, as raspas, o suco de limão e o azeite com sal e pimenta. Borrife a mistura sobre os espetos virando-os para cobri-los bem. Preaqueça o forno e asse por cerca de 10 minutos, virando de vez em quando, até que o salmão esteja assado. Enquanto isso, para fazer o molho, bata o vinagre, o azeite, o açúcar e a hortelã com sal e pimenta-do-reino a gosto. Para fazer a salada, coloque os pêssegos numa tigela, cubra com água fervente e deixe por 30 segundos. Escorra e retire cuidadosamente a pele. Corte o miolo em fatias grossas e misture com o pepino. Regue com o molho, misture bem e sirva com os espetinhos.

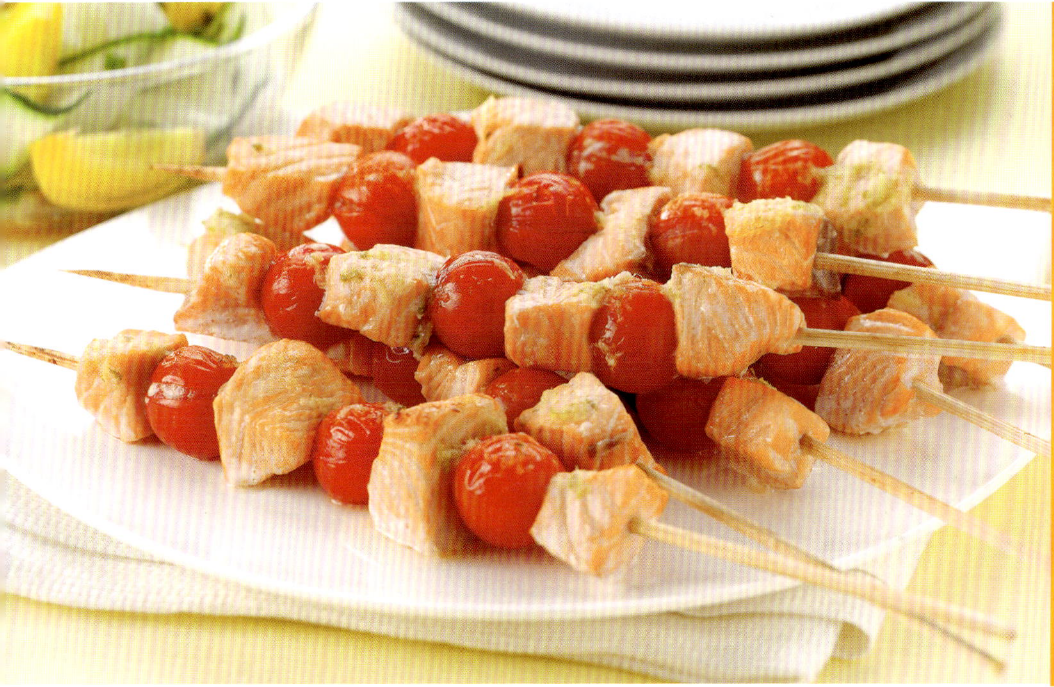

refeição leve

SALADA DE MACARRÃO COM FRANGO RENDIMENTO: 4 PORÇÕES

320 g de cebola roxa em fatias grossas
1 colher (sopa) de azeite
280 g de rigatoni
320 g de rúcula
320 g de tomates em pedacinhos
2 peitos de frango grelhados em pedacinhos
sal e pimenta-do-reino moída na hora

MOLHO
1 ½ colher (sopa) de vinagre balsâmico
2 colheres (sopa) de azeite
1 colher (chá) de mostarda em grão

Preaqueça o forno a 190°C. Coloque as fatias de cebola na assadeira, regue com o azeite, tempere com sal e pimenta e asse no forno por cerca de 15 minutos, até ficarem tenras. Enquanto isso, cozinhe os rigatoni em água fervente salgada, de acordo com as instruções da embalagem. Escorra bem. Para fazer o molho, bata o vinagre, o azeite e a mostarda. Misture com a massa quente e acrescente a rúcula. Em seguida espalhe as cebolas, os tomates e o frango. Tempere com pimenta, misture levemente e sirva imediatamente.

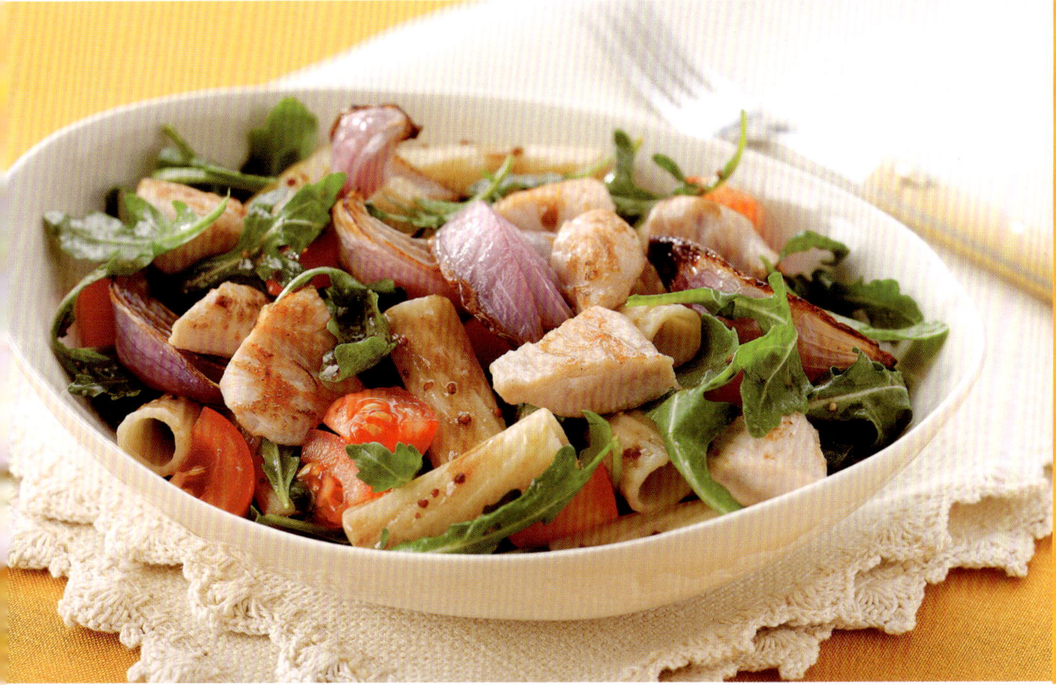

refeição leve

FUSILLI COM QUEIJO E HORTALIÇAS RENDIMENTO: 4 PORÇÕES

320 g de abobrinhas cortadas em cubos
2 pimentões vermelhos cortados em pedaços
320 g de abóbora cortada em cubos
1 dente de alho em lascas
1 colher (sopa) de azeite
250 g de fusilli
150 g de queijo de minas amassado
sal e pimenta-do-reino moída na hora
1 colher (chá) de hortelã picada

Preaqueça o forno a 200°C. Coloque as abobrinhas, os pimentões e a abóbora na assadeira e espalhe o alho por cima. Regue com o azeite, tempere com sal e pimenta e mexa bem. Asse no forno por cerca de 25 minutos, até os legumes amolecerem, mexendo uma ou duas vezes. Cerca de 10 minutos antes de terminar o cozimento, prepare o fusilli em água fervente salgada, de acordo com as instruções da embalagem. Escorra bem, salteie as hortaliças e misture o queijo de minas. Tempere com mais pimenta e sirva imediatamente, com a hortelã picada por cima.

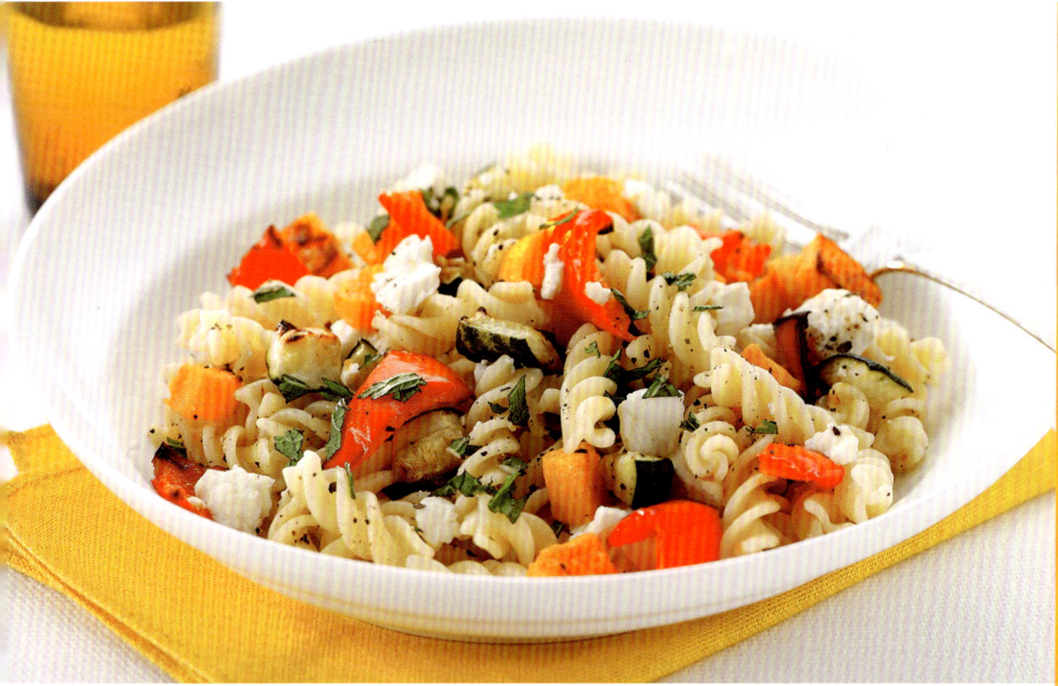

refeição leve

SALADA DE RÚCULA COM FIGOS RENDIMENTO: 4 PORÇÕES

320 g de cebola roxa em fatias grossas
1 ½ colher (sopa) de azeite

320 g de rúcula
320 g de figos cortados em fatias grossas
8 fatias de baguete

150 g de queijo de cabra fatiado
sal e pimenta-do-reino moída na hora

MOLHO
1 colher (sopa) de vinagre balsâmico
1 ½ colher (sopa) de azeite

Preaqueça o forno a 200°C. Coloque as cebolas na assadeira, regue com o azeite, tempere com sal e pimenta-do-reino e asse no forno por cerca de 15 minutos, até ficarem tenras. Disponha a rúcula em 4 pratos e espalhe as fatias de figo por cima. Para fazer o molho, bata o vinagre e o azeite com sal e pimenta a gosto. Preaqueça o forno e toste as fatias de pão até dourarem. Vire-as, cubra com as fatias de queijo e grelhe, até ficarem douradas e borbulhantes. Espalhe as cebolas tostadas sobre a salada, tempere com o molho, coloque as torradas por cima e sirva.

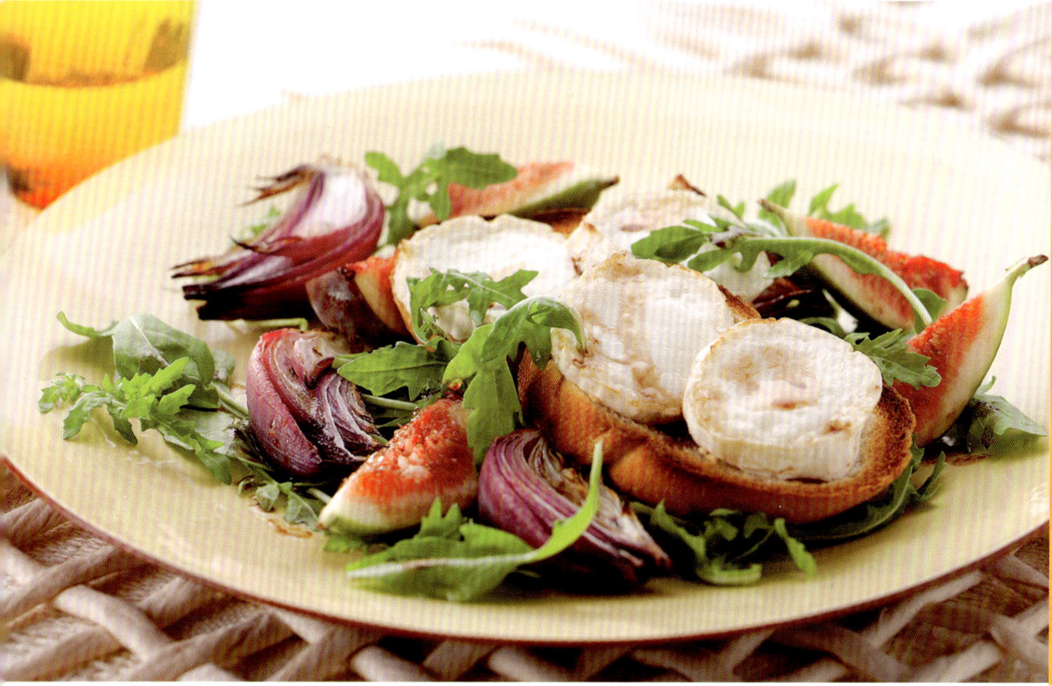

SALADA COM MUSSARELA GRELHADA

RENDIMENTO: 4 PORÇÕES

4 laranjas
320 g de beterraba cozida fatiada
320 g de cebola roxa em fatias finas
1 colher (sopa) de dill picado
250 g de mussarela cortada em fatias de 1 cm

MOLHO

2 ½ colheres (chá) de vinagre de vinho tinto
2 colheres (sopa) de azeite
1 colher (chá) de mostarda de Dijon
uma boa pitada de açúcar
pimenta-do-reino moída na hora

Corte a membrana que envolve os gomos da laranja, retire o miolo e reserve o suco. Para fazer o molho, bata o vinagre, o azeite, a mostarda e o açúcar e tempere com pimenta. Coloque os gomos da laranja, a beterraba e a cebola numa tigela e misture. Salpique por cima o dill e espalhe o suco reservado e o molho. Misture bem e deixe descansar por cerca de 30 minutos ou mais, para que os sabores se fundam. Preaqueça o forno e asse as fatias de queijo por 4 minutos de cada lado, até dourarem. Sirva acompanhando a salada.

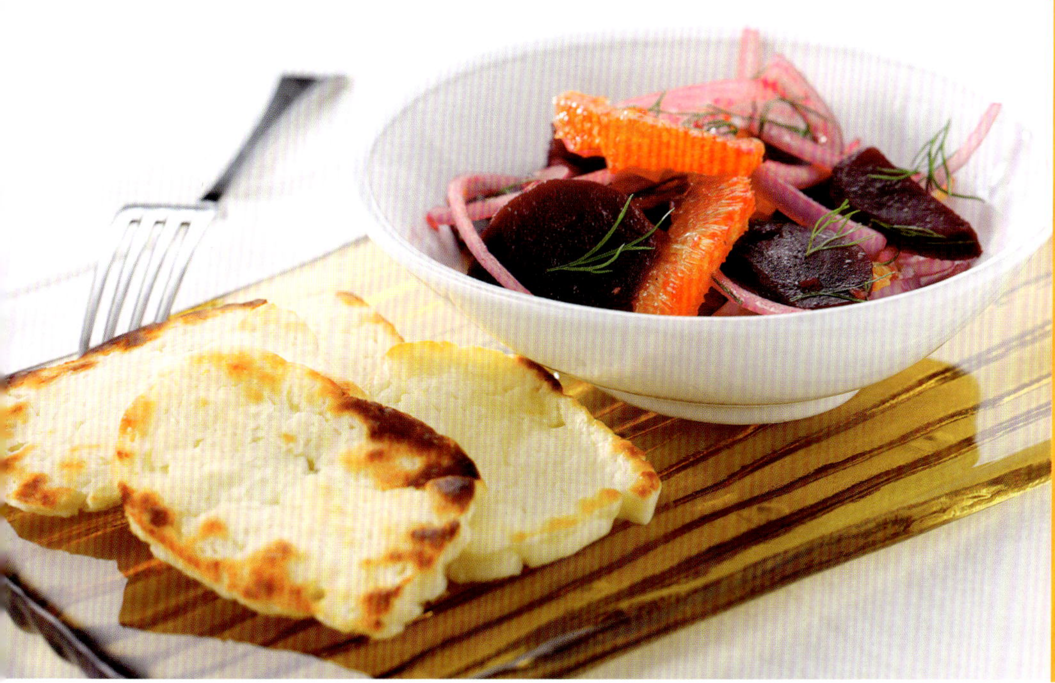

WRAPS DE FEIJÃO COM ERVAS RENDIMENTO: 4 PORÇÕES

2 pimentões vermelhos em pedaços
320 g de cebola roxa em fatias grossas
1 ½ colher (sopa) de azeite
1 colher (sopa) de vinagre balsâmico
400 g de feijão cozido e drenado
4 pães-folha
sal e pimenta-do-reino moída na hora

MOLHO DE ERVAS

dois punhados de folhas de manjericão
1 colher (sopa) de vinagre balsâmico
½ colher (chá) de mostarda de Dijon
½ dente de alho amassado
1 colher (sopa) de alcaparras lavadas
3 colheres (sopa) de azeite

Preaqueça o forno a 190°C. Coloque os pimentões e as cebolas na assadeira, regue com o azeite e o vinagre e tempere com sal e pimenta. Asse no forno por cerca de 15 minutos, até ficarem tenros, virando uma ou duas vezes. Tire do forno e misture o feijão. Para fazer o molho de ervas, bata o manjericão, o vinagre, a mostarda, o alho, as alcaparras e o azeite no liquidificador, com pimenta, até obter um purê. Com uma colher, coloque ¼ dos legumes assados no centro de cada tortilha e acrescente um pouco de molho de ervas por cima. Dobre uma das pontas e enrole cada fatia de pão com delicadeza, até formar o wrap. Sirva.

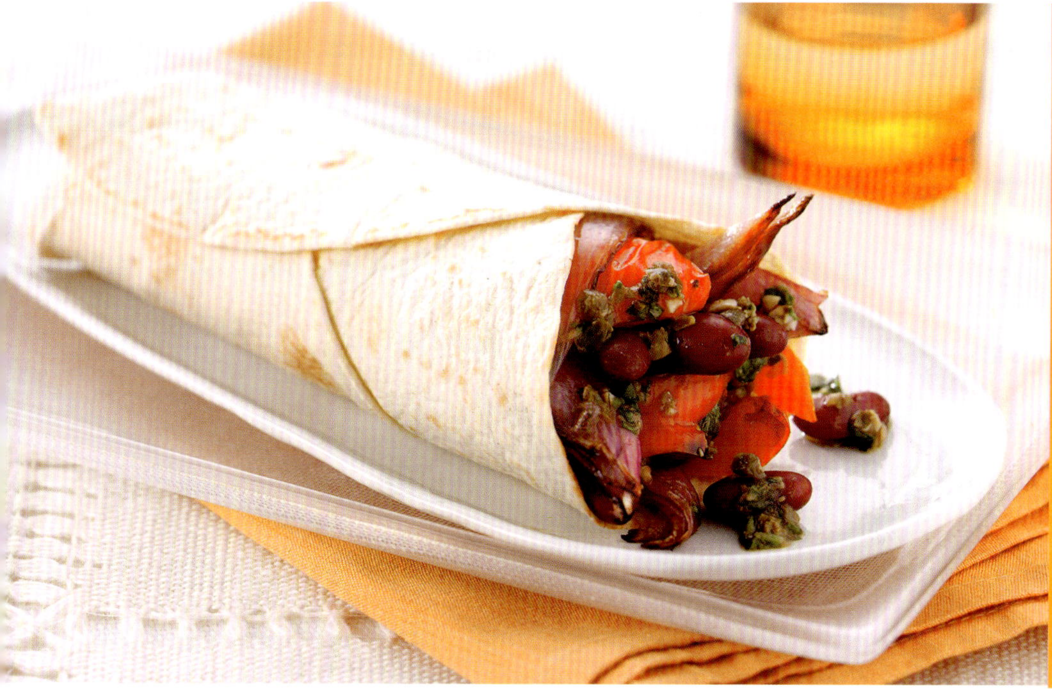

refeição leve

FRANGO ASSADO COM VINHO RENDIMENTO: 4 PORÇÕES

2 pimentões amarelos cortados em pedaços grandes
320 g de cebola roxa em fatias largas
2 dentes de alho cortados em fatias finas
2 colheres (sopa) de azeite
4 peitos de frango desossados e sem pele
320 g de tomates sem pele picados
60 ml de vinho tinto
sal e pimenta-do-reino moída na hora
batata amassada ou arroz para acompanhar

Preaqueça o forno a 200°C. Coloque os pimentões e as cebolas na assadeira grande e espalhe o alho por cima. Tempere com sal e pimenta, regue com azeite e misture bem. Acomode os peitos de frango entre as hortaliças, cubra-os com os tomates e regue com o vinho. Asse no forno por 20 minutos, até o frango ficar bem cozido, regando com o suco do cozimento algumas vezes. Sirva com batata amassada ou arroz.

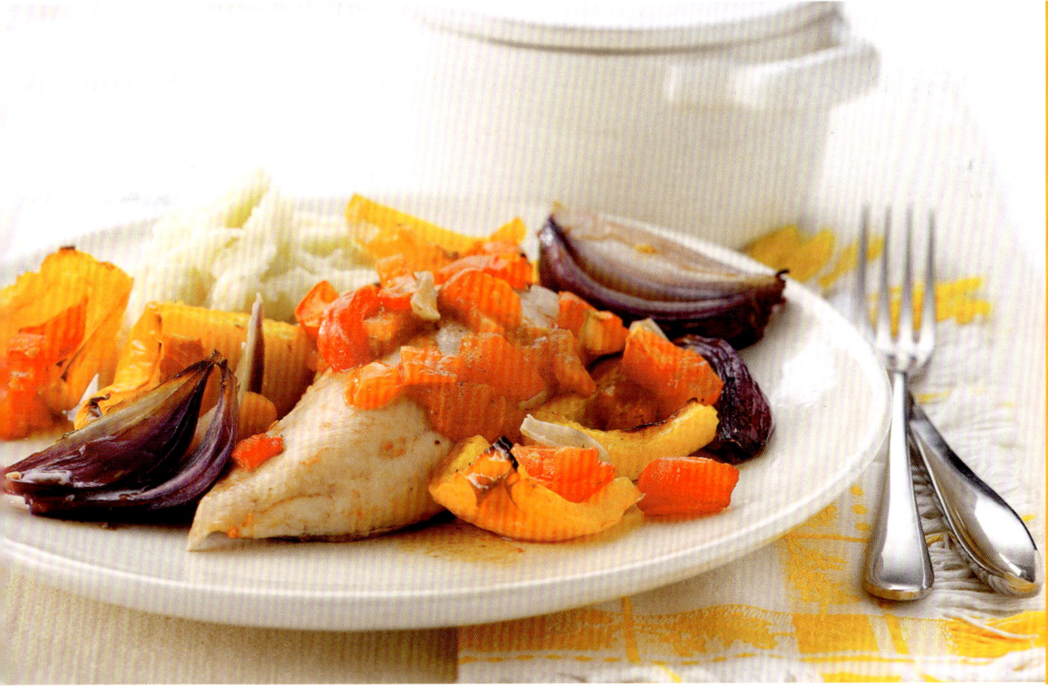

prato principal

FRANGO À TAILANDESA RENDIMENTO: 4 PORÇÕES

- 2 cebolas redondinhas bem picadas
- 2 colheres (sopa) de óleo de girassol
- 2 dentes de alho amassados
- 2 colheres (chá) de gengibre ralado
- 2 colheres (chá) de pasta de curry verde tailandês
- 2 pimentas verdes sem sementes bem picadas
- 400 ml de leite de coco
- 400 ml de caldo de frango
- 3 peitos de frango desossados e sem pele em pedacinhos
- 320 g de cenouras cortadas na diagonal
- 2 pimentões verdes em tiras
- 320 g de repolho rasgado
- suco de 1 limão
- 1 colher (chá) de açúcar mascavo
- 1-2 colheres (chá) de molho de peixe
- folhas de coentro picadas
- arroz para acompanhar

Refogue as cebolas no óleo por 1 minuto. Junte o alho, o gengibre, a pasta de curry e as pimentas verdes e refogue por mais 1 minuto. Despeje o leite de coco e o caldo de frango e ferva. Diminua o fogo e cozinhe por 10 minutos. Junte o frango e deixe por mais 5 minutos. Acrescente as cenouras, os pimentões e o repolho e cozinhe por cerca de 3 minutos, até que as hortaliças estejam tenras porém crocantes e o frango inteiramente cozido. Misture o suco de limão, o açúcar e o molho de peixe a gosto, salpique folhas de coentro e sirva com arroz.

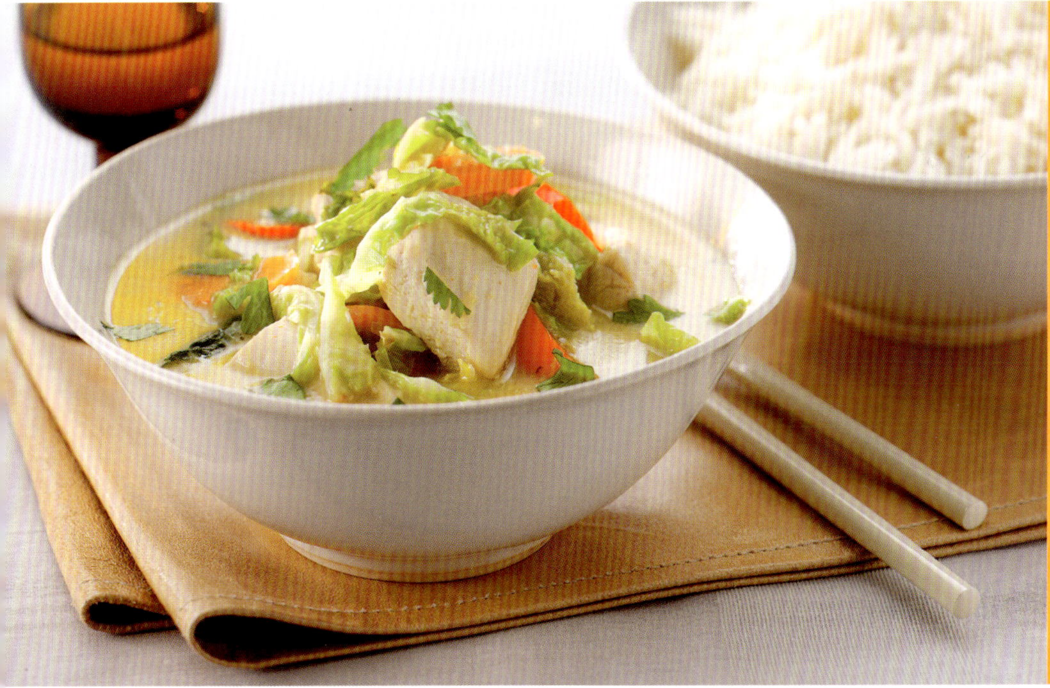

PÃES SÍRIOS COM MOLHO ESPECIAL RENDIMENTO: 4 PORÇÕES

500 g de carne magra moída
½ cebola roxa ralada
1 dente de alho amassado
1 colher (chá) de cominho em pó
1 colher (chá) de páprica
2 colheres (sopa) de folhas de hortelã picadas
azeite para fritar
sal e pimenta-do-reino moída na hora
pães sírios para servir

MOLHO
320 g de tomates sem sementes em cubinhos
2 pimentas verdes sem sementes picadas
2 pimentões amarelos em cubinhos
2 abacates em cubinhos
salsinha picada
2 colheres (sopa) de hortelã picada
1 colher (sopa) de azeite
suco de 1 limão

Misture a carne, a cebola, o alho, o cominho, a páprica e a hortelã com sal e pimenta. Modele 8 hambúrgueres e leve à geladeira por cerca de 30 minutos. Para fazer o molho, misture os tomates, as pimentas verdes, os pimentões, os abacates, a salsinha e a hortelã e regue com o azeite. Tempere com sal e esprema por cima o suco de limão. Frite os hambúrgueres no azeite por cerca de 5 minutos de cada lado, até estarem bem cozidos. Sirva nos pães sírios com o molho.

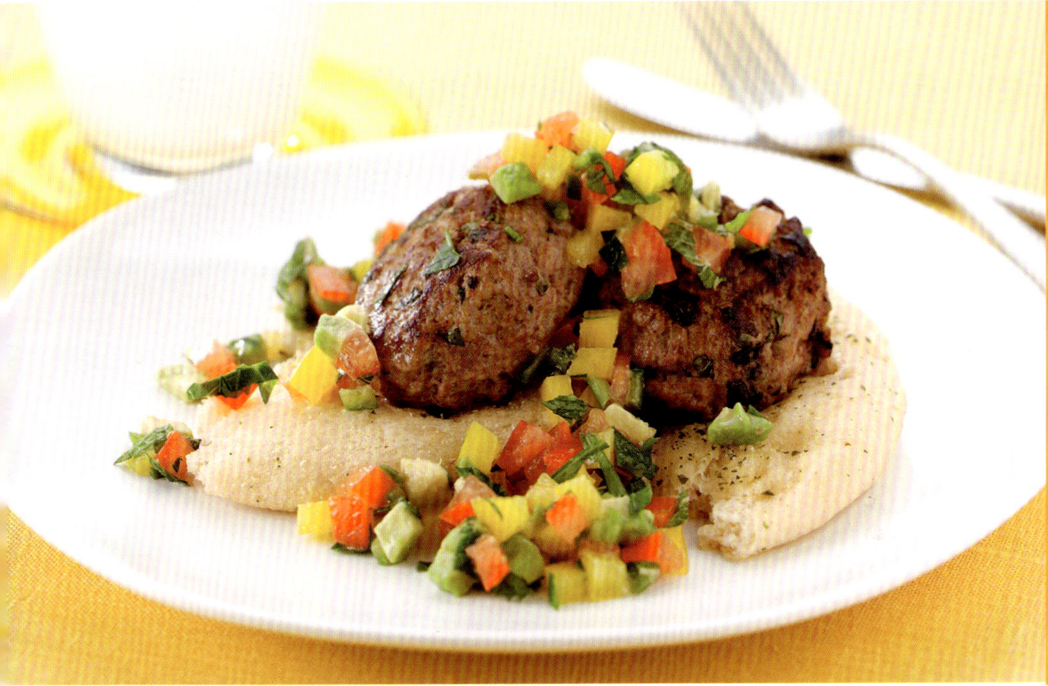

prato principal

ESCONDIDINHO RENDIMENTO: 4 PORÇÕES

3 dentes de alho amassados
2 colheres (sopa) de azeite
450 g de carne magra moída
2 pimentões vermelhos em cubinhos
320 g de cogumelos picados
320 g de tomates sem pele picados
1 colher (sopa) de purê de tomate
100 ml de caldo de carne
1 colher (chá) de orégano seco
750 g de batatas em pedaços grandes
40 g de manteiga
4 colheres (sopa) de leite
sal e pimenta-do-reino moída na hora

Preaqueça o forno a 220°C. Refogue o alho no azeite por cerca de 1 minuto, junte a carne moída e doure-a por igual. Adicione os pimentões, os cogumelos, os tomates, o purê de tomate, o caldo de carne, o orégano e deixe ferver. Abaixe o fogo e cozinhe por cerca de 15 minutos, mexendo de vez em quando, até engrossar. Enquanto isso, cozinhe as batatas em água fervente salgada por cerca de 10 minutos, até amolecerem, escorra e deixe o vapor dissipar. Amasse-as bem com a manteiga e o leite e tempere com sal e pimenta a gosto. Com uma colher, disponha a mistura na assadeira, coloque o purê por cima e asse por cerca de 15 minutos, até dourar.

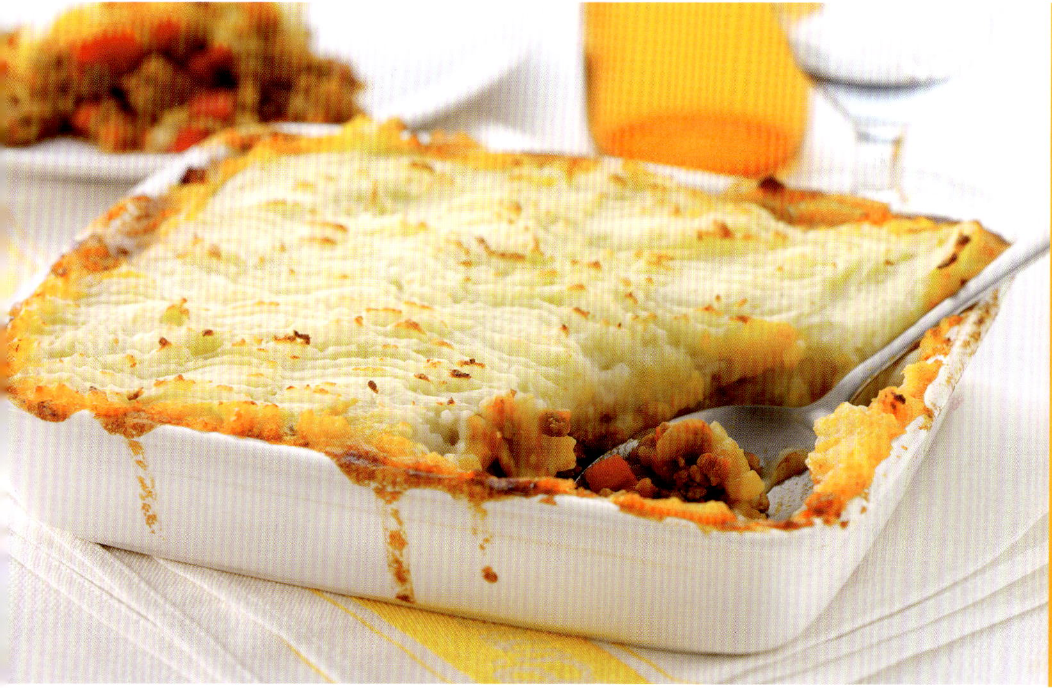

LINGUIÇAS COM PURÊ DE AIPO E CENOURA

RENDIMENTO: 4 PORÇÕES

320 g de cenouras em rodelas finas
320 g de aipo cortado em cubinhos
350 g de batatas em cubinhos
40 g de manteiga
8-12 linguiças de porco
sal

MOLHO
320 g de cebolas em rodelas
3 colheres (sopa) de azeite
400 ml de caldo de legumes ou de galinha
½-1 colher (chá) de shoyu
pimenta-do-reino moída na hora

Para fazer o molho, frite as cebolas no azeite por cerca de 15 minutos, mexendo até ficarem macias e douradas. Transfira para o liquidificador ou processador, junte o caldo de legumes e bata até dissolver. Leve de volta à panela, misture o shoyu e a pimenta a gosto e mantenha aquecido. Enquanto isso, coloque as cenouras, o aipo e as batatas numa panela grande com 3 colheres (sopa) de água. Tempere com sal, tampe e cozinhe em fogo baixo por cerca de 15 minutos, até ficarem tenros, agitando a panela frequentemente. Junte a manteiga e amasse os legumes até dissolverem. Tempere a gosto com sal e pimenta. Enquanto os legumes cozinham, preaqueça o forno e grelhe as linguiças, até ficarem douradas e bem assadas, virando várias vezes. Sirva com o purê e o molho.

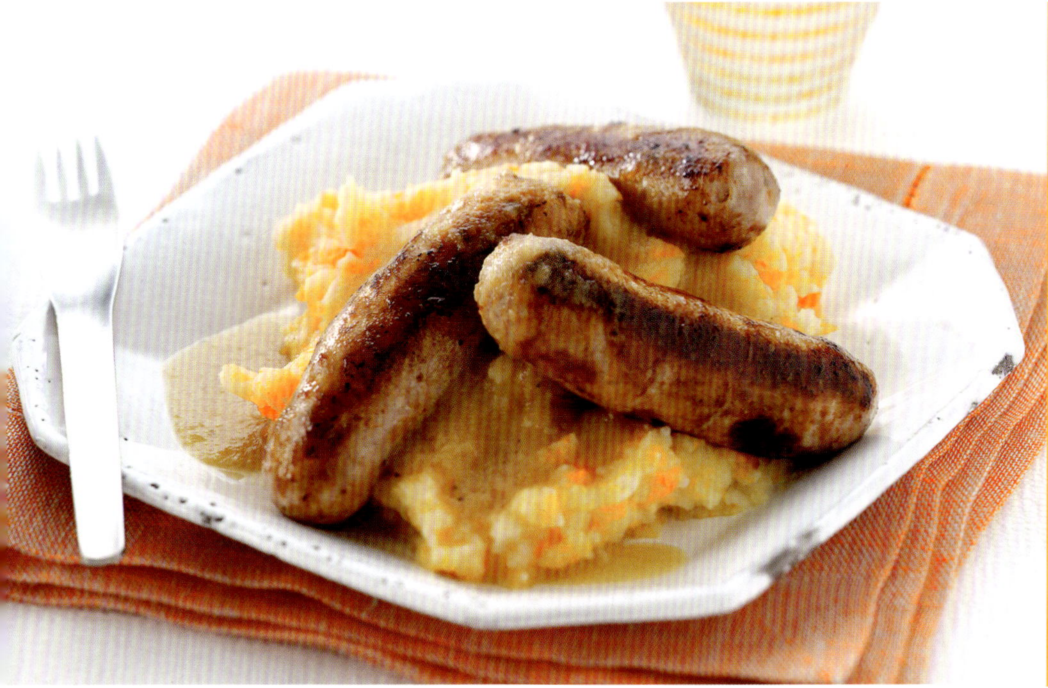

COSTELETAS DE PORCO COM MAÇÃ RENDIMENTO: 4 PORÇÕES

1 colher (chá) de cominho em pó
1 colher (chá) de canela em pó
1 colher (sopa) de shoyu
2 colheres (sopa) de mel
1 colher (sopa) de suco de limão
4 costeletas de porco
2 colheres (sopa) de óleo de girassol
1 colher (sopa) de vinagre balsâmico
320 g de cebolas roxas em fatias grossas
320 g de abóbora em pedaços grandes
320 g de maçãs em pedaços grandes
sal e pimenta-do-reino moída na hora

Misture o cominho, a canela, o shoyu, o mel, o suco de limão e um pouco de pimenta. Despeje a marinada sobre as costeletas e mexa para envolvê-las. Tampe e deixe marinar na geladeira no mínimo por 1 hora. Preaqueça o forno a 200°C. Bata o óleo e o vinagre. Coloque as cebolas, a abóbora e as maçãs na assadeira grande e tempere bem com sal e pimenta. Regue com a mistura de óleo e vinagre e revolva para cobrir bem. Asse por cerca de 30 minutos, até os legumes e as maçãs ficarem tenros. Cerca de 15 minutos antes do final do cozimento, coloque as costeletas e grelhe por cerca de 6 minutos de cada lado, ou até ficarem douradas. Sirva com os legumes e maçãs assados.

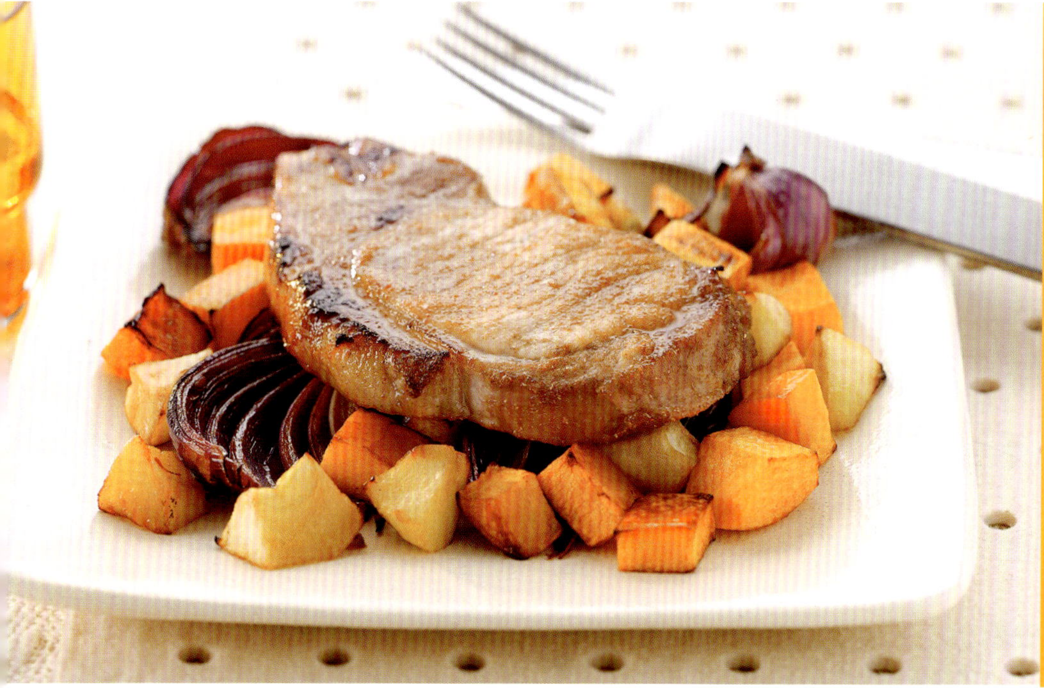

prato principal

CURRY DE CARNE COM ESPINAFRE

RENDIMENTO: 4 PORÇÕES

450 g de carne magra moída
1 colher (sopa) de óleo de girassol
320 g de cebolas picadas
3 dentes de alho amassados
2 pimentas verdes sem sementes e picadas
2 colheres (chá) de cominho em pó
1 colher (chá) de coentro em pó
1 colher (chá) de canela em pó
½ colher (chá) de cúrcuma
320 g de tomates sem pele picados
80 ml de caldo de carne
320 g de espinafre
pães sírios para acompanhar

Aqueça uma frigideira antiaderente e frite a carne sem óleo por cerca de 5 minutos. Transfira para uma travessa. Coloque o óleo na panela e frite as cebolas e o alho por cerca de 4 minutos. Junte as especiarias e frite por mais 2 minutos. Recoloque a carne na panela com os tomates e o caldo. Deixe ferver, tampe e refogue em fogo baixo por cerca de 30 minutos. Misture o espinafre e cozinhe por mais 2 minutos, até murchar. Sirva com pães sírios.

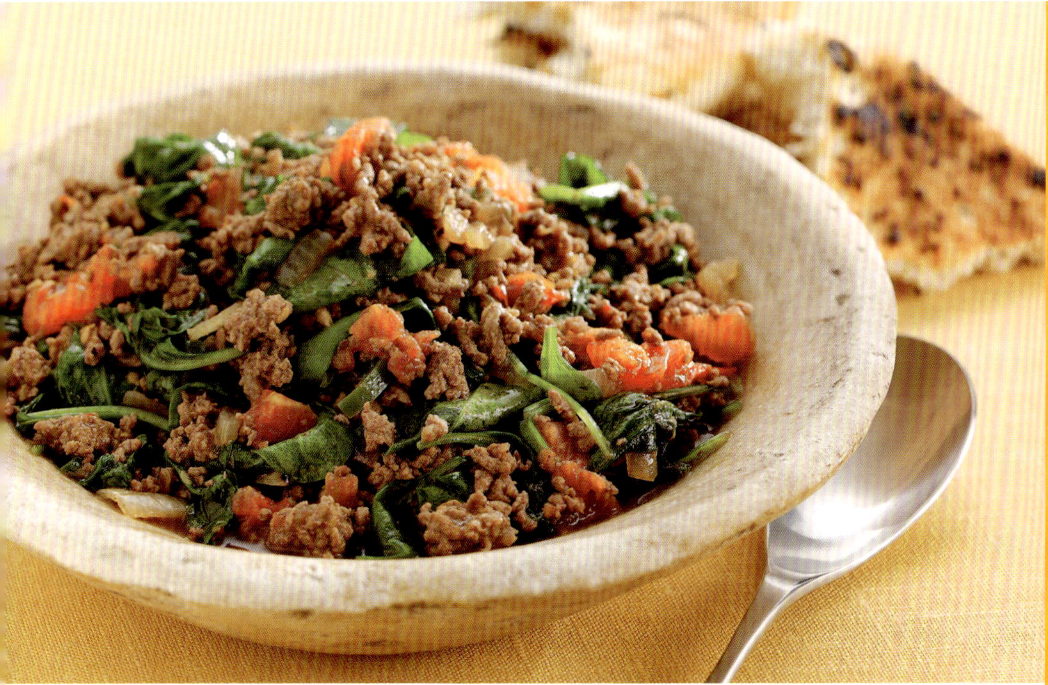

prato principal

ARROZ FRITO COM CARNE E HORTALIÇAS

RENDIMENTO: 4 PORÇÕES

2 colheres (sopa) de óleo de girassol
2 dentes de alho amassados
2 colheres (chá) de pasta de curry verde
200 g de carne magra em fatias finas
320 g de brócolis em buquês pequenos
2 pimentões vermelhos em tiras
250 g de arroz cozido
3 colheres (sopa) de shoyu
1 colher (chá) de açúcar mascavo
1 colher (sopa) de molho de peixe
320 g de brotos de feijão
folhas de coentro
pimenta-do-reino moída na hora

Aqueça o óleo numa wok e refogue o alho e a pasta de curry verde por cerca de 30 segundos. Junte a carne e refogue por cerca de 2 minutos, até ficar inteiramente cozida. Coloque o brócolis, os pimentões, o arroz, o shoyu, o açúcar e o molho de peixe e refogue por mais 2 minutos. Adicione os brotos de feijão e deixe por 1 minuto. Tempere com pimenta-do-reino, misture o coentro e sirva imediatamente.

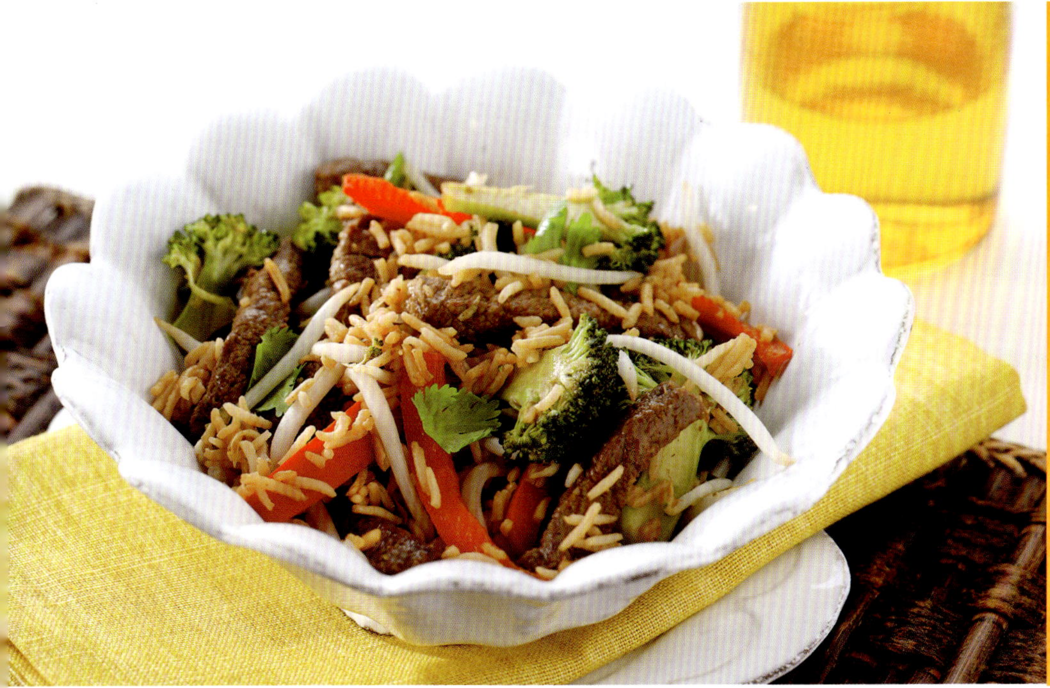

PAELLA DE FRUTOS DO MAR

RENDIMENTO: 4 PORÇÕES

2 colheres (sopa) de azeite
1 cebola bem picada
2 dentes de alho amassados
80 g de linguiça picada
320 g de tomates sem pele picados
80 ml de xerez
550 ml de caldo de galinha
uma pitada de filetes de açafrão
200 g de arroz para paella
320 g de abobrinhas em quartos fatiadas
320 g de ervilhas descongeladas
350 g de frutos do mar cozidos
salsinha picada
sal e pimenta-do-reino moída na hora
fatias largas de limão para acompanhar

Aqueça o azeite numa frigideira grande ou wok e refogue a cebola e o alho por 4 minutos. Junte a linguiça e frite por 3 minutos; adicione os tomates e refogue por 5 minutos. Misture o xerez, o caldo de galinha, o açafrão, o arroz, tempere bem com sal e pimenta e espalhe a mistura por igual sobre a panela. Ferva, abaixe o fogo e cozinhe por 10 minutos. Acrescente as abobrinhas e cozinhe por 15 minutos, mexendo de vez em quando. Junte as ervilhas e os frutos do mar e deixe mais 3 minutos, até aquecer tudo e o arroz amolecer. Tampe e deixe descansar por 5 minutos, salpique com salsinha e sirva com fatias de limão.

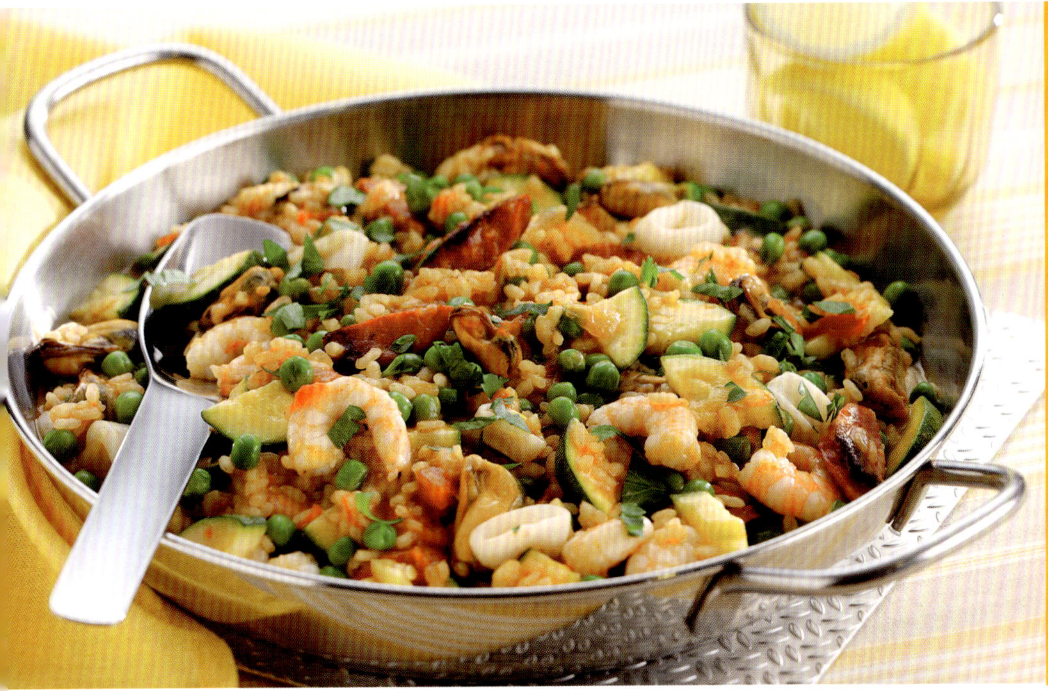

TRUTA ASSADA COM LENTILHAS RENDIMENTO: 4 PORÇÕES

200 g de lentilhas
4 colheres (sopa) de xerez
1 ramo de cebolinhas verdes em rodelas finas
3 colheres (sopa) de creme de leite
folhas de manjericão rasgadas
4 filés de truta ou de linguado
1 ½ dente de alho bem picado
azeite para regar
320 g de tomates-cereja
sal e pimenta-do-reino moída na hora
320 g de vagens cozidas no vapor para acompanhar

Cozinhe as lentilhas em água fervente por cerca de 30 minutos, até amolecerem. Escorra e recoloque na panela. Junte o xerez e as cebolinhas e refogue por cerca de 3 minutos. Misture o creme de leite e o manjericão e tempere a gosto. Cerca de 20 minutos antes de terminar o cozimento, preaqueça o forno a 220°C. Coloque o peixe na assadeira com a pele virada para cima, tempere, salpique metade do alho e regue com um pouco de azeite. Corte metade dos tomates ao meio e deixe os restantes inteiros. Disponha-os em volta do peixe e salpique o alho restante por cima. Tempere e regue com mais azeite. Asse por cerca de 12 minutos, até o peixe cozinhar por inteiro. Sirva com as lentilhas e as vagens.

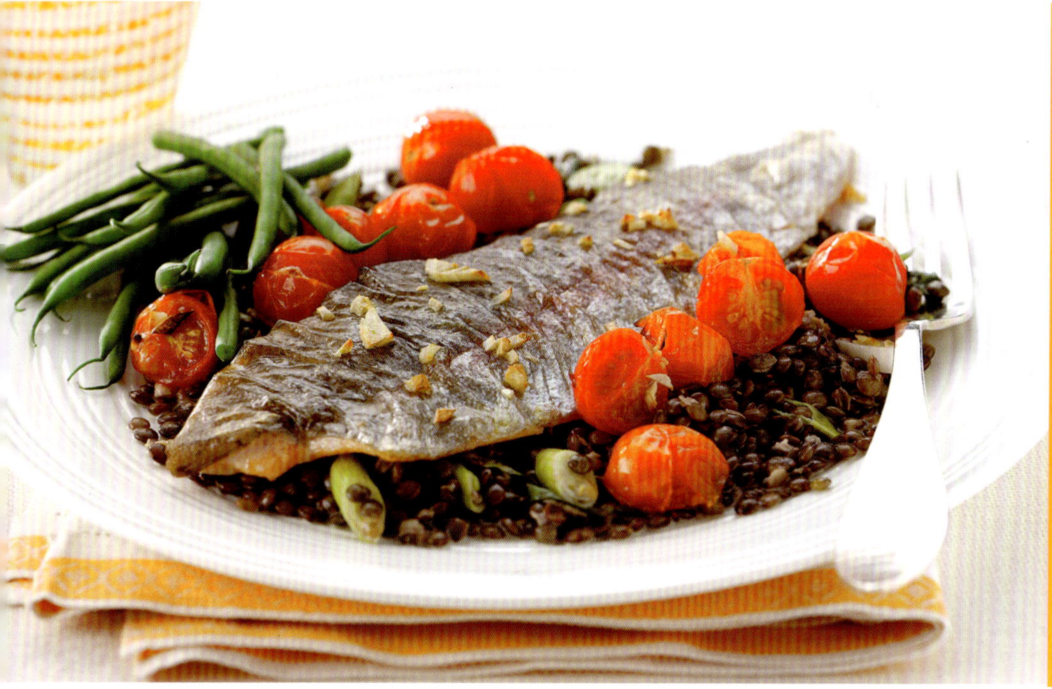

CONCHIGLIE COM FRUTOS DO MAR RENDIMENTO: 4 PORÇÕES

3 dentes de alho amassados
2 colheres (sopa) de azeite
320 g de aipo em cubinhos
320 g de cenouras em cubinhos
320 g de tomates sem pele picados
4 colheres (sopa) de vinho branco
uma pitada de pimenta seca
200 g de frutos do mar cozidos
350 g de macarrão conchiglie
sal

Refogue o alho no azeite por cerca de 4 minutos, junte o aipo e as cenouras e frite por cerca de 5 minutos, até ficarem tenros. Misture os tomates, o vinho e a pimenta seca e tempere com sal. Ferva, diminua o fogo e cozinhe por cerca de 5 minutos. Acerte o tempero, misture os frutos do mar e aqueça tudo. Enquanto isso, cozinhe o macarrão em água fervente salgada, de acordo com as instruções da embalagem. Escorra, misture o molho de frutos do mar e sirva imediatamente.

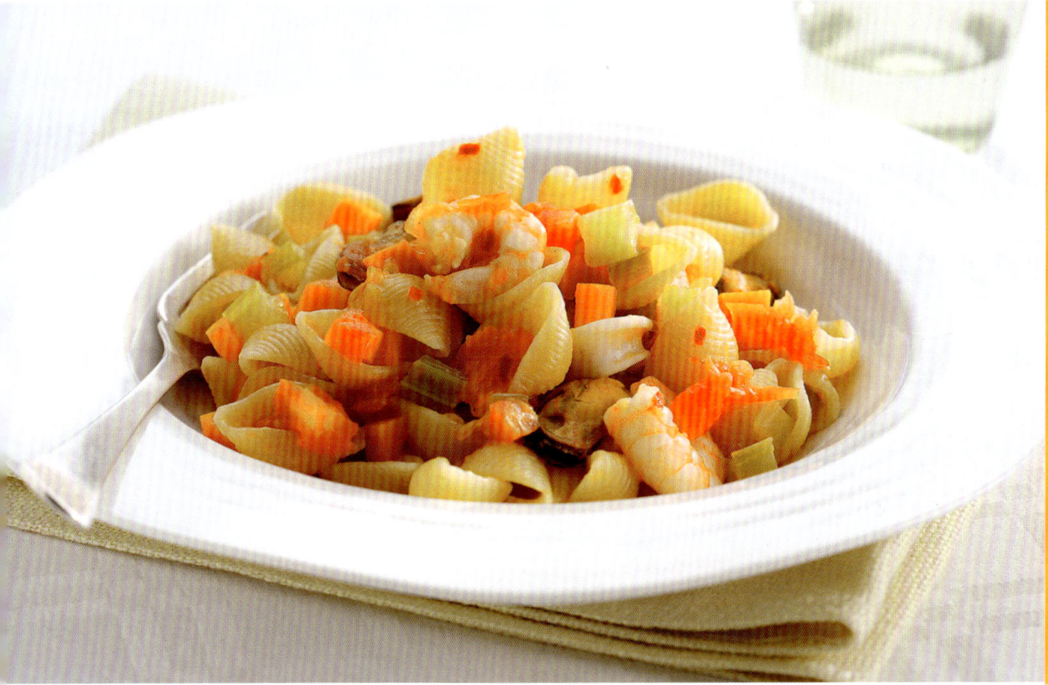

prato principal

CANELONES DE CARNE RENDIMENTO: 4 PORÇÕES

3 dentes de alho amassados
2 colheres (sopa) de azeite
320 g de cenouras em cubinhos
320 g de aipo em cubinhos
450 g de carne magra moída
320 g de tomates sem pele em cubinhos
2 receitas de molho branco (receita 103)
16 unidades de canelones
60 g de parmesão ralado na hora
sal e pimenta-do-reino moída na hora

Preaqueça o forno a 190°C. Refogue o alho no azeite por cerca de 1 minuto. Junte as cenouras e o aipo e cozinhe por 5 minutos, até amolecerem. Acrescente a carne moída e refogue por cerca de 10 minutos, mexendo. Adicione os tomates e cozinhe em fogo baixo por 10 minutos. Tempere a gosto com sal e pimenta. Espalhe um pouco de molho branco no fundo da assadeira. Recheie os canelones com a carne e disponha por cima, numa camada única. Despeje o molho restante, polvilhe o parmesão e asse por 35-40 minutos, até a massa amolecer. Deixe assentar por cerca de 10 minutos antes de servir.

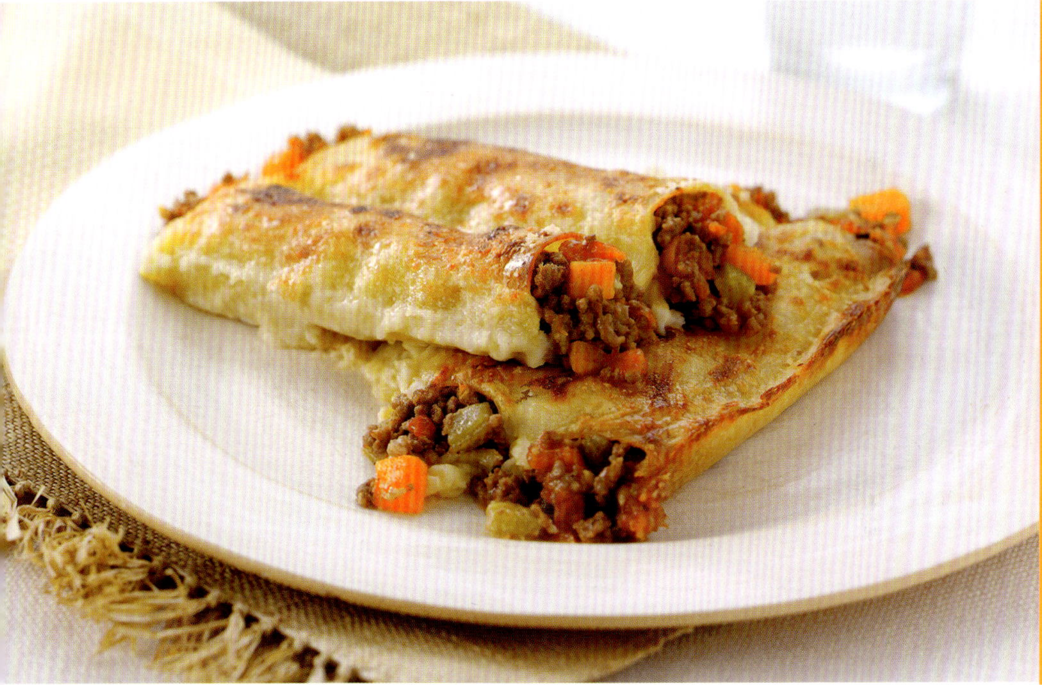

PIZZA DE ABOBRINHA GRELHADA RENDIMENTO: 4 PORÇÕES

2 dentes de alho picados
2 colheres (sopa) de azeite, mais um pouco para pincelar
2 pimentões vermelhos em tiras
320 g de tomates sem pele picados
folhas de manjericão rasgadas
320 g de abobrinhas em rodelas de 6 mm
2 discos de pizza pronta de 25 cm de diâmetro
200 g de mussarela fatiadas
sal e pimenta-do-reino moída na hora

Para fazer o molho, refogue o alho no azeite por cerca de 1 minuto, junte os pimentões e cozinhe em fogo baixo por 5 minutos. Acrescente os tomates, sal e pimenta e cozinhe por 25 minutos, mexendo de vez em quando, até engrossar. Tire do fogo, misture o manjericão e acerte o tempero. Enquanto isso, preaqueça o forno a 220°C. Pincele as rodelas de abobrinha dos dois lados com azeite e tempere com sal e pimenta; grelhe-as numa assadeira por 3 minutos de cada lado, até ficarem douradas e tenras. Espalhe o molho sobre os discos e disponha as abobrinhas e a mussarela por cima. Asse as pizzas por 15-20 minutos, até o queijo borbulhar e a crosta dourar.

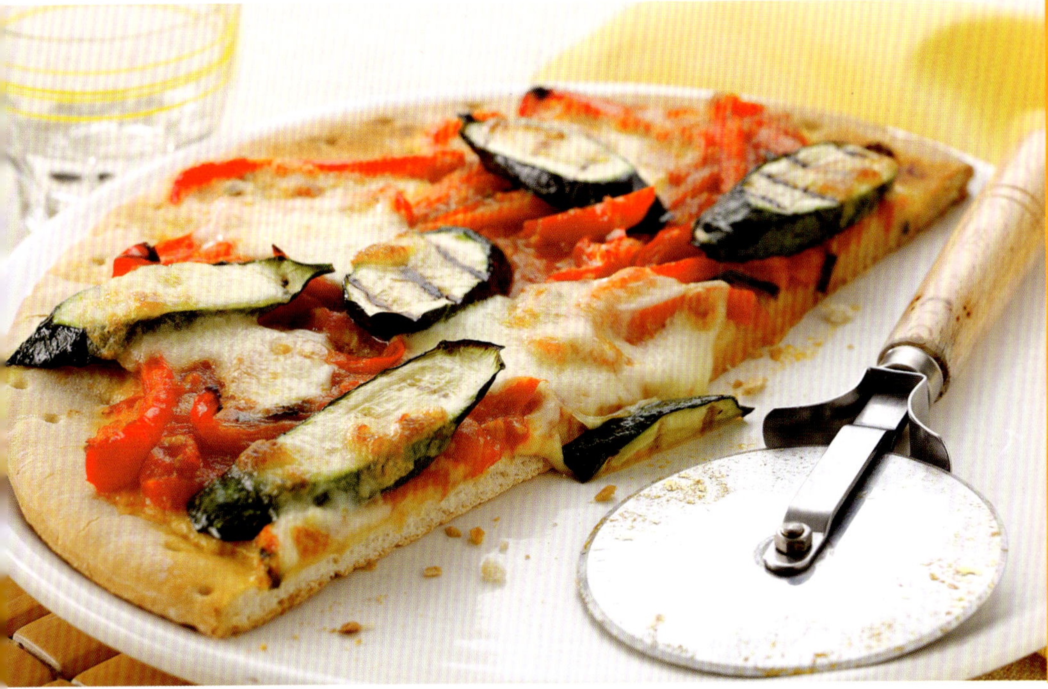

prato principal

BOLO DE ABOBRINHA RENDIMENTO: 4 PORÇÕES

100 g de cuscuz marroquino (sêmola de trigo)
3 ½ colheres (sopa) de azeite
4 dentes de alho amassados
320 g de abobrinhas raladas
320 g de cebolas roxas em fatias finas
100 g de queijo de cabra em cubinhos
dois punhados generosos de folhas de manjericão rasgadas
4 ovos batidos
320 g de tomates sem pele picados
sal e pimenta-do-reino

Preaqueça o forno a 190°C. Coloque o cuscuz marroquino numa tigela com ½ colher (chá) de azeite e tempere com sal. Despeje 125 ml de água fervente por cima, deixe descansar por 5 minutos e mexa. Aqueça 2 colheres (sopa) de azeite numa frigideira antiaderente de 23 cm de diâmetro que possa ir ao forno e refogue 2 dentes de alho por 1 minuto. Junte as abobrinhas e cozinhe em fogo baixo por 5 minutos. Tempere e misture as cebolas. Cozinhe por 2 minutos, adicione o cuscuz marroquino, o queijo e metade do manjericão. Tempere os ovos e despeje-os sobre a mistura. Asse por cerca de 20 minutos, até dourar. Enquanto isso, refogue o alho restante no azeite por 1 minuto e junte os tomates. Ferva em fogo baixo por cerca de 10 minutos. Bata com o manjericão restante no liquidificador até dissolver bem e tempere a gosto. Sirva fatias do bolo com o molho de tomate por cima.

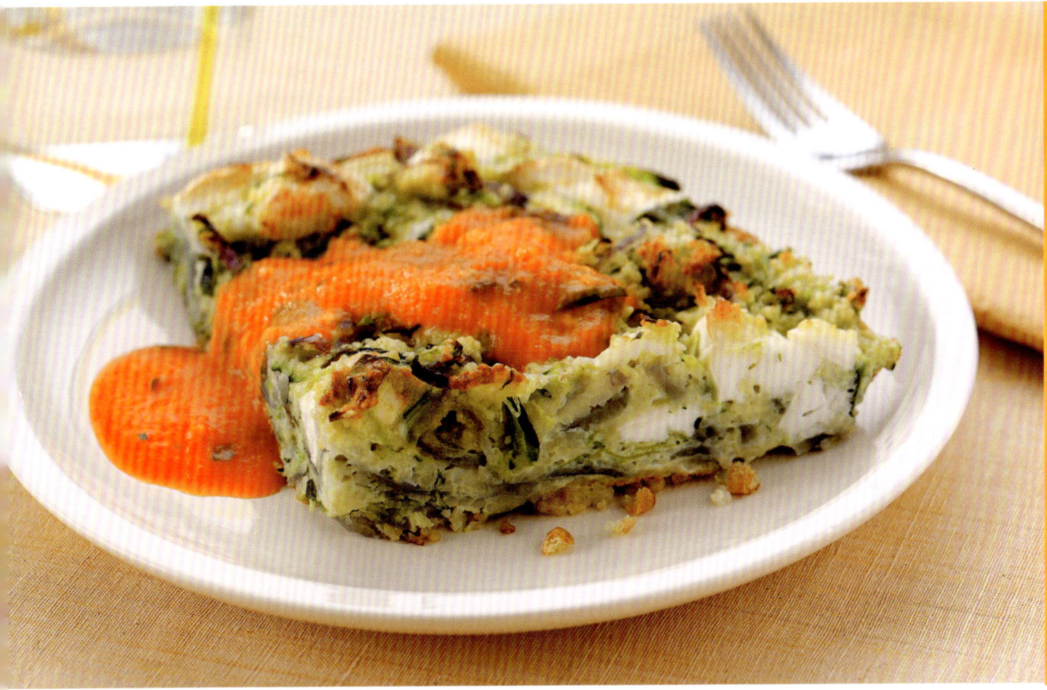

prato principal

FRITADA DE ESPINAFRE RENDIMENTO: 4 PORÇÕES

2 pimentões vermelhos em pedaços grandes
3 colheres (sopa) de azeite
uma pitada de pimenta seca
2 dentes de alho amassados
320 g de espinafre
sal
6 ovos
½ colher (chá) de orégano seco
4 pratos pequenos de salada para acompanhar

Preaqueça o forno a 200°C. Coloque os pimentões na assadeira grande e regue com 1 colher (sopa) de azeite. Tempere com sal, a pimenta seca e mexa bem. Asse por 20 minutos, até ficarem tenros. Aqueça o azeite restante numa frigideira de 23 cm de diâmetro que possa ir ao forno e refogue o alho por 1 minuto. Junte o espinafre e frite por 3-4 minutos, até ficar macio e murchar. Retire o excesso de água da panela e acrescente os pimentões. Bata os ovos com o orégano e sal, e despeje sobre as hortaliças, mexendo rapidamente, de modo que os ovos se espalhem entre elas. Cozinhe em fogo baixo por cerca de 10 minutos, empurrando a borda da fritada para longe da panela à medida que ela assenta e deixando o ovo não cozido escorrer por baixo. Preaqueça o forno. Quando a fritada estiver rígida mas ainda úmida por cima, coloque-a na assadeira e cozinhe por cerca de 5 minutos, até ficar firme e dourada. Sirva quente ou morna acompanhada de salada.

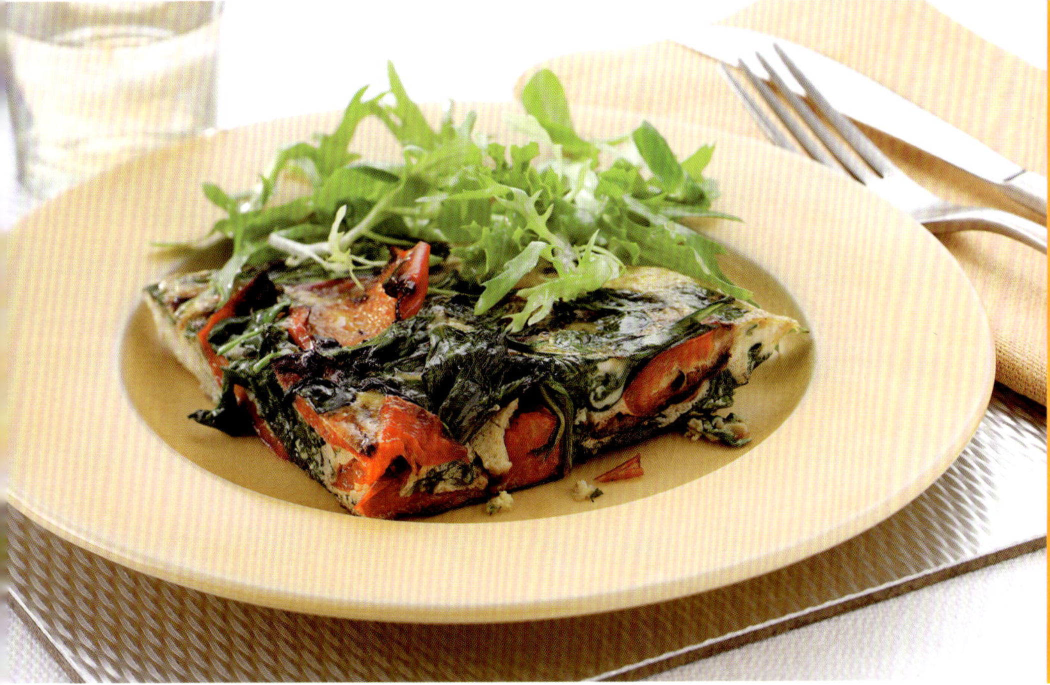

LENTILHAS AO CURRY E LEITE DE COCO RENDIMENTO: 4 PORÇÕES

3 dentes de alho amassados
320 g de cebola bem picadas
2 colheres (sopa) de óleo de girassol
½ colher (chá) de cúrcuma
½ colher (chá) de gengibre em pó
2 colheres (chá) de cominho em pó
3 pimentas-malaguetas sem sementes e picadas
280 g de lentilhas
400 ml de leite de coco
320 g de cenouras raladas
suco de 1 limão
sal e pimenta-do-reino moída na hora
coentro picado
arroz ou pães sírios para acompanhar

Refogue o alho e a cebola no azeite por 4 minutos, em seguida misture as especiarias e a pimenta-malagueta. Junte a lentilha, o leite de coco, as cenouras e 600 ml de água. Ferva, abaixe o fogo e cozinhe por 30 minutos, mexendo de vez em quando até a lentilha ficar tenra, e mais algumas vezes ao final do cozimento – ponha mais água, se preciso. Tempere com sal e pimenta e esprema o limão a gosto. Salpique coentro e sirva com arroz ou pães sírios.

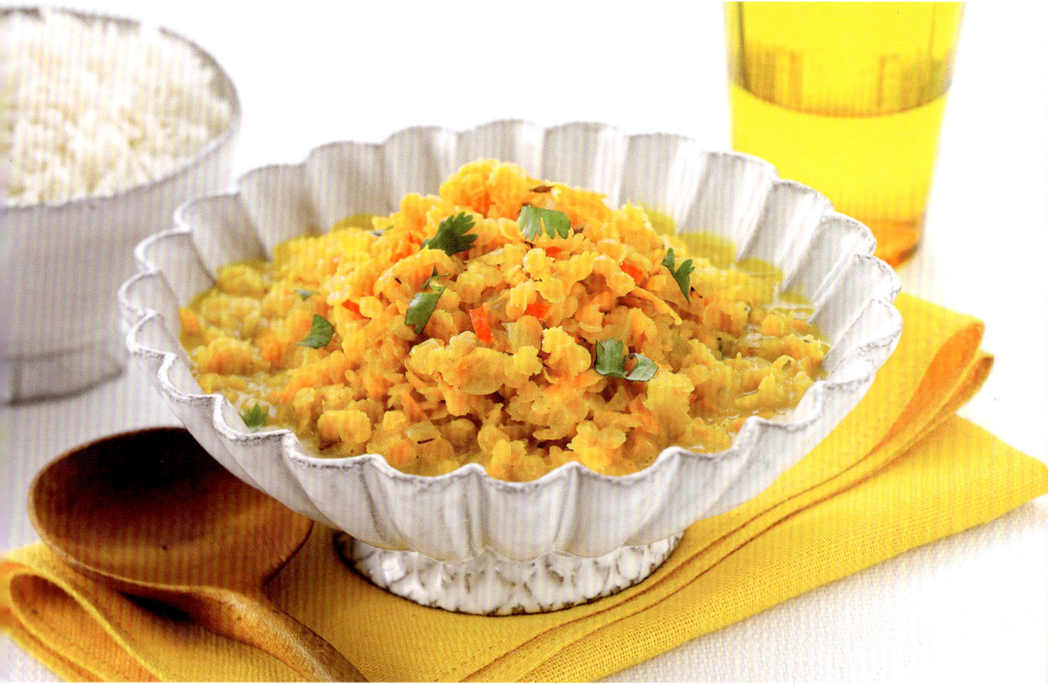

prato principal

BERINJELA GRATINADA RENDIMENTO: 4 PORÇÕES

2 dentes de alho amassados
2 colheres (sopa) de azeite, mais um pouco para pincelar
320 g de tomates sem pele picados
folhas de manjericão rasgadas, mais algumas para enfeitar
320 g de berinjelas em rodelas grossas
100 g de mussarela fatiada
4 colheres (sopa) de creme de leite
sal e pimenta-do-reino moída na hora

ACOMPANHAMENTO
4 cumbucas de salada
pão de alho

Refogue o alho no azeite por cerca de 1 minuto. Junte os tomates, tempere com sal e pimenta e cozinhe em fogo baixo por 15 minutos. Misture o manjericão e prove o tempero. Enquanto isso, preaqueça o forno a 200°C e aqueça uma assadeira. Pincele as rodelas de berinjela com azeite dos dois lados e tempere. Trabalhando em levas, pressione as berinjelas sobre a fôrma por cerca de 3 minutos de cada lado, até ficarem grelhadas e macias. Coloque as rodelas na assadeira numa única camada e cubra cada uma com mussarela, 1 colher (chá) de creme de leite e molho de tomate. Leve ao forno em temperatura alta para gratinar, por 15 minutos, até a mussarela ficar bem derretida. Enfeite com as folhas de manjericão e sirva com salada e pão de alho.

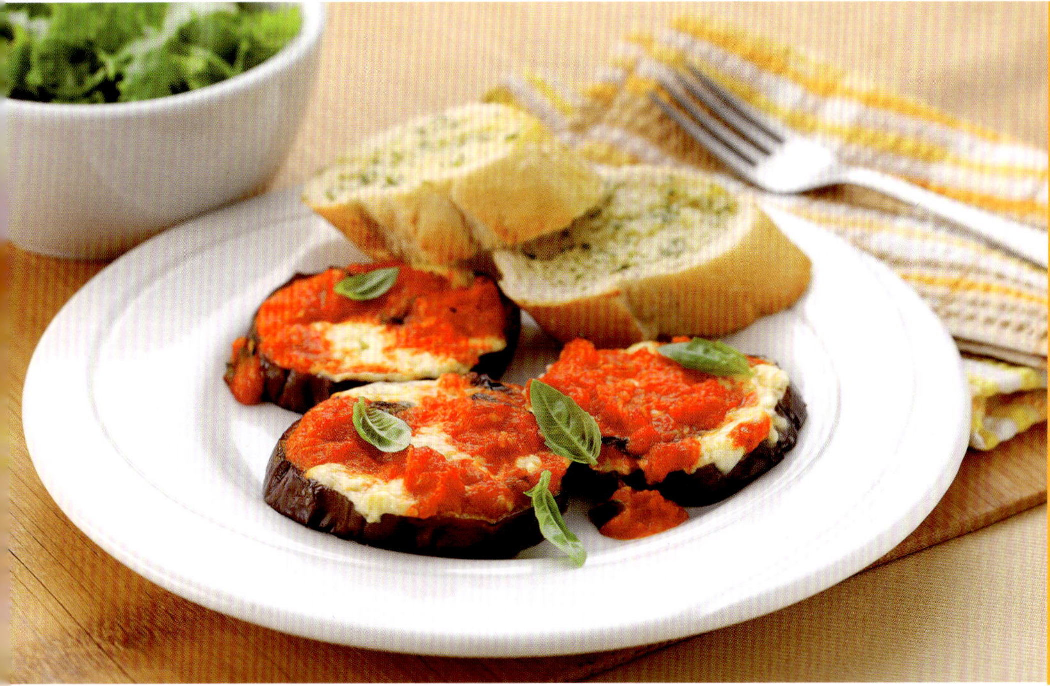

prato principal

PUDIM COM COULIS DE FRUTAS RENDIMENTO: 4 PORÇÕES

3 folhas de gelatina
5 colheres (sopa) de leite
720 ml de creme de leite
3 colheres (sopa) de açúcar
1 colher (chá) de essência de baunilha
320 g de framboesas
320 g de morangos em pedaços
1 colher (sopa) de licor de cassis
320 g de mirtilos

Deixe a gelatina de molho no leite até amolecer. Coloque o creme de leite e o açúcar numa panela e aqueça em fogo baixo, até quase ferver. Tire do fogo, deixe esfriar e junte a essência de baunilha e a gelatina com o leite até dissolver completamente. Despeje a mistura em 4 fôrmas de 180 ml. Tampe e leve à geladeira de um dia para o outro. Para fazer o coulis, bata ⅓ das framboesas e metade dos morangos no processador até dissolver. Coe o purê numa peneira fina sobre uma tigela e amasse para tirar os caroços; misture o licor. Para desenformar, encha uma tigela com água fervente e mergulhe cada fôrma por 1-2 segundos. Vire cada uma sobre um prato de sobremesa e ponha as frutinhas restantes em volta. Despeje o coulis por cima e sirva.

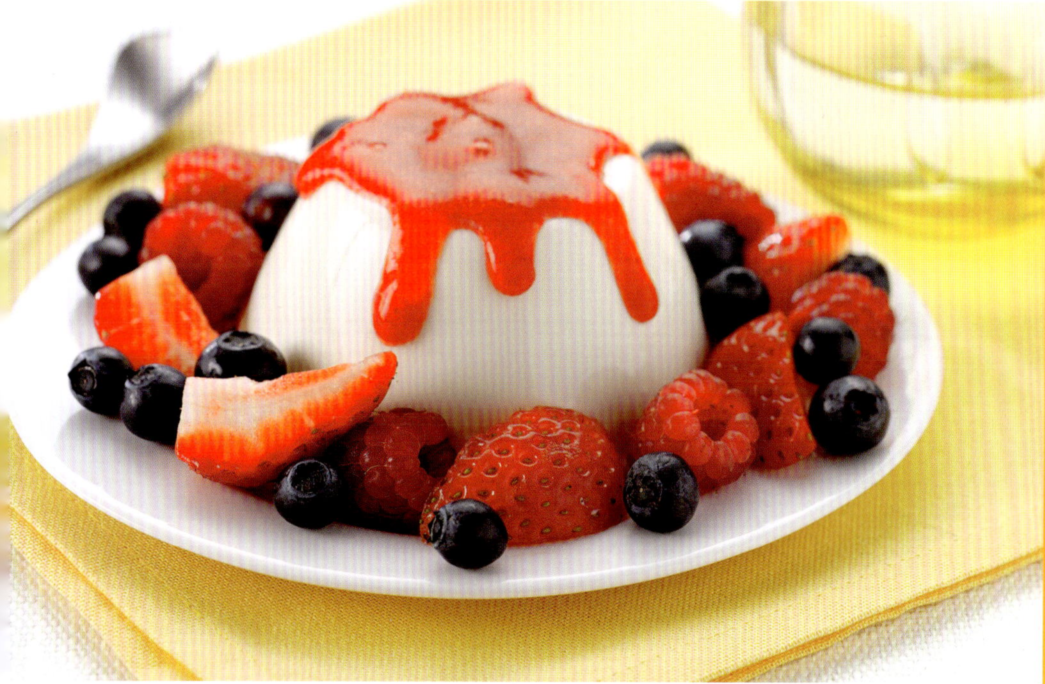

sobremesa

PERAS E FIGOS AO FORNO RENDIMENTO: 4 PORÇÕES

300 ml de suco de laranja
125 ml de vinho do porto
2 colheres (sopa) de açúcar
4 peras
320 g de figos cortados ao meio
12 damascos secos
1 pau de canela
chantilly para acompanhar

Preaqueça o forno a 190°C. Coloque o suco de laranja, o vinho do porto e o açúcar numa panelinha e mexa em fogo baixo até o açúcar dissolver. Coloque as frutas na assadeira, despeje a mistura de suco de laranja por cima e junte o pau de canela. Asse por 25 minutos, até as frutas ficarem tenras, virando cuidadosamente uma ou duas vezes. Transfira para uma travessa, usando uma escumadeira. Despeje os sucos numa panela e ferva em fogo alto por alguns minutos, até se reduzirem a um xarope. Descarte o pau de canela. Despeje o xarope sobre as frutas e sirva quente ou frio, acompanhado de chantilly.

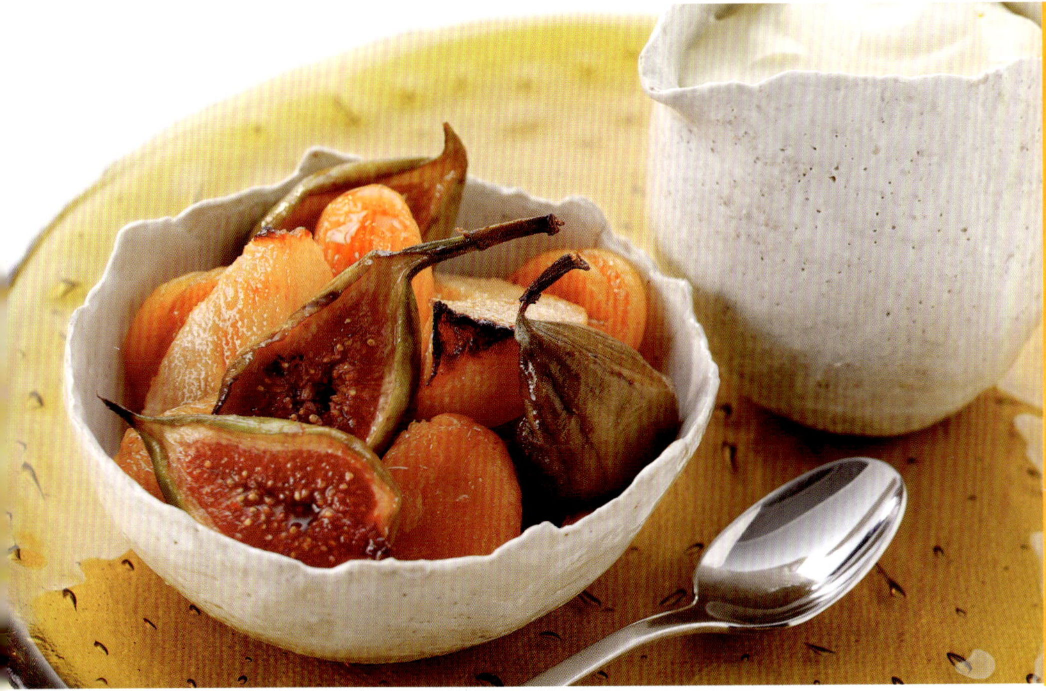

sobremesa

PUDIM DE VERÃO RENDIMENTO: 4 PORÇÕES

320 g de morangos em pedacinhos
320 g de cerejas sem caroço
320 g de framboesas
150 g de açúcar
8 fatias de pão branco sem casca
creme de leite para acompanhar

Coloque as frutas numa panela com 3 colheres (sopa) de água fria e o açúcar. Aqueça em fogo baixo por cerca de 5 minutos, mexendo uma ou duas vezes até soltar os sucos. Tire do fogo, prove e, se preciso, adicione mais açúcar; deixe esfriar. Reserve 1-2 fatias de pão para cobrir, corte o restante em pedaços e use-os para forrar a base e as laterais de uma fôrma de pudim de 1 litro. Com uma escumadeira, transfira as frutas para o prato forrado com pão, reservando qualquer suco que tenha sobrado. Cubra o pudim com as fatias de pão reservadas, cortando o excesso, e coloque um prato por cima com um peso. Leve à geladeira de um dia para o outro, junto com o suco reservado. Para servir, retire o peso e o prato e passe uma faca em volta da borda da fôrma. Com cuidado, vire o pudim numa travessa. Despeje o suco reservado por cima, corte em fatias e sirva com creme de leite.

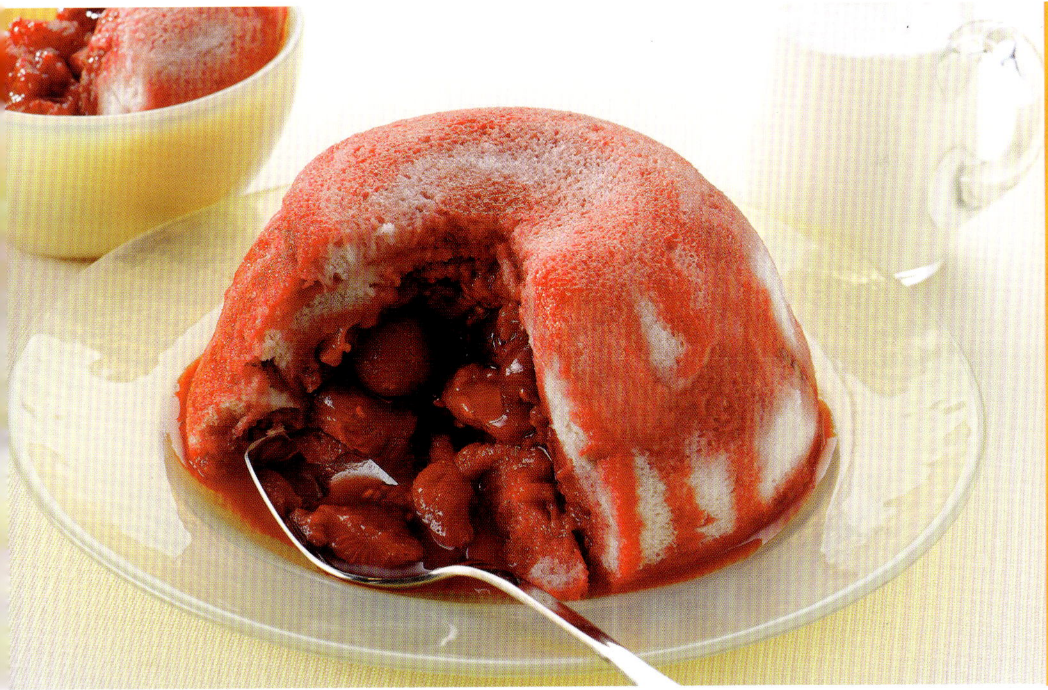

PÊSSEGOS COM SORVETE RENDIMENTO: 4 PORÇÕES

320 g de morangos
4 colheres (sopa) de açúcar de confeiteiro
polpa de 3 laranjas (320 g)
180 g de iogurte natural
60 ml de creme de leite fresco
4 pêssegos maduros cortados em fatias grossas

Bata os morangos no liquidificador até obter um purê. Coe numa peneira fina sobre uma tigela e amasse com uma colher de pau para retirar os caroços. Adoce com cerca de 3 colheres (sopa) de açúcar de confeiteiro. Bata a polpa de laranja com o açúcar de confeiteiro restante por 1 minuto, até dissolver. Misture metade da calda de morango e bata junto com o iogurte e o creme de leite até dissolverem. Despeje num recipiente que possa ir ao freezer e congele por cerca de 4 horas, até firmar, batendo com um garfo 2 ou 3 vezes durante esse período, para romper os cristais de gelo (ou passe duas vezes no processador até dissolver). Coloque o sorvete de iogurte em 4 tigelas, cubra com fatias de pêssego e a calda de morango restante e sirva imediatamente.

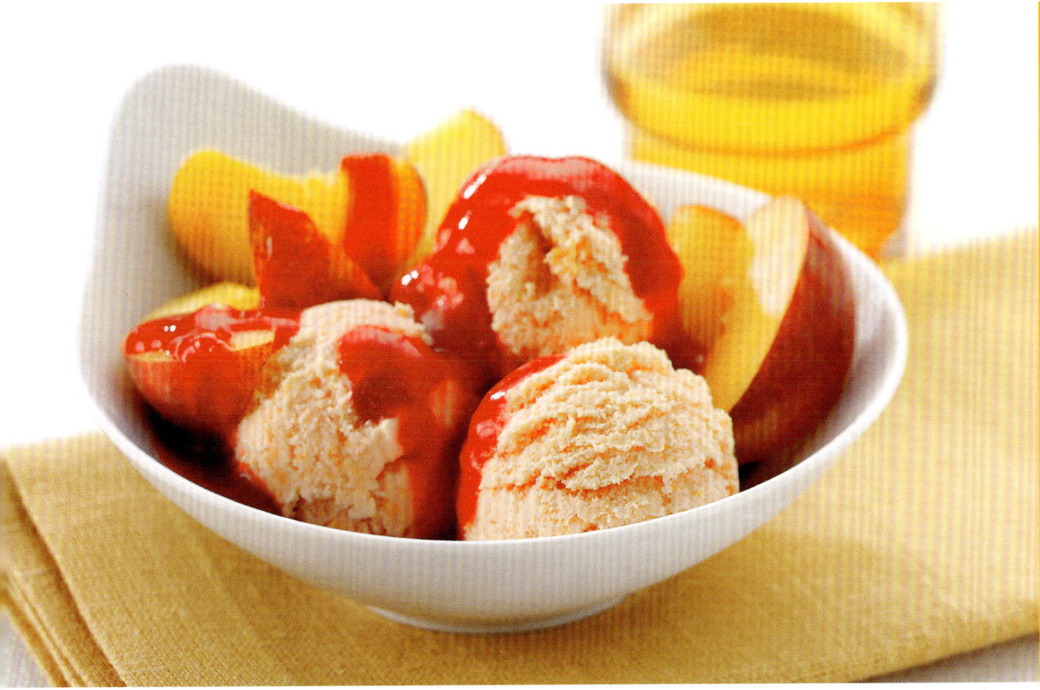

SORVETE COM MIRTILOS RENDIMENTO: 4 PORÇÕES

320 g de amoras
115 g de açúcar
320 g de morangos
1 receita de custard de ovo (receita 138)
125 ml de creme de leite
320 g de mirtilos

Coloque as amoras numa tigela, polvilhe com o açúcar e deixe descansar por 30 minutos. Passe no processador até obter um purê. Coe numa peneira fina sobre uma tigela e amasse com uma colher de pau. Prove se está suficientemente doce e leve à geladeira. Bata e peneire os morangos da mesma maneira. Misture o custard de ovo e o creme de leite no purê de morango e bata numa sorveteira, até engrossar. (Ou despeje a mistura num recipiente que possa ir ao freezer e congele por cerca de 4 horas, até ficar firme, batendo com um garfo 2 ou 3 vezes durante esse período para romper os cristais de gelo – ou passe 2 vezes no processador até dissolver.) Com uma colher, coloque metade do sorvete num recipiente que vá ao freezer e regue com metade da calda, depois repita. Passe uma faca pelo sorvete para criar o efeito marmorizado. Congele, até ficar suficientemente firme para ser retirado com uma colher, e sirva com os mirtilos.

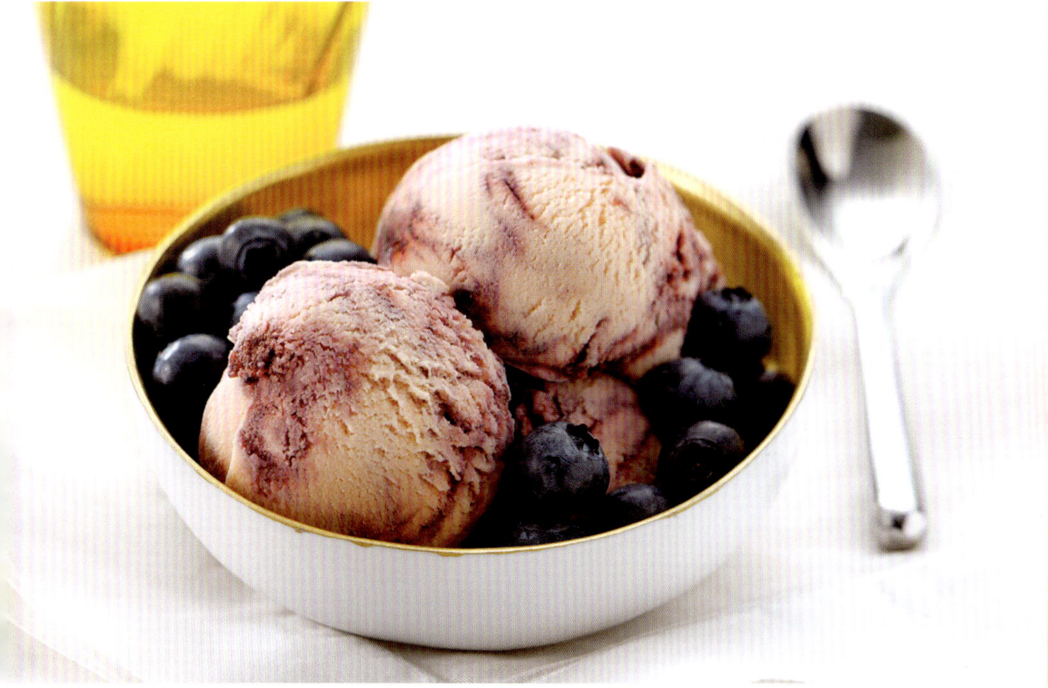

sobremesa

TORTA DE MAÇÃ COM CEREJA RENDIMENTO: 6 PORÇÕES

250 g de massa folhada pronta
80 g de manteiga
115 g de açúcar
480 g de maçãs cortadas em fatias finas
480 g de mirtilos
120 g de cerejas em calda
chantilly para acompanhar

Recorte a massa folhada do tamanho de uma assadeira de 23 cm de diâmetro, envolva em filme de PVC e leve à geladeira. Preaqueça o forno a 200°C. Derreta a manteiga na fôrma de torta, polvilhe por cima 85 g de açúcar. Deixe esquentar por 1-2 minutos e retire do forno. Disponha as maçãs simetricamente, leve de novo ao forno e deixe por cerca de 10 minutos, até o líquido engrossar e a massa dourar. Retire, espalhe os mirtilos e as cerejas por cima das maçãs e polvilhe com o açúcar restante. Aperte a massa por cima e asse no forno por 25-30 minutos, até crescer e dourar. Deixe esfriar um pouco e vire-a sobre uma travessa. Sirva quente, morna ou em temperatura ambiente, acompanhada de chantilly.

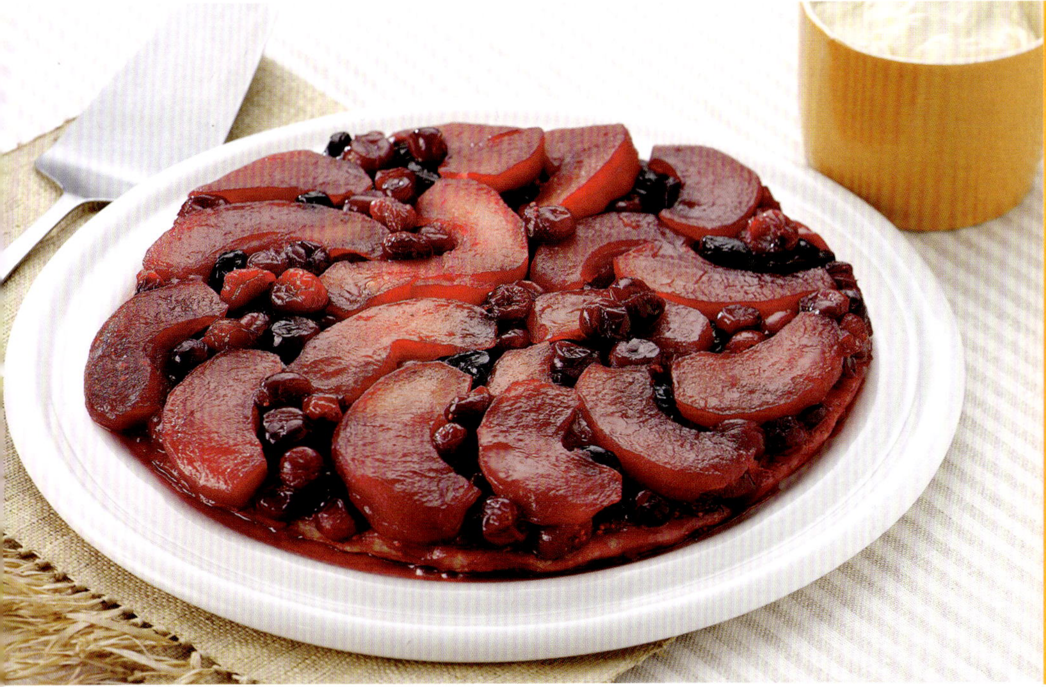

CRUMBLE DE MAÇÃ E AMEIXA RENDIMENTO: 4 PORÇÕES

115 g de farinha de trigo
6 colheres (sopa) de açúcar mascavo
115 g de manteiga gelada cortada em cubinhos
60 g de avelãs ou nozes picadas grosseiramente
320 g de maçãs fatiadas
320 g de ameixas picadas
320 g de amoras-pretas
½ colher (chá) de canela em pó
chantilly para acompanhar

Preaqueça o forno a 190°C. Coloque a farinha e o açúcar no processador e bata bem. Junte a manteiga e bata até a mistura ficar esfarelada. Acrescente as avelãs, as frutas e a canela, e espalhe na assadeira. Coloque a mistura de crumble por cima e asse no forno preaquecido por cerca de 45 minutos, até dourar e borbulhar. Sirva com chantilly.

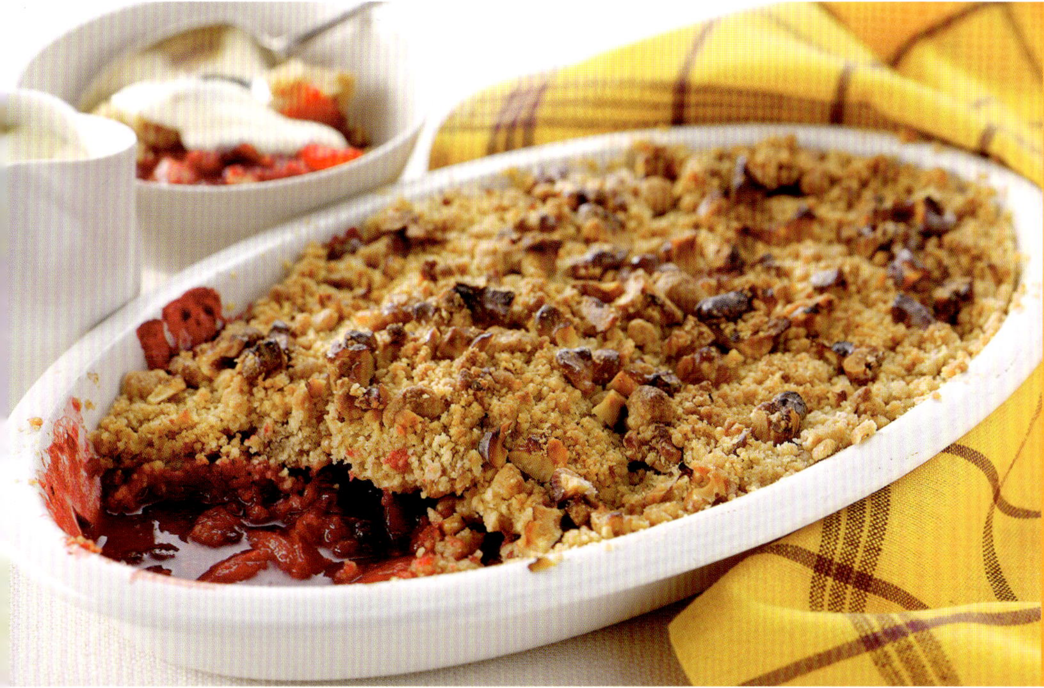

PUDIM DE PÃO COM PERA RENDIMENTO: 4 PORÇÕES

3 laranjas (320 g de polpa)
200 ml de creme de leite fresco
2 colheres (sopa) de açúcar
uma boa pitada de canela em pó
4 gemas
manteiga para untar
6 fatias de pão branco sem casca
320 g de peras fatiadas
12 damascos secos picados

Coloque a polpa de laranja no processador e bata por cerca de 1 minuto, até dissolver. Junte o creme de leite, o açúcar, a canela e as gemas numa tigela, bata bem e adicione o purê de laranja. Unte uma fôrma refratária. Corte as fatias de pão em quartos e disponha no prato, espalhando fatias de pera e damascos entre cada camada. Despeje o creme de laranja por cima e deixe de molho por cerca de 15 minutos. Enquanto isso, preaqueça o forno a 180°C. Asse por 45-50 minutos, até que o pudim fique dourado e o creme levemente firme.

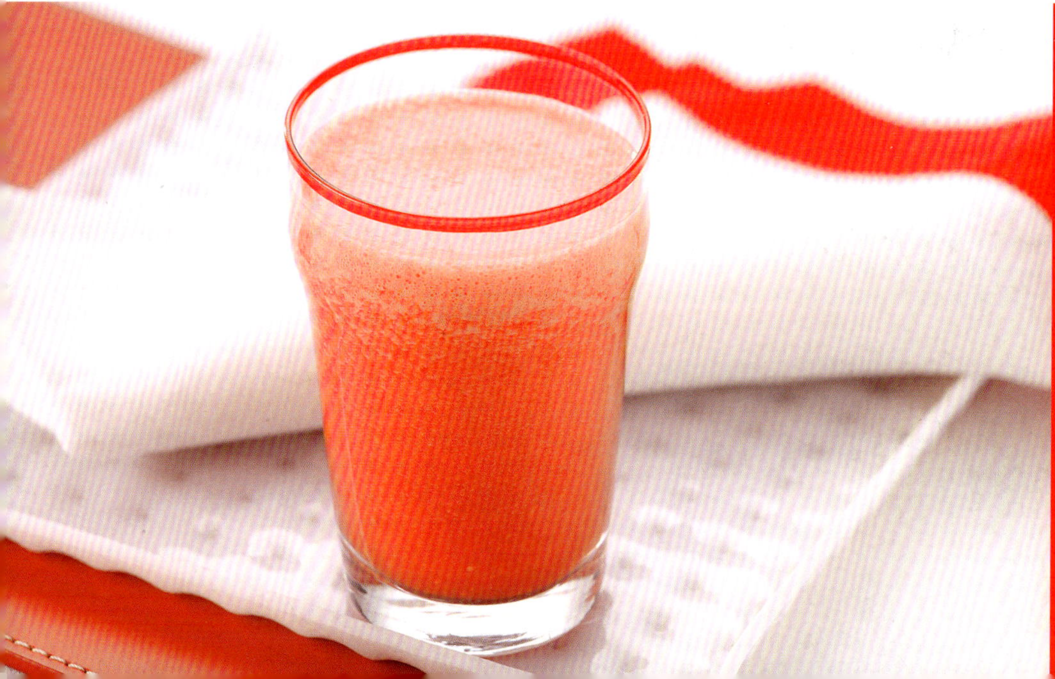

SUPERLEGUMES RENDIMENTO: 1 PORÇÃO

3 cenouras grandes raspadas e picadas grosseiramente

80 g de tomates-cereja

molho de tabasco

Passe as cenouras na centrífuga até obter 150 ml de suco. Despeje no liquidificador, junte os tomates e bata até obter um suco homogêneo. Ponha em um copo grande, misture o tabasco a gosto e sirva imediatamente.

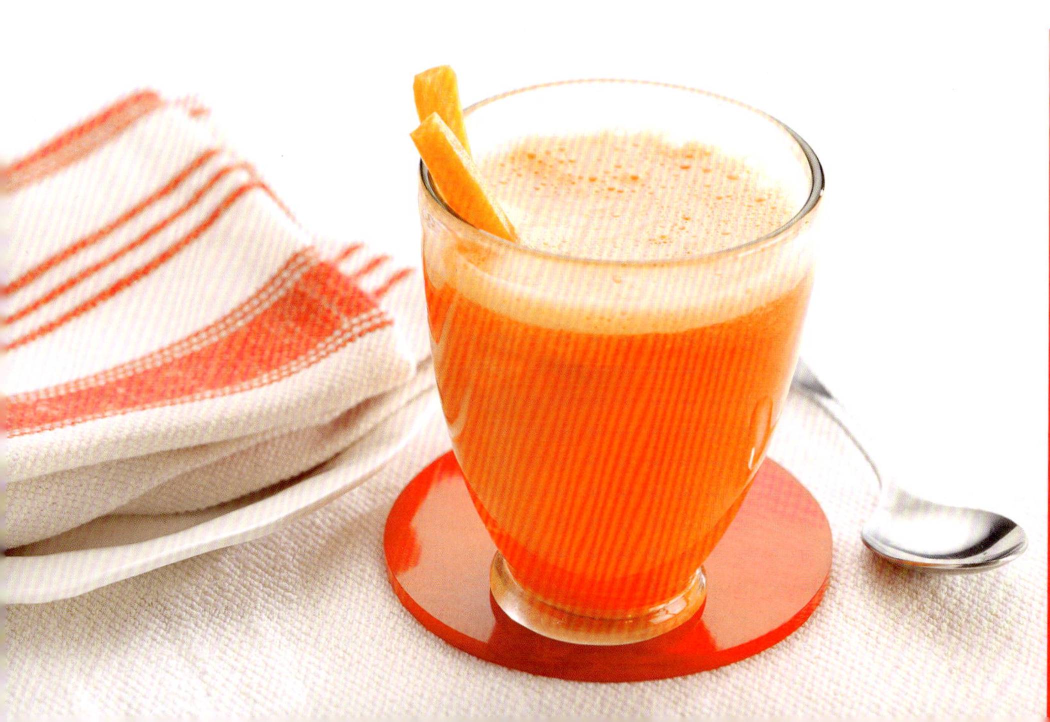

MINGAU DE QUINUA COM FRUTAS RENDIMENTO: 1 PORÇÃO

50 g de quinua
150 ml de suco de laranja
3 figos secos picados
uma boa pitada de canela em pó
uma pitada de sal
creme de leite ou iogurte bio desnatado para acompanhar

Coloque a quinua, o suco de laranja, os figos, a canela e o sal numa panela. Deixe ferver, abaixe o fogo, cubra e cozinhe por 20 minutos, até o líquido ser absorvido. Mexa, despeje numa tigela e sirva imediatamente com creme de leite ou iogurte.

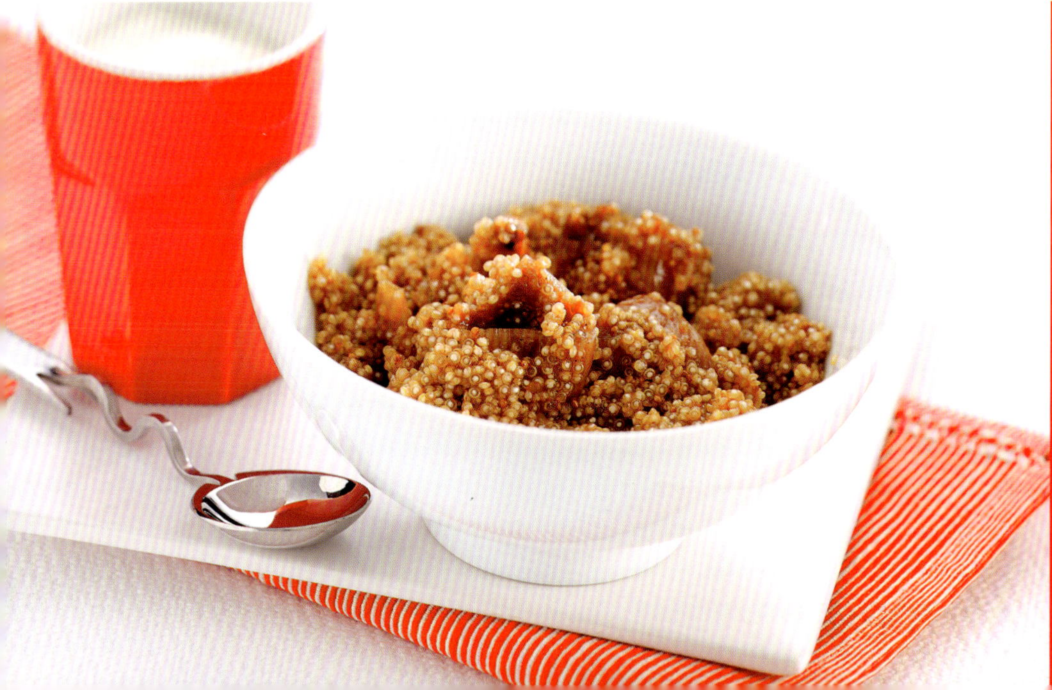

MÜSLI COM NECTARINA E MIRTILOS RENDIMENTO: 1 PORÇÃO

80 g de aveia
1 colher (sopa) de sementes de girassol
1 colher (sopa) de sementes de abóbora
1 colher (sopa) de uvas-passas
80 ml de iogurte bio desnatado
1 nectarina fatiada

Aqueça uma frigideira, coloque a aveia e as sementes e toste por cerca de 5 minutos, mexendo constantemente, até ficar dourado e crocante. Despeje numa tigela e deixe esfriar. Junte as passas, cubra com o iogurte e as fatias de nectarina e sirva.

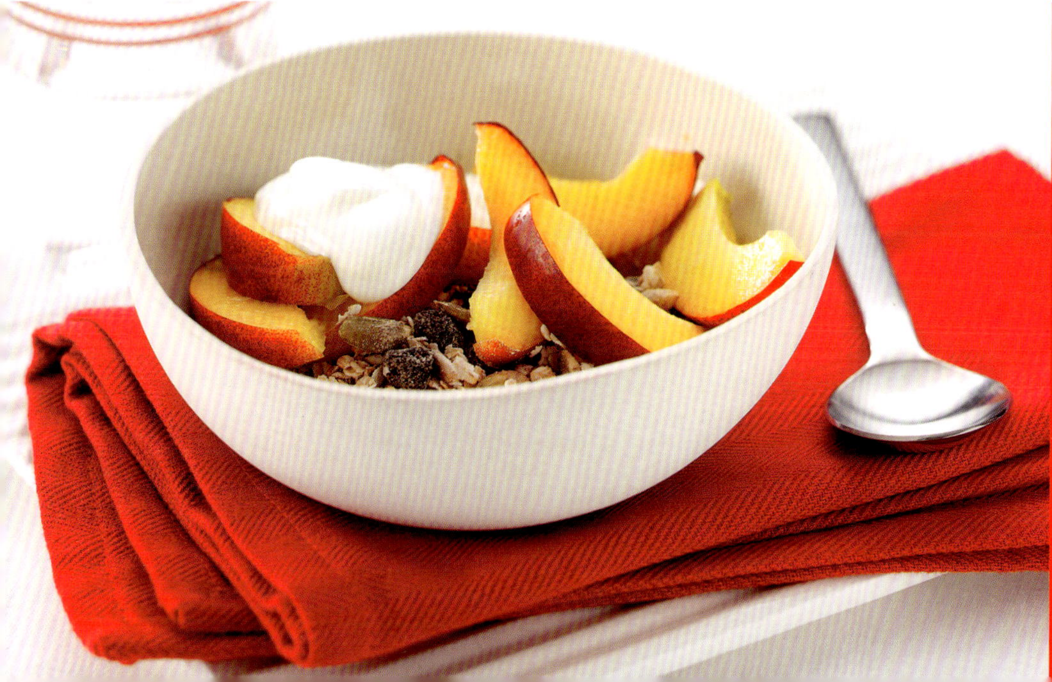

PANQUECAS COM MIRTILOS RENDIMENTO: 4 PORÇÕES

115 g de farinha com fermento
2 colheres (sopa) de açúcar
1 ovo batido
150 ml de leite
raspas de 1 limão
50 g de cerejas secas
óleo de girassol para pincelar

ACOMPANHAMENTO
320 g de mirtilos
mel claro
iogurte natural

Aqueça uma frigideira antiaderente em fogo baixo. Enquanto isso, misture a farinha de trigo e o açúcar numa tigela e abra uma cova no centro. Misture o ovo e o leite, despeje metade na farinha e sove até obter uma massa homogênea. Bata a mistura restante de ovo e leite e envolva nela as raspas de limão e as cerejas secas. Quando a panela estiver bem quente, pincele levemente com óleo. Pingue colheradas de massa na panela e cozinhe por 1-2 minutos, até surgirem bolhas na superfície. Vire as panquecas e cozinhe por mais 30 segundos, até dourarem por baixo. Mantenha--as aquecidas enquanto faz as panquecas restantes. Sirva com mirtilos, mel e iogurte natural.

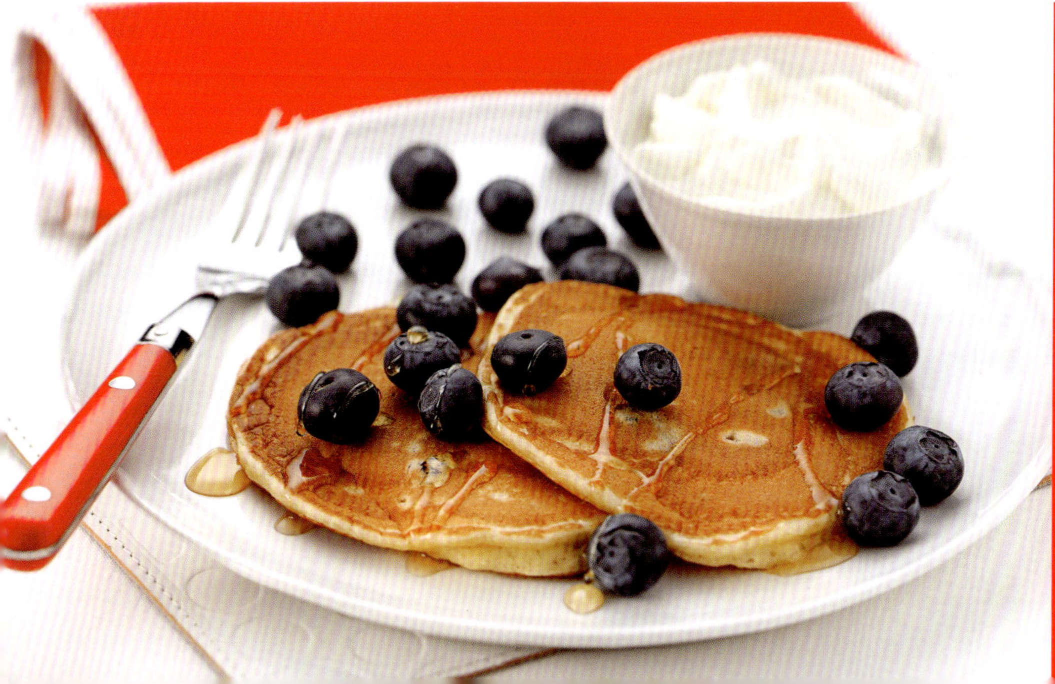

café da manhã

TORRADAS COM FRUTAS E MELADO RENDIMENTO: 1 PORÇÃO

1 pêssego sem casca fatiado
80 g de framboesas
½-1 colher (sopa) de melado
1 ovo
1 colher (sopa) de leite
½ colher (sopa) de açúcar
2 fatias de pão branco ou brioche
óleo de girassol para pincelar
açúcar de confeiteiro peneirado para polvilhar

Coloque o pêssego e as framboesas numa tigela, regue com o melado e misture. Bata o ovo, o leite e o açúcar e despeje num prato raso. Coloque as duas fatias de pão na mistura de ovo e deixe-as de molho. Aqueça uma frigideira antiaderente e pincele-a com óleo. Cuidadosamente, transfira o pão para a frigideira e cozinhe por cerca de 2 minutos, até dourar. Vire o pão e cozinhe por mais 1-2 minutos, até dourar. Passe para uma travessa, polvilhe com açúcar de confeiteiro e sirva imediatamente com as frutas por cima.

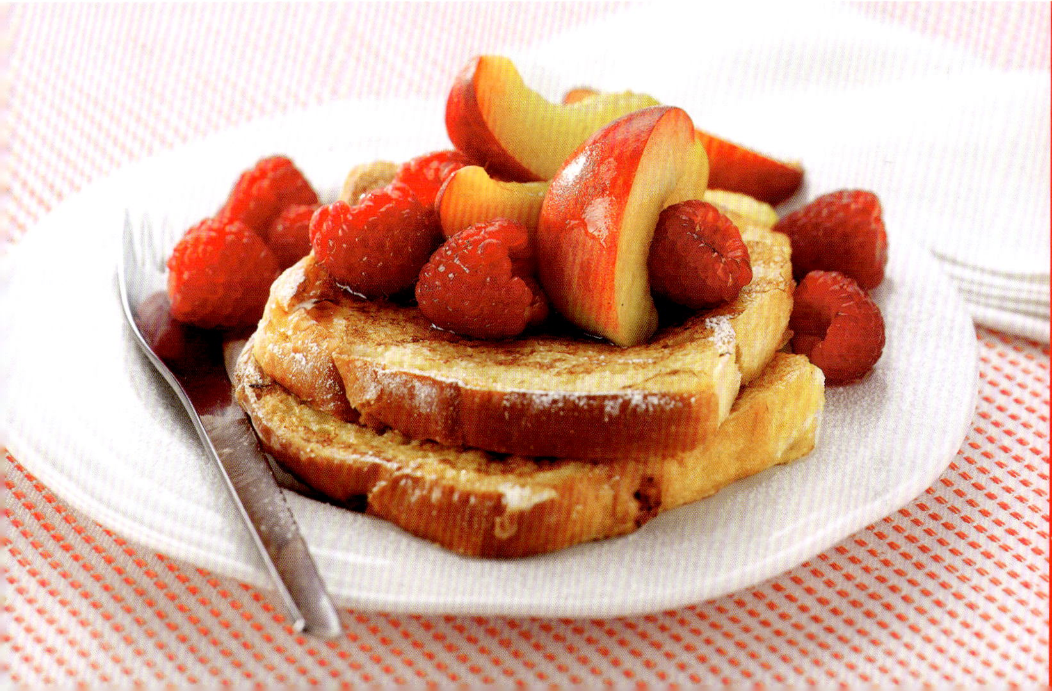

café da manhã

FEIJÃO NA TORRADA RENDIMENTO: 4 PORÇÕES

2 cebolas redondinhas bem picadas
2 colheres (sopa) de azeite
320 g de tomate sem pele picado
3 colheres (sopa) de suco de laranja
1 colher (chá) de açúcar mascavo
400 g de feijão-branco cozido e drenado
4 fatias de pão integral
sal e pimenta-do-reino moída na hora

Frite as cebolas no azeite por 2-3 minutos. Junte os tomates, o suco de laranja e o açúcar e tempere com sal e pimenta-do-reino. Adicione o feijão e misture delicadamente por cerca de 10 minutos, adicionando um pouco de água se o caldo estiver muito seco. Preaqueça a forno. Pouco antes de o feijão estar pronto, toste o pão integral. Prove o tempero, distribua o feijão sobre as torradas e sirva imediatamente.

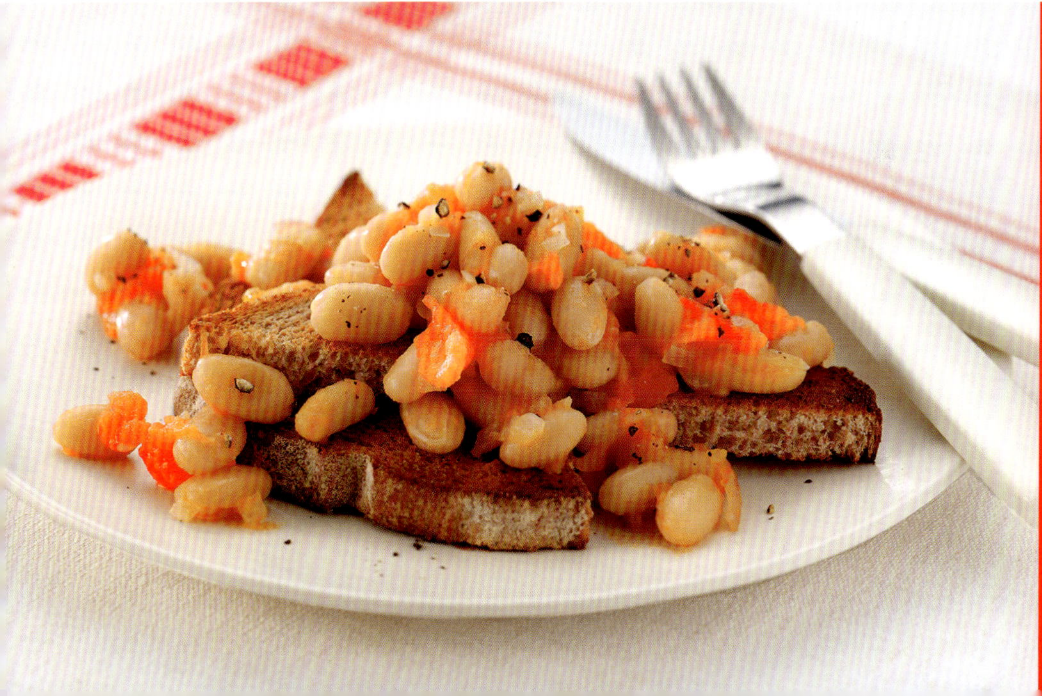

OVOS FLORENTINE RENDIMENTO: 2 PORÇÕES

15 g de manteiga
160 g de espinafre sem os talos grossos
2 ovos
2 muffins (ou pãezinhos) divididos ao meio
2-3 colheres (sopa) de molho holandês
sal e pimenta-do-reino moída na hora
300 ml de suco de fruta para acompanhar

Derreta a manteiga e frite levemente o espinafre por 2-3 minutos, até murchar. Tempere a gosto com sal e pimenta e mantenha-o quente. Ferva ½ panela com água e em seguida abaixe o fogo. Preaqueça o forno. Um por vez, quebre os ovos numa xícara e deslize-os na água. Escalde-os por cerca de 4 minutos, retire com a escumadeira e escorra sobre papel-toalha. Enquanto isso, toste os muffins no forno. Coloque 1 muffin em cada prato, cubra com um pouco de espinafre, 1 ovo e o molho holandês. Dê uma temperada final com pimenta e sirva, acompanhados por copos de suco de fruta.

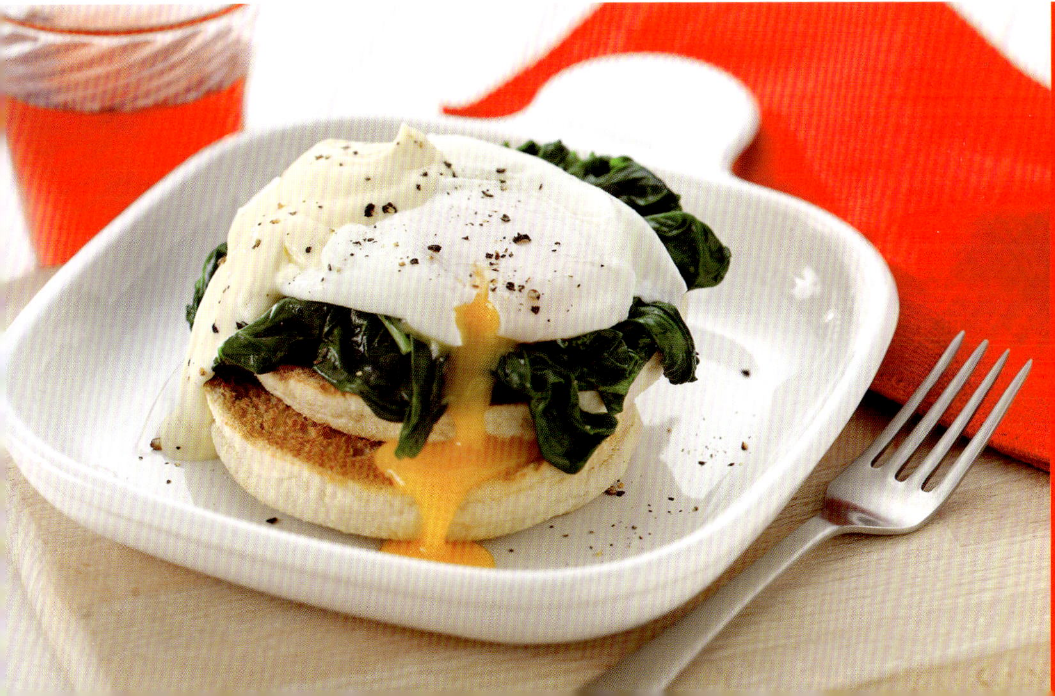

CREME DE ERVILHAS E VAGENS RENDIMENTO: 4 PORÇÕES

3 cebolas redondinhas bem picadas
2 dentes de alho amassados
2 colheres (sopa) de azeite
450 g de ervilhas cozidas
450 g de vagens cozidas
1,25 litro de caldo de legumes ou de galinha
80 ml de creme de leite
sal e pimenta-do-reino moída na hora
folhas de hortelã para enfeitar

Refogue as cebolas e o alho no azeite por cerca de 2 minutos. Junte as ervilhas, as vagens, o caldo de legumes e ferva. Despeje o conteúdo da panela no processador ou liquidificador e bata até dissolver. Recoloque na panela, tempere a gosto com sal e pimenta-do-reino e aqueça. Desenhe com creme de leite uma espiral na superfície da sopa e decore com folhas de hortelã.

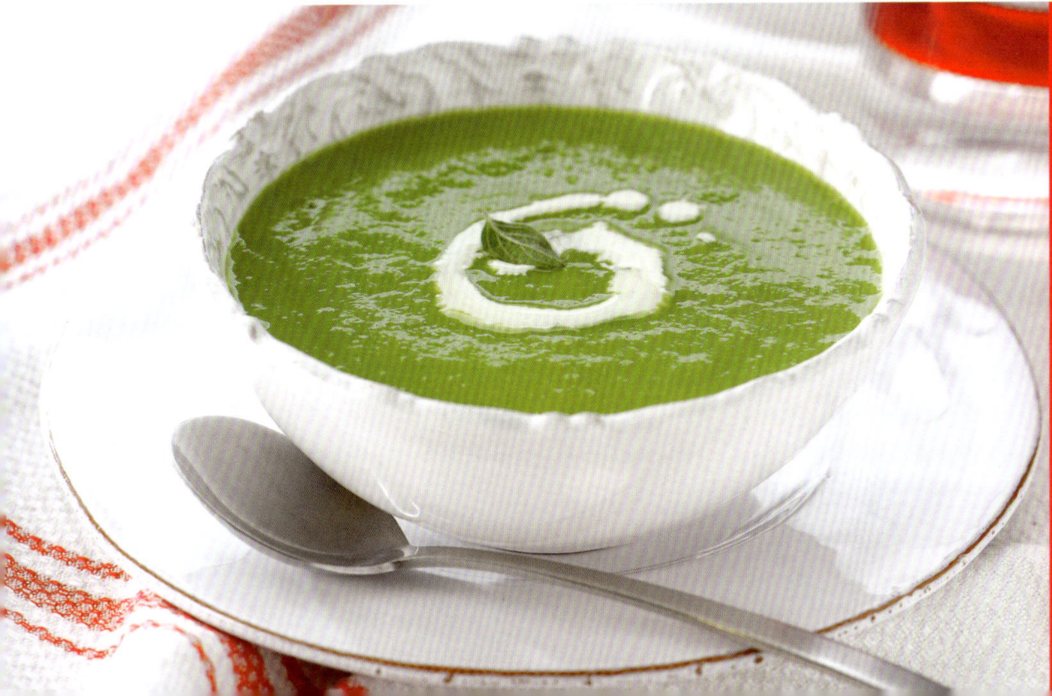

MINESTRONE DE LEGUMES RENDIMENTO: 4 PORÇÕES

- 1 cebola bem picada
- 2 dentes de alho amassados
- 2 colheres (sopa) de azeite
- 400 g de tomate em lata picado
- 1,25 litro de caldo de legumes
- 320 g de abobrinhas cortadas e fatiadas
- 80 g de espaguete partido em palitos curtos ou de macarrão para sopa
- 2 colheres (sopa) de pesto
- sal e pimenta-do-reino moída na hora
- lascas de parmesão

Refogue a cebola e o alho no azeite por cerca de 4 minutos. Junte os tomates e o caldo e deixe ferver. Abaixe o fogo, tampe e cozinhe por 15 minutos. Adicione as abobrinhas e cozinhe por mais 5 minutos. Junte o espaguete e cozinhe por 2-4 minutos, até que a massa e os legumes estejam tenros. Misture o pesto, tempere a gosto com sal e pimenta e sirva com lascas de parmesão espalhadas por cima.

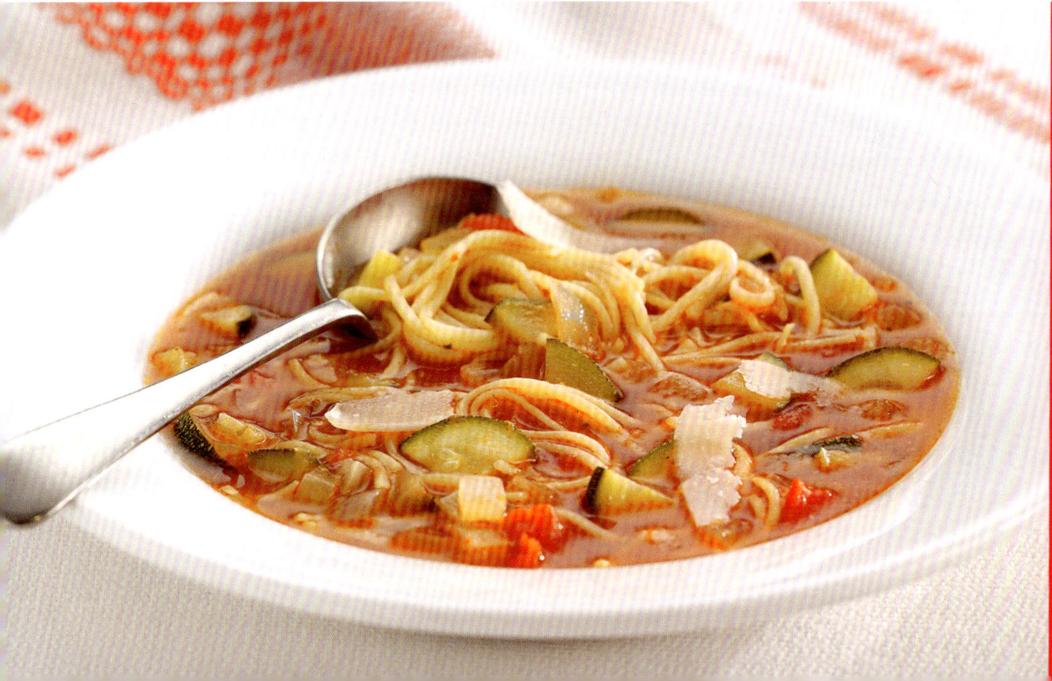

refeição leve

refeição leve

WRAPS DE FRANGO COM MANGA RENDIMENTO: 2 PORÇÕES

1 peito de frango grelhado em pedacinhos
1 pimentão verde em cubinhos
160 g de manga em cubinhos
2 pães-folha

MOLHO
1 colher (sopa) de azeite
1 colher (chá) de vinagre de vinho tinto
½ colher (chá) de mostarda de Dijon
uma boa pitada de pimenta seca
uma pitada de açúcar

Para fazer o molho, bata o azeite, o vinagre, a mostarda, a pimenta e o açúcar. Misture o frango, o pimentão e a manga, regue com o molho e misture bem. Coloque os pães numa tábua e espalhe metade do recheio no centro de cada um. Dobre a extremidade sobre o recheio, enrole cada wrap e sirva.

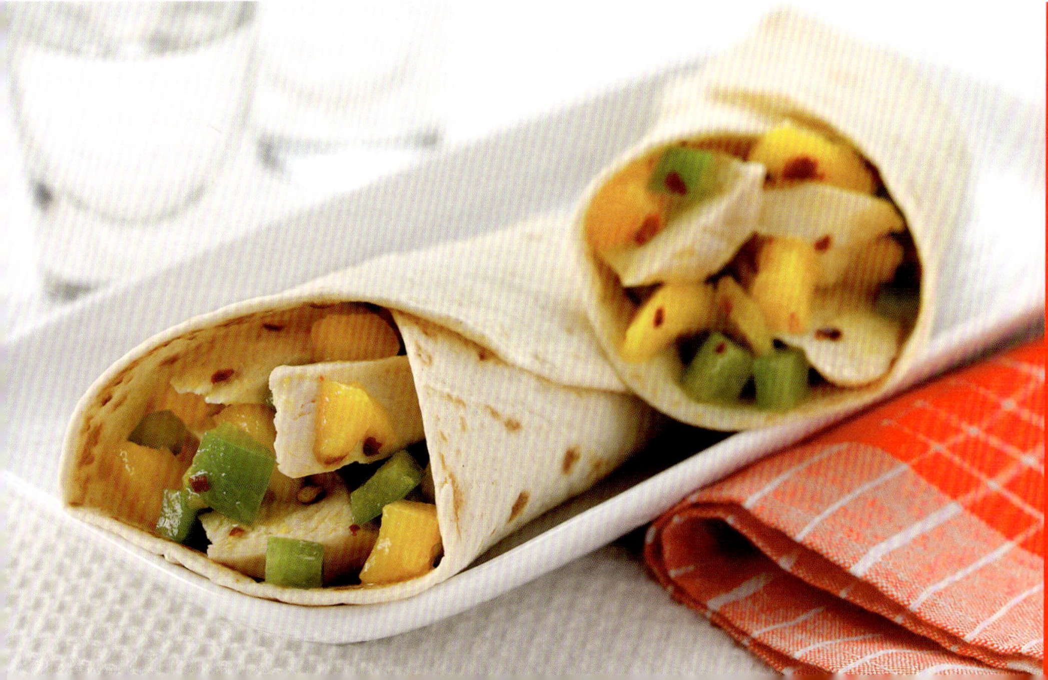

SANDUÍCHE DE PÃO SÍRIO COM SALADA

RENDIMENTO: 4 PORÇÕES

320 g de cenoura ralada
320 g de brotos de feijão
2 cebolinhas em rodelas finas
4 pães sírios
2 peitos de frango assados fatiados

MOLHO
2 colheres (chá) de gengibre ralado
1 colher (sopa) de molho de pimenta doce
2 colheres (chá) de vinagre de vinho branco
2 colheres (sopa) de óleo de girassol
sal

Para fazer o molho, bata o gengibre, o molho de pimenta, o vinagre, o óleo e tempere com sal a gosto. Misture a cenoura, os brotos de feijão e as cebolinhas, regue com o molho e misture bem. Aqueça os pães numa grelha preaquecida ou numa torradeira, divida-os ao meio e distribua o frango entre eles. Cubra com um pouco da salada de cenoura e brotos de feijão, feche o sanduíche, coloque um pouco mais de salada ao lado do prato e sirva.

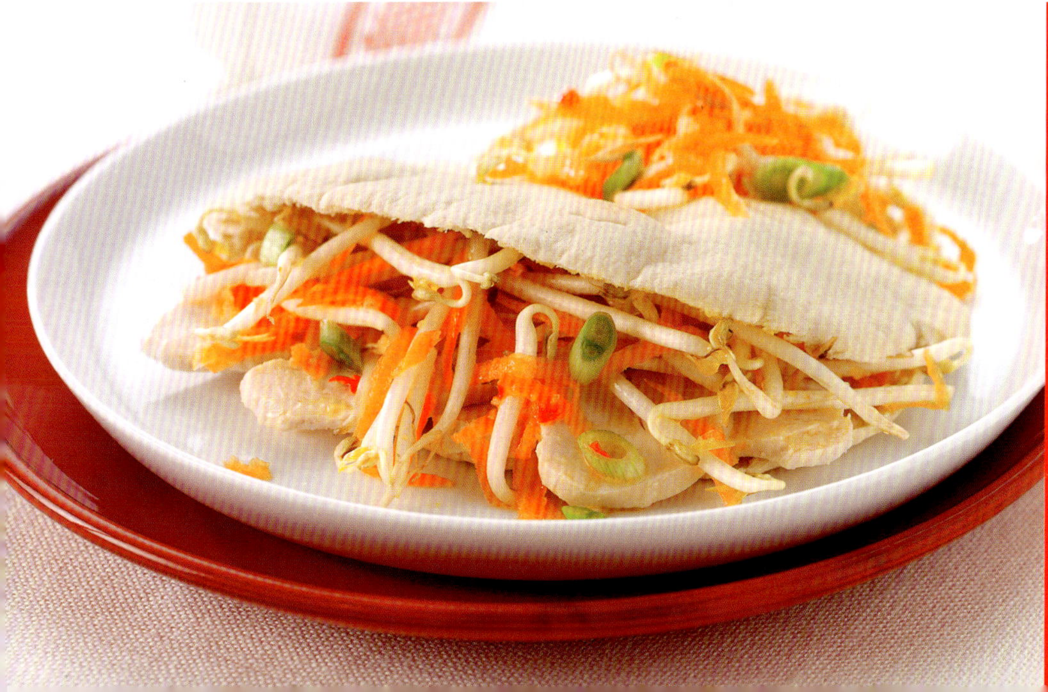

CORDEIRO GRELHADO COM VAGEM RENDIMENTO: 4 PORÇÕES

½ dente de alho amassado
½ colher (chá) de páprica
1 colher (sopa) de azeite
4 costeletas de cordeiro
sal e pimenta-do-reino moída na hora

MOLHO
2 ½ colheres (chá) de vinagre de maçã
2 colheres (sopa) de azeite
1 colher (chá) de mostarda de Dijon
uma boa pitada de açúcar
¼ de colher (chá) de raspas de limão

SALADA
320 g de vagens
320 g de abobrinhas cortadas em palitos

Misture o alho, a páprica e o azeite e tempere com sal e pimenta-do-reino. Despeje sobre as costeletas de cordeiro, cubra e deixe marinar na geladeira no mínimo por 30 minutos. Para fazer o molho, bata o vinagre, o azeite, a mostarda, o açúcar e as raspas de limão e tempere a gosto com sal e pimenta-do-reino. Cozinhe as vagens em água fervente por 3-4 minutos, até ficarem macias, escorra e passe sob água corrente. Cozinhe as abobrinhas no vapor até ficarem macias, coloque-as numa tigela com as vagens, regue com o molho e misture. Enquanto isso, preaqueça o forno e cozinhe as costeletas por 3 minutos de cada lado. Sirva-as com a salada.

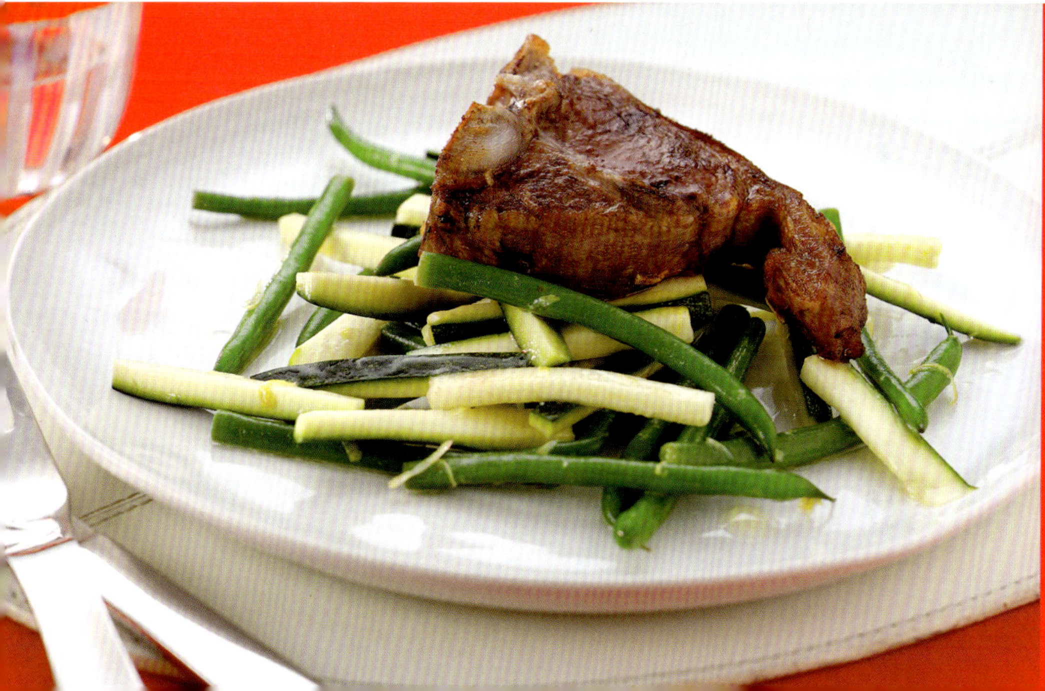

ESPETOS DE CORDEIRO COM PEPINO RENDIMENTO: 4 PORÇÕES

2 dentes de alho amassados
1 colher (chá) de alecrim picado
2 colheres (chá) de páprica
suco de ½ limão
2 colheres (sopa) de azeite
500 g do quarto dianteiro de cordeiro desossado em cubos
2 pimentões amarelos picados
320 g de pepino em cubinhos
um punhado de salsinha picada
sal e pimenta-do-reino moída na hora

MOLHO
2 ½ colheres (chá) de vinagre de vinho tinto
2 colheres (sopa) de azeite
uma boa pitada de pimenta seca

Deixe de molho na água 8-12 espetos de bambu por 20 minutos. Bata o alho, o alecrim, a páprica, o suco de limão, o azeite e tempere bem. Despeje sobre o cordeiro, cubra e deixe marinar na geladeira no mínimo por 1 hora. Preaqueça o forno, enfie os pedaços de cordeiro nos espetos e grelhe por 4-5 minutos de cada lado, até ficarem no ponto desejado. Enquanto isso, misture o pimentão e o pepino numa tigela e salpique com a salsinha. Para fazer o molho, bata o vinagre, o azeite e a pimenta seca com sal a gosto. Despeje sobre a salada, misture bem e sirva com os espetos.

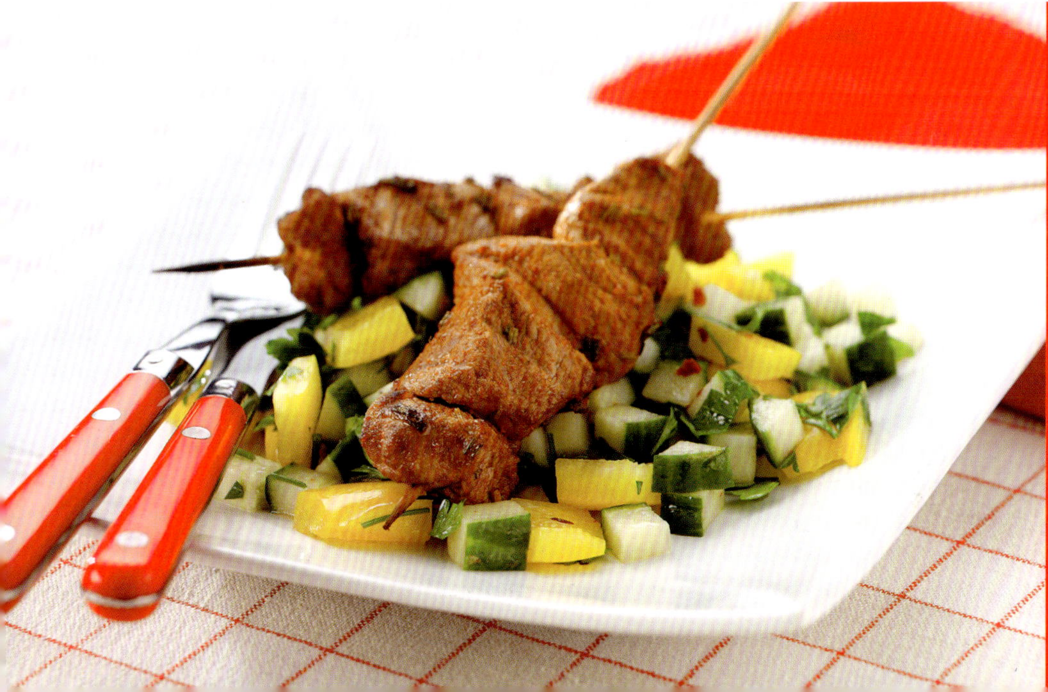

SALADA DE PRESUNTO COM PÊSSEGO RENDIMENTO: 4 PORÇÕES

320 g de cebola roxa em fatias grandes
1 colher (sopa) de azeite
folhas de salada
4 pêssegos maduros cortados em fatias grandes
8 fatias de presunto rasgadas em pedacinhos
pimenta-do-reino moída na hora

MOLHO
1 ½ colher (sopa) de vinagre balsâmico
1 colher (sopa) de azeite
1 colher (chá) de mostarda em grão

Preaqueça o forno a 190°C. Coloque as cebolas na assadeira, regue com o azeite, tempere com pimenta e asse por cerca de 15 minutos, até ficarem tenras. Enquanto isso, distribua as folhas de salada em 4 travessas e espalhe as fatias de pêssego e o presunto por cima. Para fazer o molho, bata o vinagre, o azeite e a mostarda. Espalhe as cebolas assadas sobre a salada, regue com o molho, tempere com um pouco de pimenta e sirva.

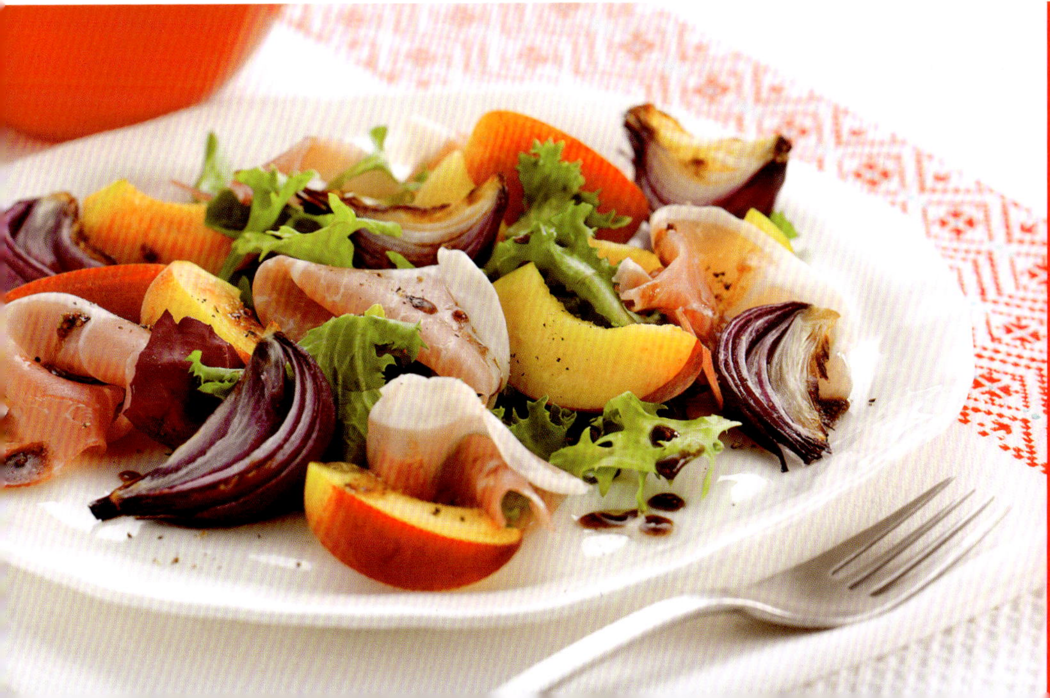

SANDUÍCHE DE BACON COM ABACATE RENDIMENTO: 1 PORÇÃO

2 fatias de pão
3 fatias de bacon
1 colher (sopa) de maionese
½ abacate fatiado
1 tomate em rodelas
2-3 folhas de alface-mimosa
pimenta-do-reino moída na hora

Preaqueça o forno em fogo alto, torre o pão de ambos os lados e grelhe o bacon, até ficar crocante. Espalhe a maionese em cada fatia da torrada, cubra com fatias de abacate e as rodelas de tomate e tempere com um pouco de pimenta. Cubra com o bacon e a alface e finalize com a outra fatia de pão torrada. Sirva imediatamente.

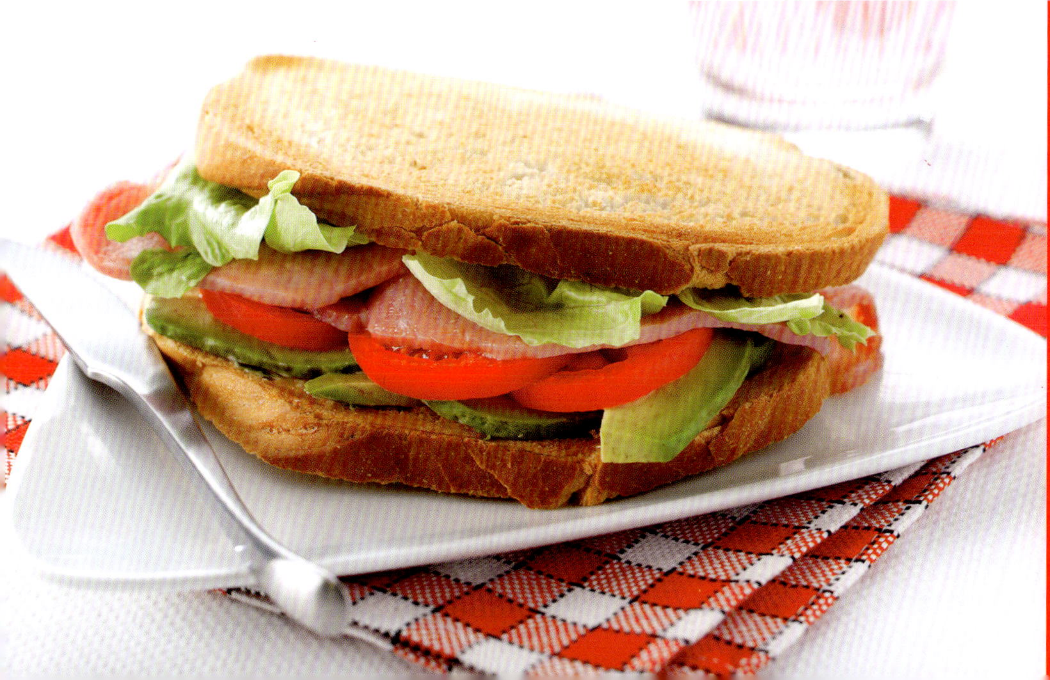

BAGUETES DE CARNE COM RELISH RENDIMENTO: 2 PORÇÕES

250 g de contrafilé
azeite para pincelar
2 baguetes pequenas
160 g de pepino fatiado

RELISH
1 ½ colher (sopa) de azeite
1 dente de alho amassado
1 pimentão vermelho picado
½ colher (chá) de raiz-forte ralada
sal

Para fazer o relish, aqueça o azeite numa frigideira e refogue o alho por cerca de 1 minuto. Junte o pimentão e deixe mais 15 minutos, mexendo de vez em quando. Coloque a mistura no processador com a raiz-forte e pique grosseiramente. Tempere a gosto com sal e reserve. Pincele a carne com azeite. Aqueça uma frigideira em fogo alto e grelhe a carne por 2 minutos de cada lado, até ficar a seu gosto. Tire do fogo, deixe descansar por cerca de 10 minutos e corte em fatias finas. Abra as baguetes ao meio, recheie com a carne, o pepino e o relish e sirva imediatamente.

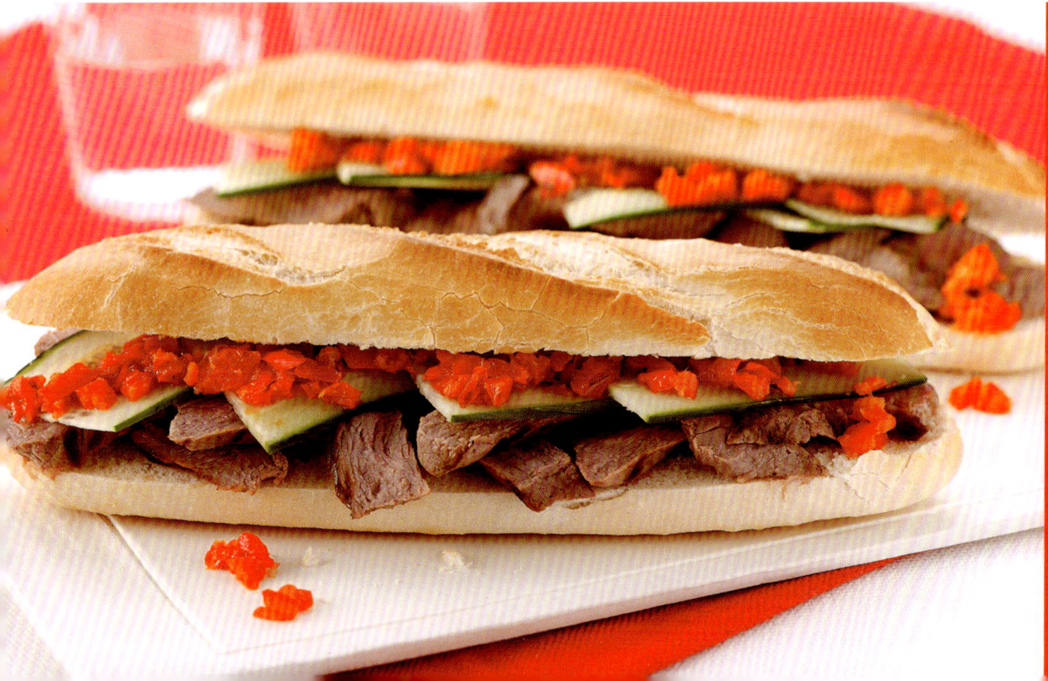

BATATA ASSADA COM CARNE RENDIMENTO: 4 PORÇÕES

4 batatas grandes
1 colher (sopa) de azeite, mais um pouco para besuntar
2 dentes de alho amassados
350 g de carne moída
320 g de tomates sem pele picados
1 colher (sopa) de purê de tomate
100 ml de caldo de carne
400 g de feijão cozido e drenado
1 colher (chá) de cominho em pó
uma pitada de pimenta seca
4 colheres (sopa) de creme azedo (creme de leite fresco com gotas de limão)
sal e pimenta-do-reino moída na hora
tirinhas de cebolinha para decorar

Preaqueça o forno a 190°C. Espete as batatas em toda a superfície, besunte com azeite e asse em forno aquecido por 1-1h30, até assarem. Enquanto isso, aqueça o azeite e frite o alho por cerca de 1 minuto. Junte a carne e refogue até dourar. Adicione os tomates e o purê de tomate, o caldo de carne, o feijão e as especiarias e tempere com sal e pimenta. Refogue por 15-20 minutos, mexendo de vez em quando, e acerte o tempero. Abra as batatas e, com uma colher, recheie com a carne picante. Adicone uma colherada de creme azedo, salpique a cebolinha e sirva.

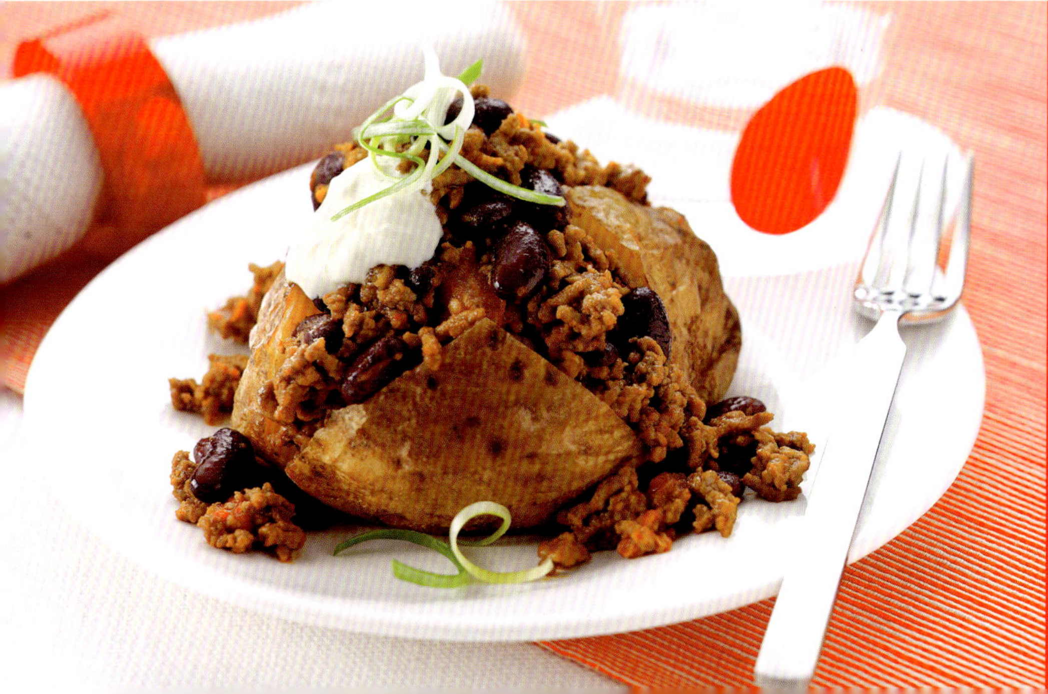

BOLINHOS DE CARANGUEJO RENDIMENTO: 4 PORÇÕES

350 g de carne de caranguejo
1 colher (sopa) de pasta de curry verde
1 colher (chá) de caldo de peixe
2 colheres (sopa) de farinha de trigo
1 ovo batido
óleo de girassol para fritar
quatro punhados de rúcula

MOLHO
320 g de manga em cubinhos
1 pimenta-malagueta sem sementes picada
um punhado de coentro picado
suco de 1 limão
sal

Para fazer o molho, coloque a manga, a pimenta e o coentro numa tigela, esprema o limão por cima, junte uma pitada de sal e misture bem. Numa tigela separada, misture a carne de caranguejo, a pasta de curry e o caldo de peixe. Adicione a farinha e o ovo e misture bem. Modele 12 bolinhos. Aqueça um pouco de óleo de girassol numa frigideira e frite os bolinhos por 3-4 minutos de cada lado, até dourarem. Escorra sobre papel-toalha. Sirva com a rúcula e o molho por cima.

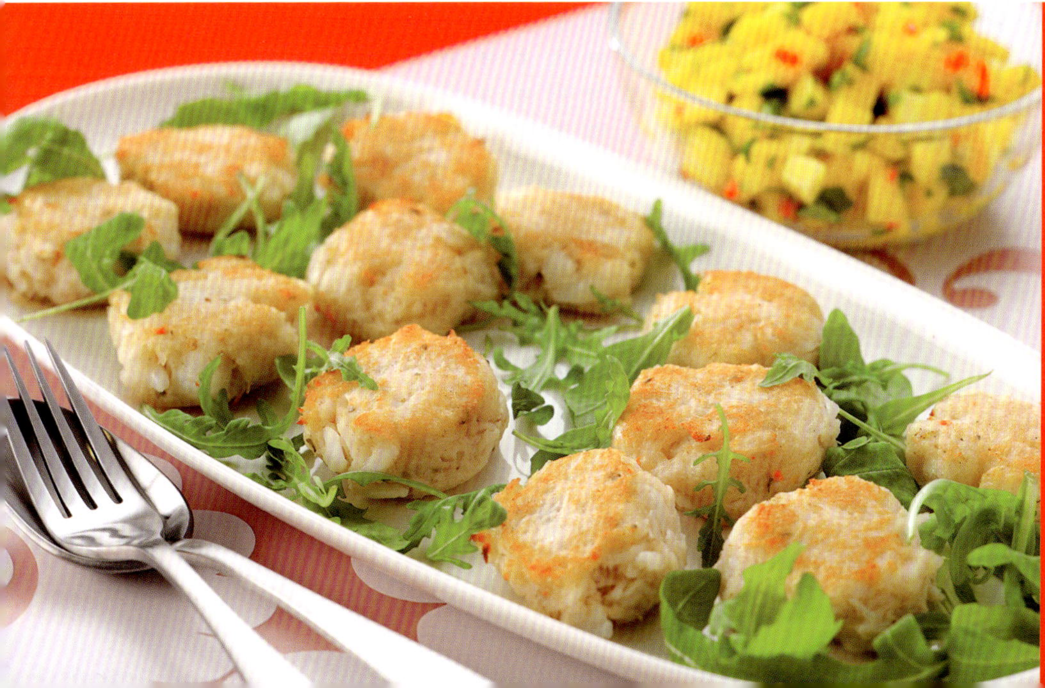

PATÊ DE PEIXE COM SALADA RENDIMENTO: 4 PORÇÕES

280 g de peixe cozido
½-1 colher (chá) de raiz-forte ralada
25 ml de iogurte bio desnatado
salsinha picada
pimenta-do-reino moída na hora
torrada de pão integral para acompanhar

SALADA
2 pimentões amarelos em cubinhos
320 g de tomate sem sementes
folhas de coentro picadas

MOLHO
1 colher (sopa) de vinagre de vinho tinto
2 ½ colheres (sopa) de azeite
uma pitada de açúcar
sal

Desmanche o peixe cozido e coloque no processador. Junte a raiz-forte, o iogurte e uma boa pitada de pimenta-do-reino e reduza a um patê macio. Misture a salsinha e reserve na geladeira até a hora de servir. Para fazer a salada, coloque os pimentões, os tomates e o coentro numa tigela. Para fazer o molho, bata o vinagre, o azeite e o açúcar com sal e pimenta a gosto. Regue a salada e misture bem. Distribua entre 4 pratos e sirva com o patê e fatias de torrada.

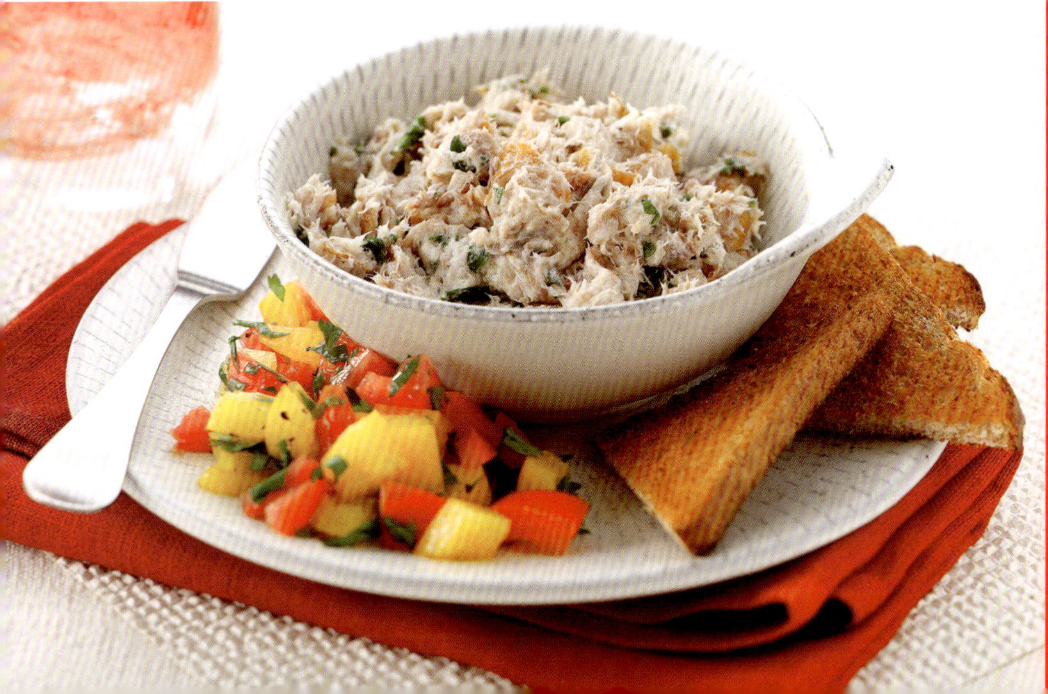

ESPAGUETE COM MOLHO DE LINGUIÇA RENDIMENTO: 2 PORÇÕES

2 colheres (sopa) de azeite
1 cebola bem picada
2 dentes de alho amassados
50 g de linguiça picada
2 pimentões vermelhos em cubinhos
320 g de tomates sem pele picados
uma pitada de pimenta seca
4 colheres (sopa) de vinho branco
280 g de espaguete
sal e pimenta-do-reino moída na hora
lascas de parmesão

Aqueça o azeite numa frigideira e refogue a cebola e o alho em fogo baixo por cerca de 4 minutos. Junte a linguiça e frite por mais 2-3 minutos. Adicione os pimentões, os tomates, a pimenta e o vinho e cozinhe em fogo baixo por cerca de 10 minutos, mexendo de vez em quando. Tempere com sal e pimenta a gosto. Enquanto isso, cozinhe o espaguete em água fervente salgada, de acordo com as instruções da embalagem. Escorra bem e misture com o molho. Sirva imediatamente, com lascas de parmesão por cima.

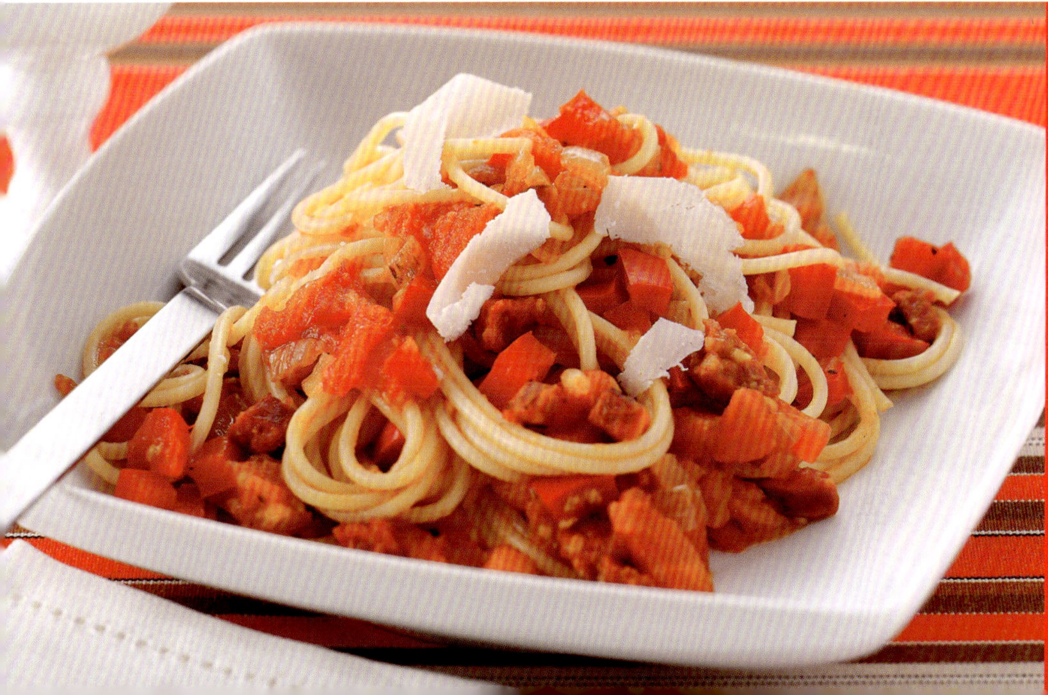

MACARRÃO COM SALMÃO E COGUMELOS RENDIMENTO: 4 PORÇÕES

2 colheres (sopa) de azeite
2 dentes de alho amassados
320 g de cogumelos fatiados
320 g de espinafre
250 ml de creme de leite
60 ml de vinho branco
115 g de salmão cozido cortado em tiras
250 g de tagliatelle
sal e pimenta-do-reino moída na hora

Aqueça o azeite numa frigideira e refogue o alho por cerca de 1 minuto. Junte os cogumelos e frite por mais 10 minutos. Ponha o espinafre e refogue por mais 2-3 minutos, até murchar. Misture o creme de leite, o vinho e o salmão e tempere a gosto com sal e pimenta. Enquanto isso, cozinhe o tagliatelle em água fervente salgada, de acordo com as instruções da embalagem. Escorra bem e misture com o molho. Tempere com mais pimenta, se desejar, e sirva imediatamente com hortelã espalhada por cima.

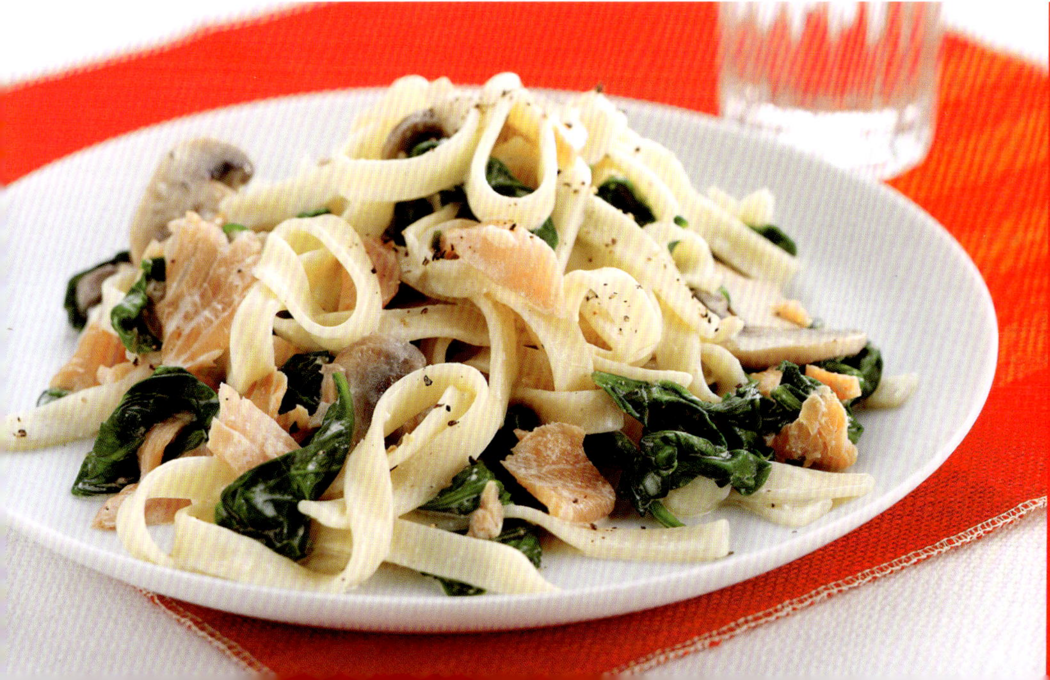

PANQUECAS DE MILHO-VERDE RENDIMENTO: 4 PORÇÕES

115 g de farinha de trigo peneirada
1 colher (chá) de fermento em pó
¼ de colher (chá) de sal
uma pitada de pimenta seca
1 ovo batido
150 ml de leite
320 g de milho em lata escorrido
azeite para untar
sal e pimenta-do-reino moída na hora

MOLHO
320 g de tomates bem picados
¼ de cebola roxa em cubinhos
folhas de coentro bem picadas
suco de ½ limão

Faça o molho: misture os tomates, a cebola e o coentro numa tigela, esprema o limão e tempere a gosto. Leve ao fogo baixo uma frigideira antiaderente. Misture a farinha de trigo, o fermento, o sal e a pimenta seca numa tigela e abra uma cova no centro. Junte o ovo e metade do leite e incorpore aos poucos a farinha, até formar uma mistura homogênea, juntando o leite restante. Misture o milho. Esfregue a panela quente com papel-toalha levemente untado e frite colheradas da massa por 2 minutos, até dourar. Dobre as panquecas e cozinhe por mais 2 minutos. Mantenha-as aquecidas enquanto faz as panquecas restantes. Sirva-as mornas com o molho.

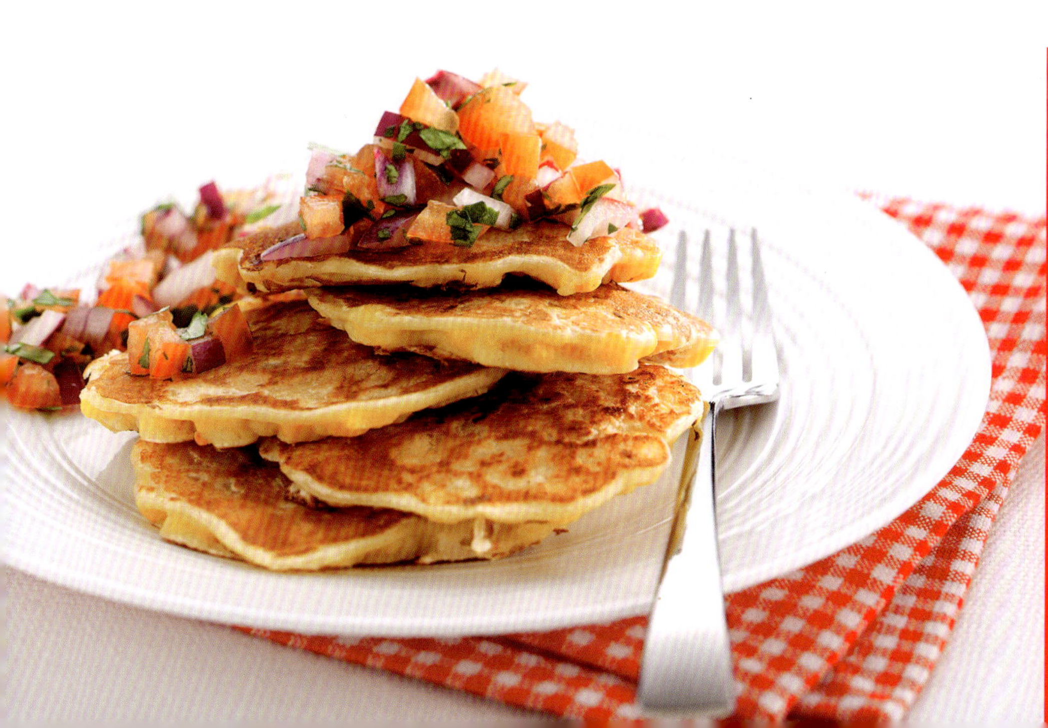

BRUSCHETTAS DE ALCACHOFRA RENDIMENTO: 4 PORÇÕES

320 g de fundos de alcachofra em conserva drenados
2 colheres (sopa) de pesto
uma boa pitada de pimenta seca
1 dente de alho amassado
2 colheres (sopa) de azeite
4 fatias de pão italiano
320 g de tomates-cereja cortados ao meio
um punhado generoso de rúcula
sal e pimenta-do-reino moída na hora

Bata os fundos de alcachofra, o pesto, a pimenta seca, o alho e o azeite no processador, até dissolverem. Tempere a gosto com sal e pimenta-do-reino. Toste as fatias de pão levemente. Espalhe um pouco de patê de alcachofra em cada uma e cubra com tomates-cereja e rúcula. Enfeite com tomates-cereja ao lado e sirva.

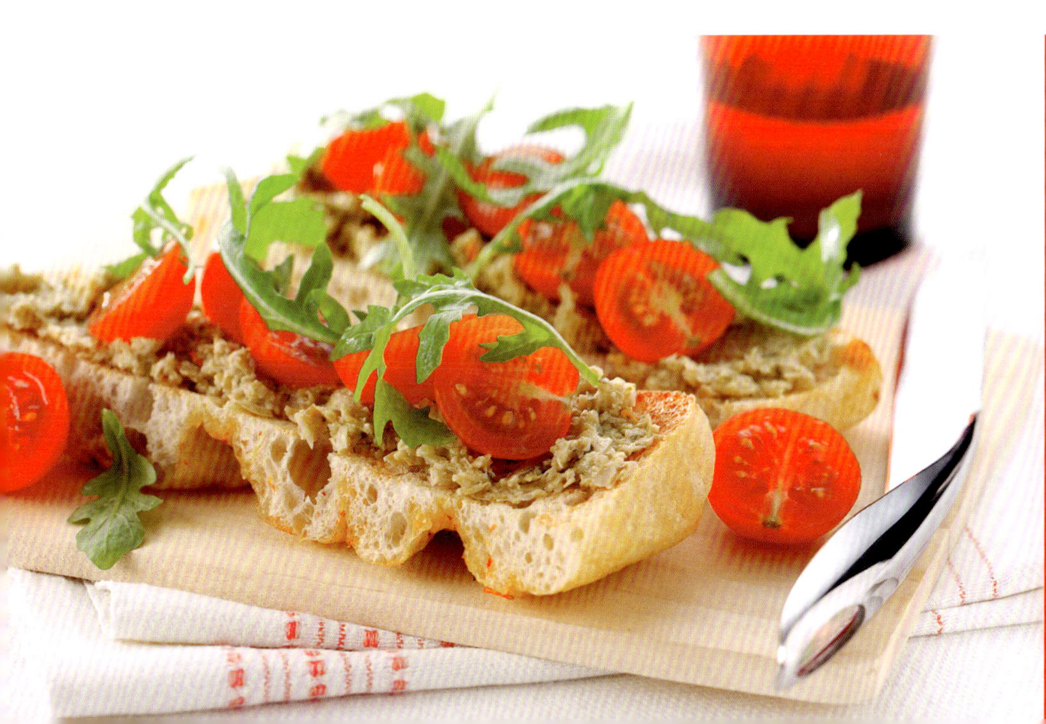

CIABATTAS COM LEGUMES GRELHADOS RENDIMENTO: 2 PORÇÕES

1 abobrinha cortada em rodelas de 5 mm
160 g de berinjela em rodelas de 5 mm
azeite para pincelar
2 colheres (sopa) de pesto
2 colheres (sopa) de maionese
2 ciabattas médias aquecidas
100 g de mussarela de búfala em rodelas
sal e pimenta-do-reino moída na hora

Aqueça uma frigideira. Pincele as rodelas de abobrinha e berinjela com azeite e tempere com sal e pimenta. Grelhe-as aos poucos por cerca de 3 minutos de cada lado, até ficarem chamuscadas e tenras. Mantenha aquecidas. Numa tigela pequena, misture o pesto e a maionese. Abra as ciabattas ao meio e espalhe em uma das fatias. Junte os legumes grelhados e a mussarela, tempere com sal e pimenta e cubra com a outra metade de pão. Sirva imediatamente.

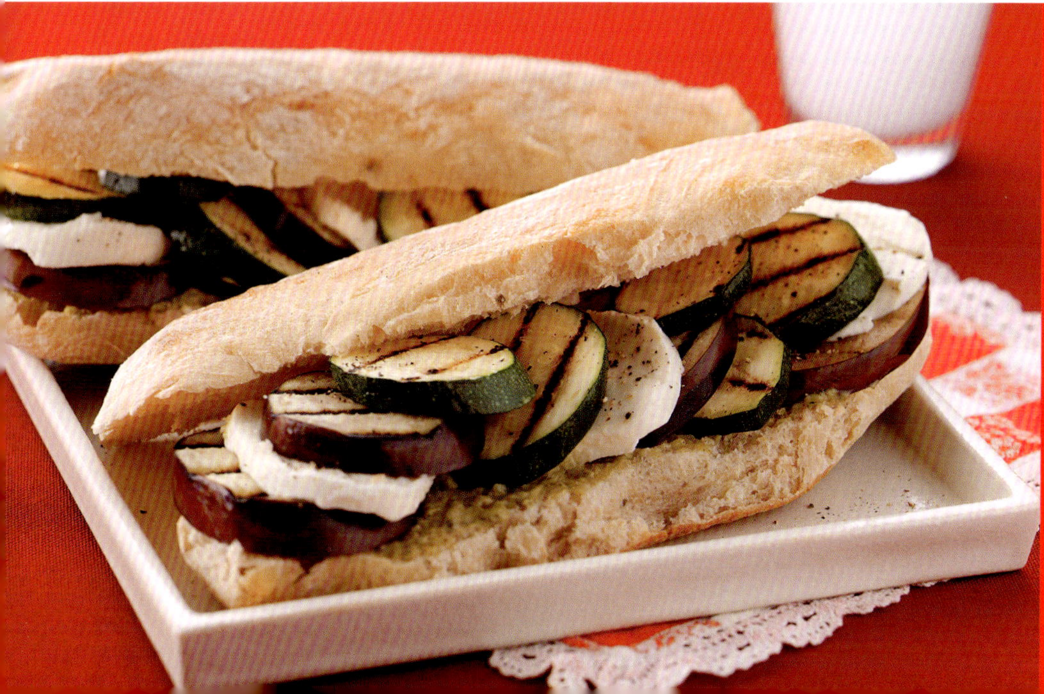

refeição leve

FRANGO COM MOLHO DE MANGA E PEPINO

RENDIMENTO: 4 PORÇÕES

2 dentes de alho amassados
suco de 1 limão
1 colher (sopa) de azeite
4 peitos de frango desossados e sem pele
sal e pimenta-do-reino moída na hora

MOLHO
320 g de manga em cubinhos
320 g de pepino em cubinhos
1 pimenta-malagueta sem sementes picada
6 cebolinhas em rodelas finas
folhas de hortelã picadas
suco de ½-1 limão

Misture o alho, o suco de limão e o azeite e tempere com sal e pimenta-do-reino. Despeje a marinada sobre o frango e misture bem. Cubra e deixe marinar na geladeira no mínimo por 1 hora. Asse o frango no forno preaquecido por 5-6 minutos de cada lado, até ficar bem cozido. Enquanto isso, para fazer o molho, misture a manga, o pepino, a pimenta-malagueta, as cebolinhas e a hortelã. Tempere com uma pitada de sal, esprema por cima o suco de limão a gosto e misture bem. Sirva o frango com o molho.

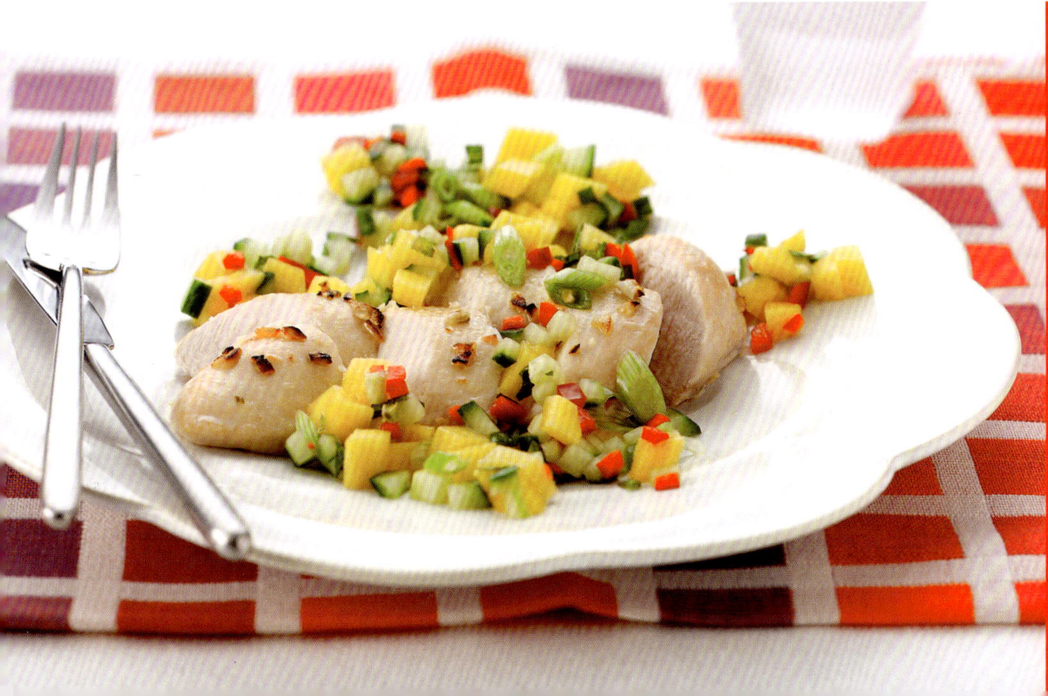

prato principal

FRANGO COM ERVA-DOCE E CENOURA RENDIMENTO: 4 PORÇÕES

4 peitos de frango desossados e sem pele
1 bulbo grande de erva-doce
320 g de cenouras cortadas em palitos
1 ramo de cebolinha cortada em rodelas finas
25 g de manteiga
2 dentes de alho amassados
250 ml de creme de leite
125 ml de vinho branco
1 colher (chá) de mostarda de Dijon
sal e pimenta-do-reino moída na hora
batatas miúdas ou arroz integral para acompanhar

Preaqueça o forno a 190°C. Coloque os peitos de frango na assadeira grande. Acomode a erva-doce e as cenouras em volta e salpique a cebolinha por cima. Derreta a manteiga numa panela e refogue o alho por cerca de 1 minuto. Misture o creme de leite, o vinho, a mostarda e sal e pimenta-do-reino a gosto. Despeje sobre o frango e as hortaliças e asse por 20-25 minutos, até que o frango esteja totalmente cozido e as hortaliças tenras. Sirva com batatas pequenas ou arroz integral.

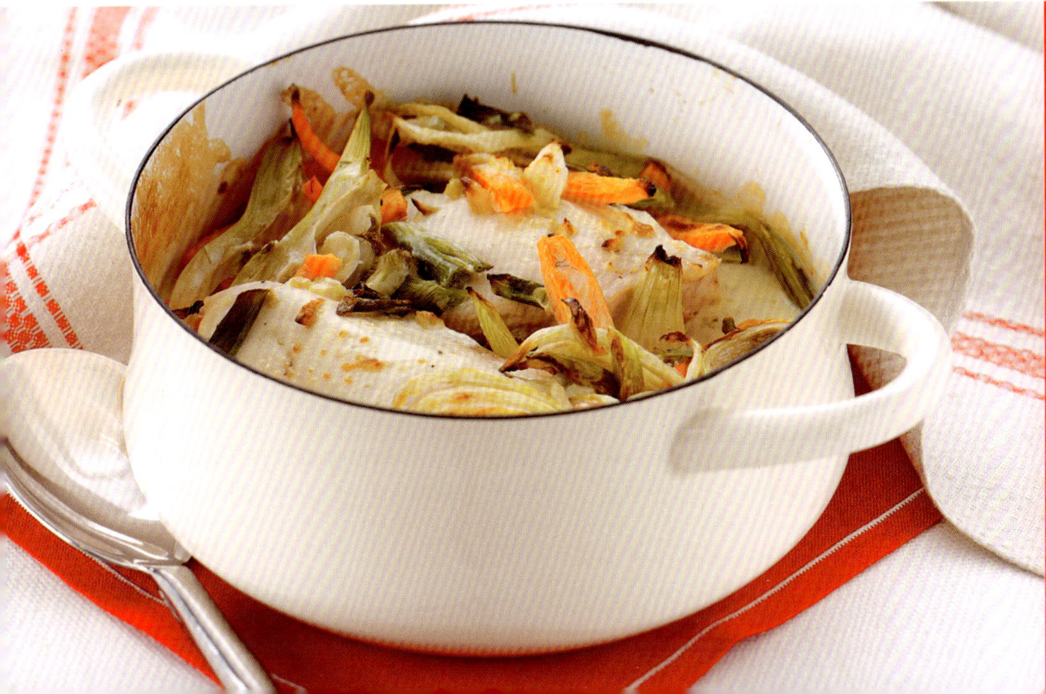

BIFES DE CORDEIRO COM MILHO-VERDE

RENDIMENTO: 4 PORÇÕES

2 dentes de alho amassados
2 colheres (sopa) de azeite
2 pimentões vermelhos picados
1 colher (chá) de vinagre balsâmico
folhas de coentro
4 espigas de milho
4 bifes de perna de cordeiro
sal e pimenta-do-reino moída na hora

Para fazer o relish, refogue o alho no azeite por cerca de 1 minuto. Junte os pimentões e cozinhe em fogo baixo por 20 minutos, até ficarem tenros. Bata-os rapidamente no processador com o vinagre e o coentro. Tempere a gosto com sal e pimenta. Enquanto isso, cozinhe as espigas numa panela grande com água fervente por cerca de 10 minutos, até ficarem tenras; escorra. Enquanto o milho cozinha, preaqueça o forno e asse os bifes por cerca de 6 minutos de cada lado, até ficarem no ponto desejado. Sirva o cordeiro com o relish de pimentão e as espigas de milho.

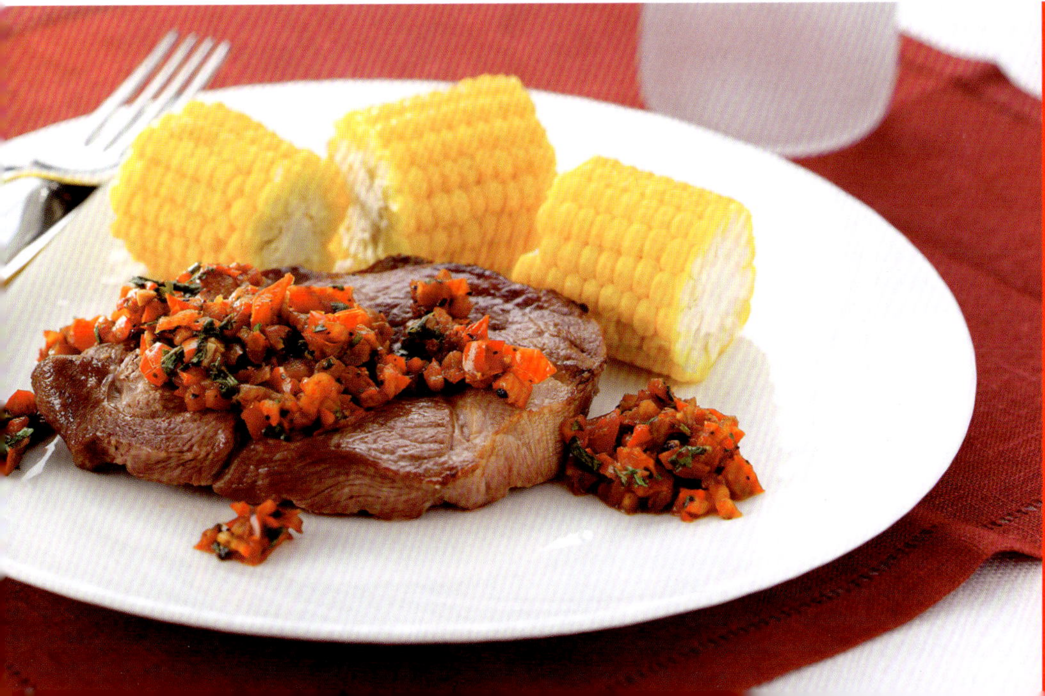

prato principal

COSTELETAS COM MOLHO DE MIRTILO RENDIMENTO: 4 PORÇÕES

4-8 costeletas de cordeiro
2 colheres (sopa) de azeite
2 dentes de alho amassados
125 ml de vinho tinto
80 ml de vinho do porto
125 ml de caldo de carne
320 g de mirtilos
2 colheres (chá) de maisena dissolvida em 2 colheres (sopa) de água fria
320 g de espinafre
sal e pimenta-do-reino moída na hora

Preaqueça o forno. Tempere as costeletas com sal e pimenta e cozinhe por 3-4 minutos de cada lado, até ficarem no ponto desejado. Enquanto isso, para fazer o molho, aqueça metade do azeite e refogue metade do alho por cerca de 1 minuto. Junte o vinho tinto e o do porto, o caldo de carne e deixe ferver. Diminua um pouco o fogo e refogue por 2 minutos. Adicione os mirtilos, refogue por mais 1 minuto, acrescente a maisena dissolvida e mexa, até engrossar. Tempere a gosto com sal e pimenta. Enquanto o molho cozinha, frite o alho restante no azeite por cerca de 1 minuto, junte o espinafre e salteie por cerca de 3 minutos, até começar a murchar. Tempere a gosto com sal e pimenta. Sirva com costeletas de cordeiro (1-2 por porção, como indicado) e o molho de mirtilos.

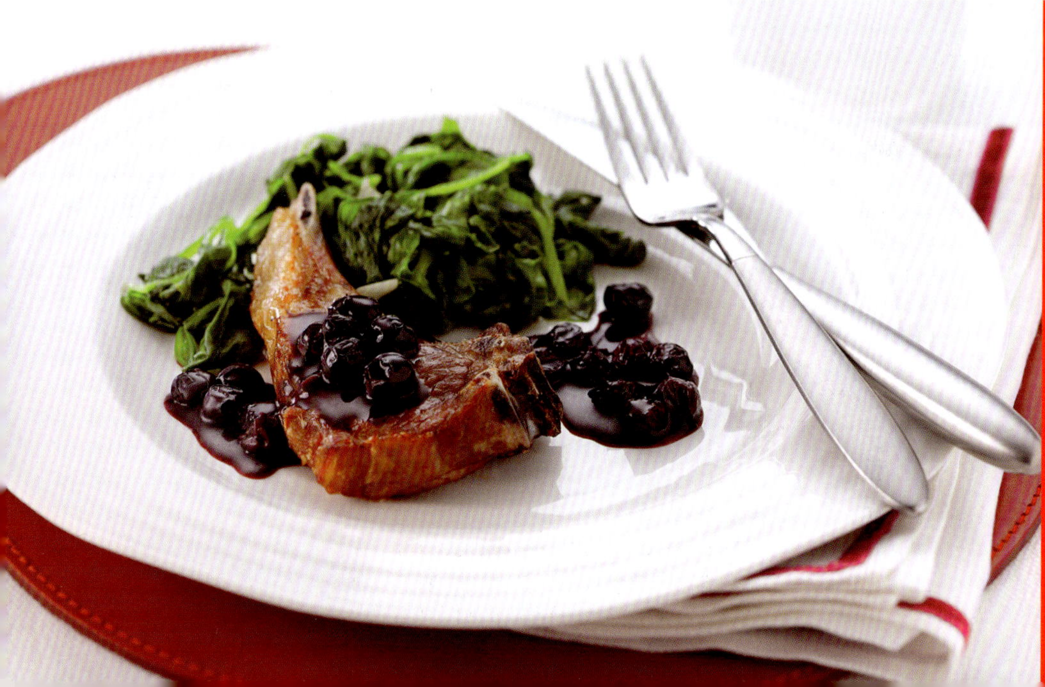

RISOTO DE COGUMELOS COM ERVILHAS

RENDIMENTO: 4 PORÇÕES

3 dentes de alho amassados
3 colheres (sopa) de azeite
320 g de cogumelos fatiados
4 tiras de bacon cortadas em pedacinhos
280 g de arroz para risoto
180 ml de vinho branco
1,25 litro de caldo de legumes fervente
320 g de ervilhas descongeladas
60 g de parmesão ralado na hora, mais algumas lascas
sal e pimenta-do-reino moída na hora

Refogue o alho em metade do azeite por 1 minuto. Junte os cogumelos e uma pitada de sal e refogue por cerca de 10 minutos, até os cogumelos ficarem tenros e os sucos evaporarem. Transfira para uma tigela. Aqueça o azeite restante na panela e frite o bacon por cerca de 2 minutos. Acrescente o alho restante e frite por 1 minuto, adicione o arroz e cozinhe por 1-2 minutos. Junte o vinho e cozinhe, sempre mexendo, até ser quase todo absorvido. Repita com 1 concha de caldo de legumes fervente e continue a adicionar caldo por 20 minutos, até o arroz amolecer. (Talvez não seja preciso usar todo o caldo.) Misture os cogumelos e ervilhas, aqueça tudo e adicione o parmesão ralado. Tempere a gosto com sal e pimenta e sirva com as lascas de parmesão por cima.

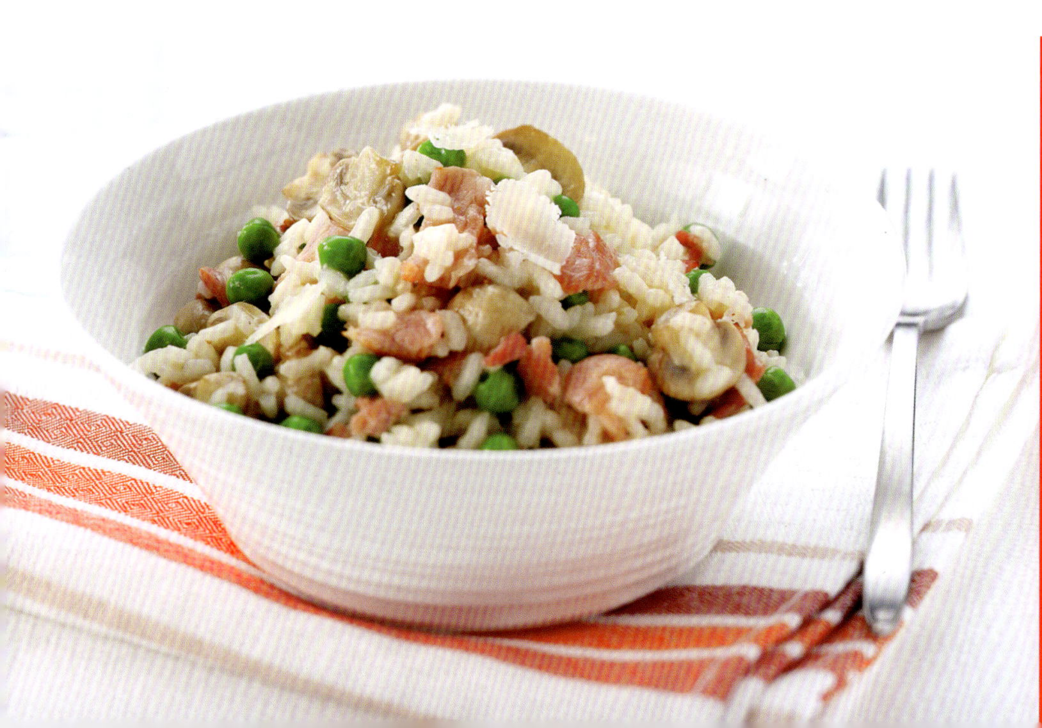

PIZZA DE CALABRESA E ALCACHOFRA

RENDIMENTO: 4 PORÇÕES

2 dentes de alho amassados
2 colheres (sopa) de azeite, mais um pouco para pincelar
320 g de tomates sem pele picados
folhas de manjericão
2 bases para pizza de 25 cm de diâmetro
4 bolas de mussarela de búfala fatiadas
100 g de linguiça-calabresa em rodelas finas
320 g de alcachofras em conserva escorridas e em quartos
sal e pimenta-do-reino moída na hora

Preaqueça o forno a 220°C. Refogue o alho no azeite por cerca de 1 minuto, junte os tomates, tempere com sal e pimenta e cozinhe por cerca de 15 minutos. Transfira para o processador, junte o manjericão e bata até dissolver. Prove o tempero. Pincele 2 assadeiras com azeite, coloque as bases das pizzas e espalhe por cima o molho de tomate. Cubra com a mussarela, a linguiça-calabresa e as alcachofras e asse por 15-20 minutos, até dourar e borbulhar. Sirva cortada em fatias largas.

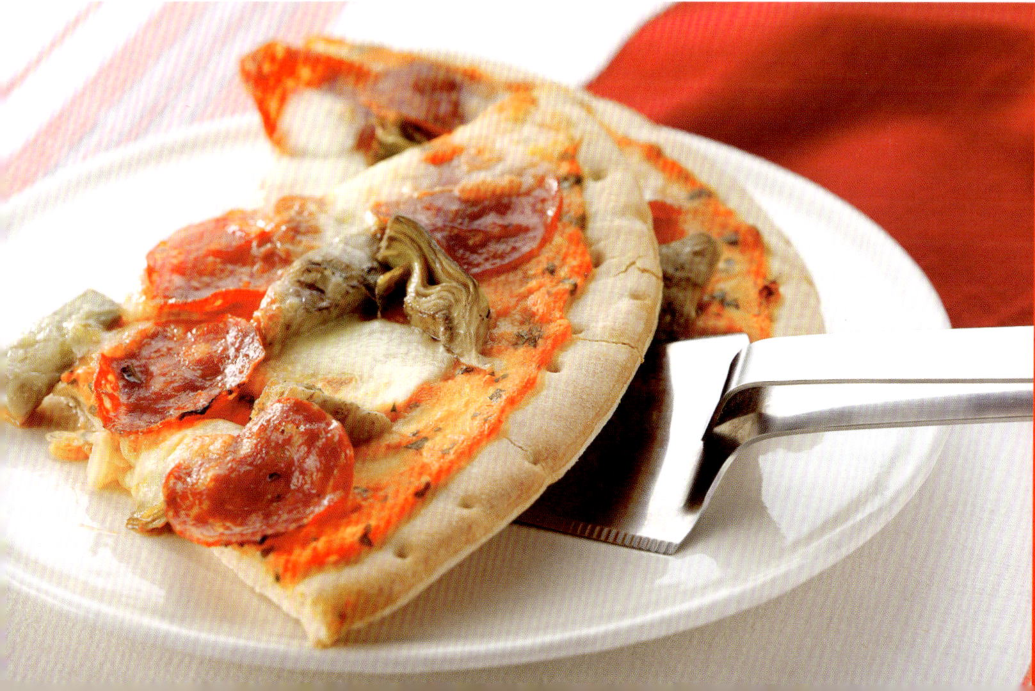

prato principal

BIFES DE PANELA COM MOLHO CREMOSO

RENDIMENTO: 4 PORÇÕES

3 dentes de alho amassados
2 colheres (sopa) de azeite, mais um pouco para pincelar
320 g de cogumelos fatiados
2 pimentões verdes fatiados
180 ml de creme de leite
suco de ¼ de limão
4 bifes de alcatra (cerca de 170 g cada)
sal e pimenta-do-reino moída na hora

Refogue o alho no azeite por cerca de 1 minuto. Junte os cogumelos e os pimentões, tempere com um pouco de sal e frite por cerca de 5 minutos, até ficarem macios. Adicione o creme de leite, refogue rapidamente e tempere a gosto com pimenta e limão. Enquanto isso, tempere os bifes com sal e pimenta e pincele com azeite. Aqueça uma frigideira antiaderente até ficar bem quente, frite os bifes por cerca de 2 minutos de cada lado, até ficarem no ponto desejado. Sirva com o molho cremoso de cogumelos e pimentão.

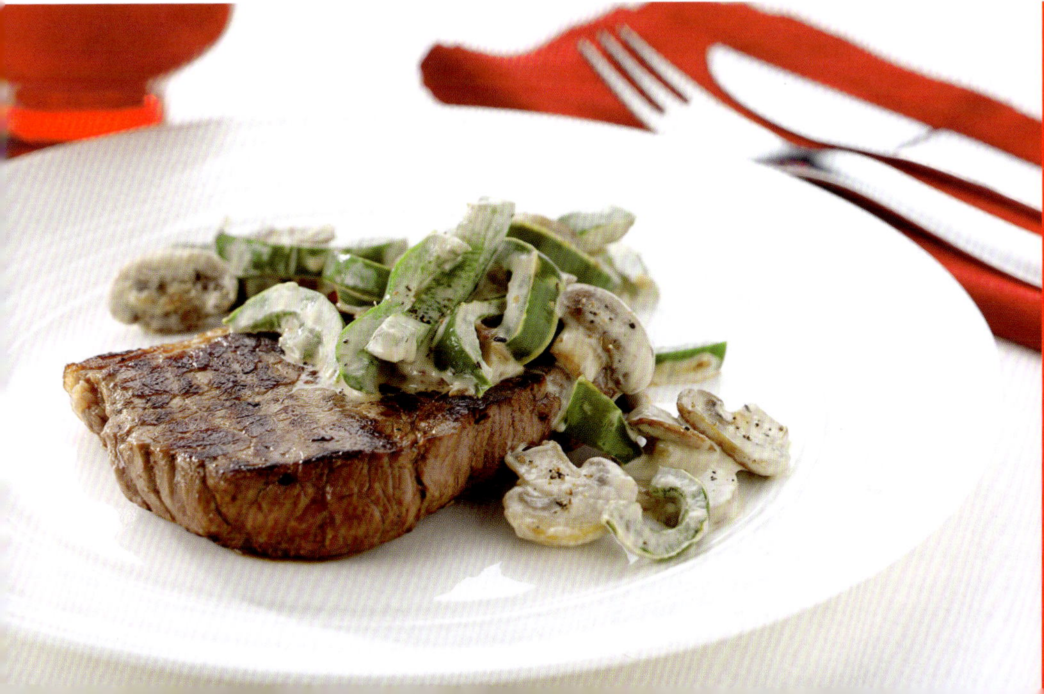

ALMÔNDEGAS AO MOLHO RENDIMENTO: 4 PORÇÕES

2 pimentões vermelhos em pedaços
2 colheres (sopa) de azeite
350 g de carne magra moída
½ cebola ralada
2 dentes de alho amassados
2 colheres (sopa) de parmesão ralado na hora
2 colheres (chá) de tomilho
320 g de tomates sem pele picados
1 colher (sopa) de purê de tomate
80 ml de caldo de carne
sal e pimenta-do-reino moída na hora

Preaqueça o forno a 200°C. Coloque os pimentões na assadeira, regue com metade do azeite, tempere com sal e pimenta e asse por cerca de 20 minutos, até ficarem macios. Enquanto isso, coloque a carne, a cebola, o alho, o parmesão e metade do tomilho numa tigela, tempere com sal e pimenta e mexa bem. Faça 35-40 bolinhas com a mistura. Aqueça o óleo restante numa panela antiaderente até esquentar bem e doure as almôndegas por igual, aos poucos. Junte os tomates, o purê de tomate, o caldo de carne, os pimentões e o tomilho restante à panela, tempere com sal e pimenta e cozinhe por cerca de 20 minutos, até as almôndegas ficarem cozidas.

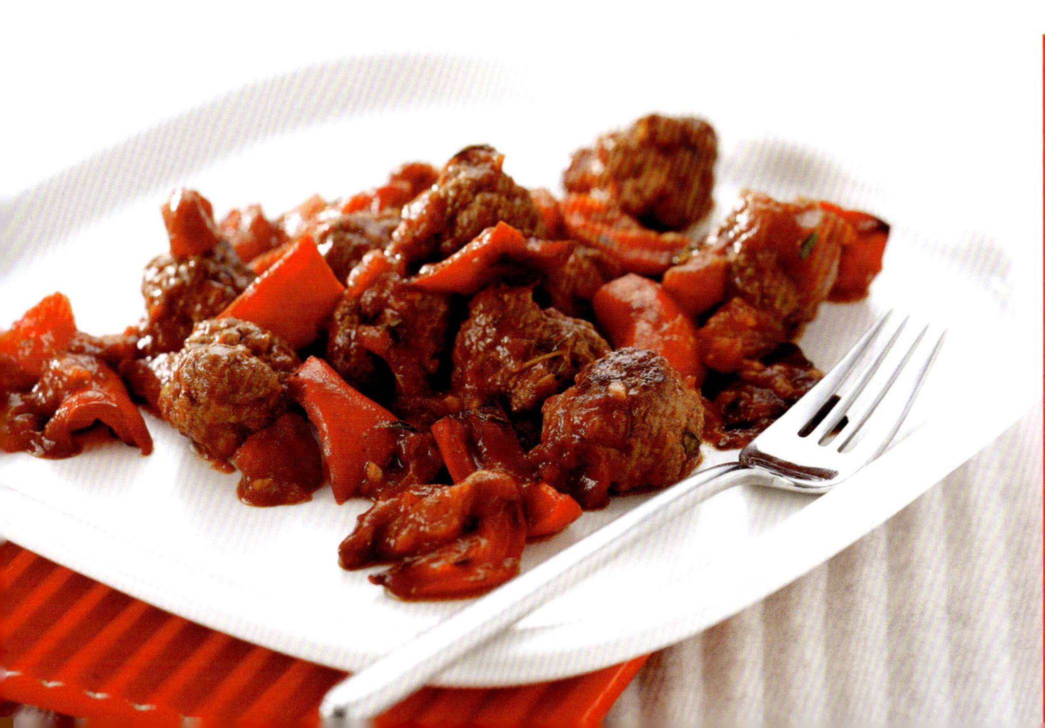

SALMÃO COM PURÊ DE ERVILHAS RENDIMENTO: 4 PORÇÕES

320 g de abóbora cortada em pedaços
3 colheres (sopa) de azeite
uma pitada de pimenta seca, mais um pouco para salpicar
4 filés de salmão
suco de ½ limão, mais algumas fatias para acompanhar
½ cebola bem picada
320 g de ervilhas
1 ½ colher (sopa) de xerez
2 colheres (sopa) de creme de leite fresco
sal e pimenta-do-reino moída na hora

Preaqueça o forno a 190°C. Coloque a abóbora na assadeira, regue com um pouco de azeite e tempere com sal e pimenta seca. Asse por 25 minutos, até ficar tenra. Cerca de 10 minutos antes de estar pronta, preaqueça o forno. Coloque os filés de salmão numa assadeira, esprema o limão sobre eles e tempere com sal e pimenta. Grelhe por 3-5 minutos de cada lado, até o peixe assar. Enquanto isso, refogue a cebola no azeite restante por cerca de 4 minutos. Junte as ervilhas, a pimenta seca e o xerez, deixe ferver, tampe e cozinhe em fogo baixo por cerca de 5 minutos, até as ervilhas ficarem cozidas. Bata no processador até obter um purê grosso, junte o creme de leite e tempere a gosto com sal e pimenta. Sirva com o salmão e a abóbora acompanhados de fatias de limão.

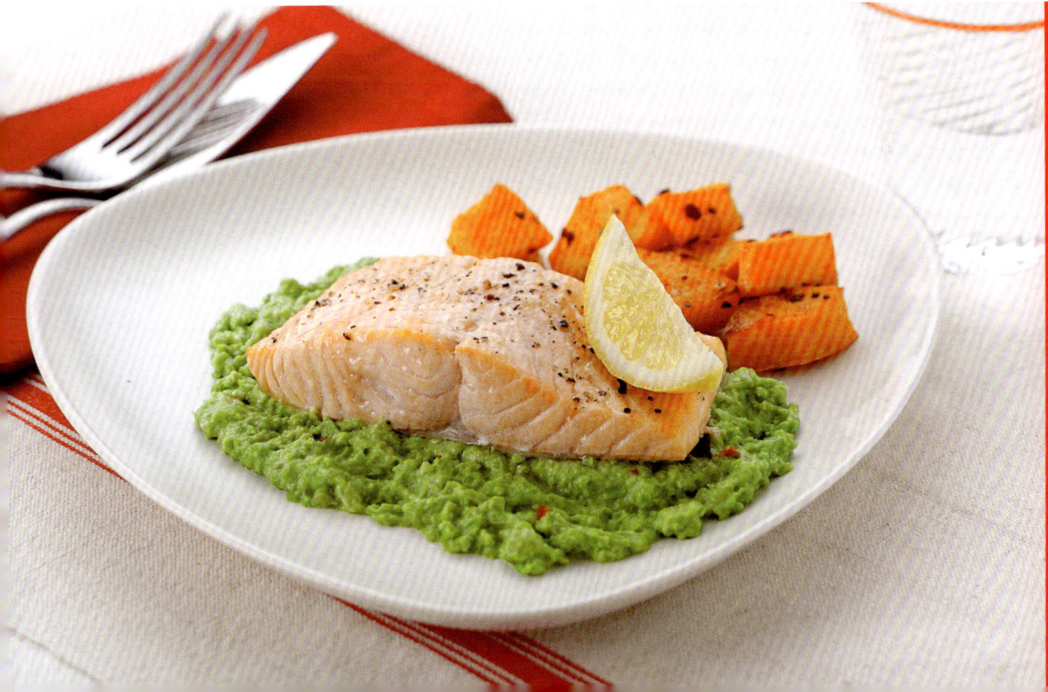

prato principal

ATUM COM ABACATE E KIWI RENDIMENTO: 4 PORÇÕES

4 filés de atum
azeite para pincelar
sal e pimenta-do-reino moída na hora

MOLHO
2 abacates bem picados
4 kiwis cortados em cubinhos
coentro picado
suco de ½-1 limão

Para fazer o molho, misture o abacate, o kiwi e o coentro e tempere com sal e pimenta-do-reino. Esprema o limão por cima, misture bem e reserve. Pincele os filés de atum com azeite e tempere com sal e pimenta. Aqueça uma panela antiaderente até esquentar bem, junte o peixe e doure por 1-2 minutos de cada lado, até cozinhar mas ainda ficar rosado no centro. Sirva com o molho.

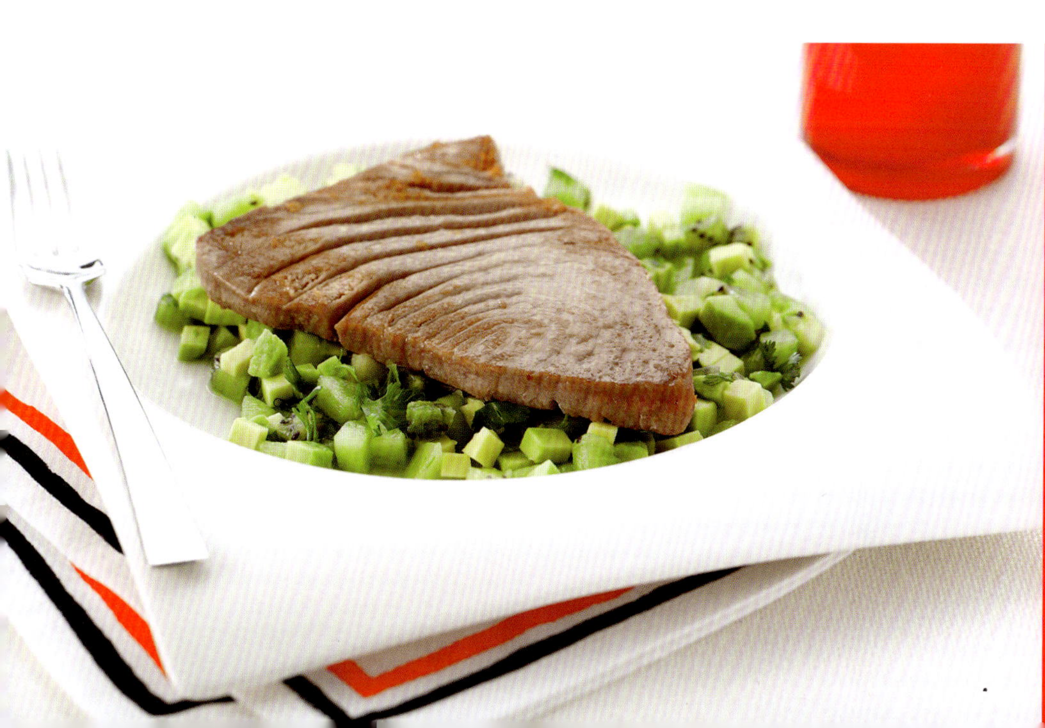

MACARRÃO COM LEGUMES E PRESUNTO RENDIMENTO: 4 PORÇÕES

320 g de couve-flor em buquês pequenos
320 g de brócolis em buquês pequenos
60 g de manteiga
1 cebola bem picada
60 g de farinha de trigo
800 ml de leite
150 g de mussarela ralada
115 g de presunto picado
280 g de macarrão
50 g de parmesão ralado na hora
sal e pimenta-do-reino moída na hora

Preaqueça o forno a 190°C. Cozinhe os legumes em água fervente salgada por 4 minutos, até ficarem *al dente*. Escorra e passe em água corrente. Derreta a manteiga numa panela e refogue a cebola por 4 minutos. Misture a farinha de trigo e cozinhe por 1 minuto. Misture aos poucos o leite, até obter um molho espesso. Retire do fogo, junte o queijo e o presunto e tempere a gosto com sal e pimenta. Enquanto isso, cozinhe o macarrão em água fervente salgada, de acordo com as instruções da embalagem; escorra. Misture o macarrão e os legumes no molho de queijo. Coloque na assadeira, polvilhe com o parmesão e asse por 20 minutos, até dourar.

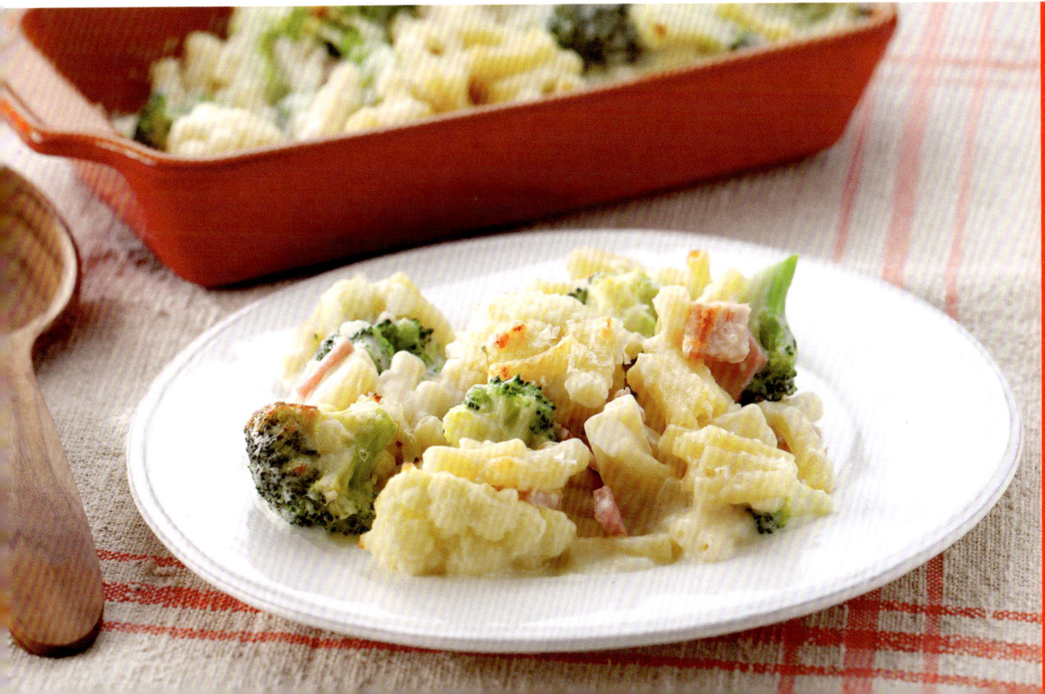

PENNE COM ALICI E ALCAPARRAS RENDIMENTO: 4 PORÇÕES

3 dentes de alho amassados
1 cebola pequena bem picada
2 colheres (sopa) de azeite
320 g de tomates sem pele picados
1 colher (sopa) de alcaparras
50 g de alici em conserva escorrido e picado
320 g de espinafre
350 g de penne
sal e pimenta-do-reino moída na hora
lascas de parmesão

Refogue o alho e a cebola no azeite por cerca de 4 minutos. Junte os tomates e cozinhe em fogo baixo por 10 minutos, mexendo de vez em quando. Misture as alcaparras, o alici e o espinafre e deixe por mais 2 minutos, até o espinafre murchar. Tempere com pimenta-do-reino. Enquanto isso, cozinhe o macarrão em água fervente salgada, de acordo com as instruções da embalagem. Escorra bem, misture o molho e sirva imediatamente, com as lascas de parmesão por cima.

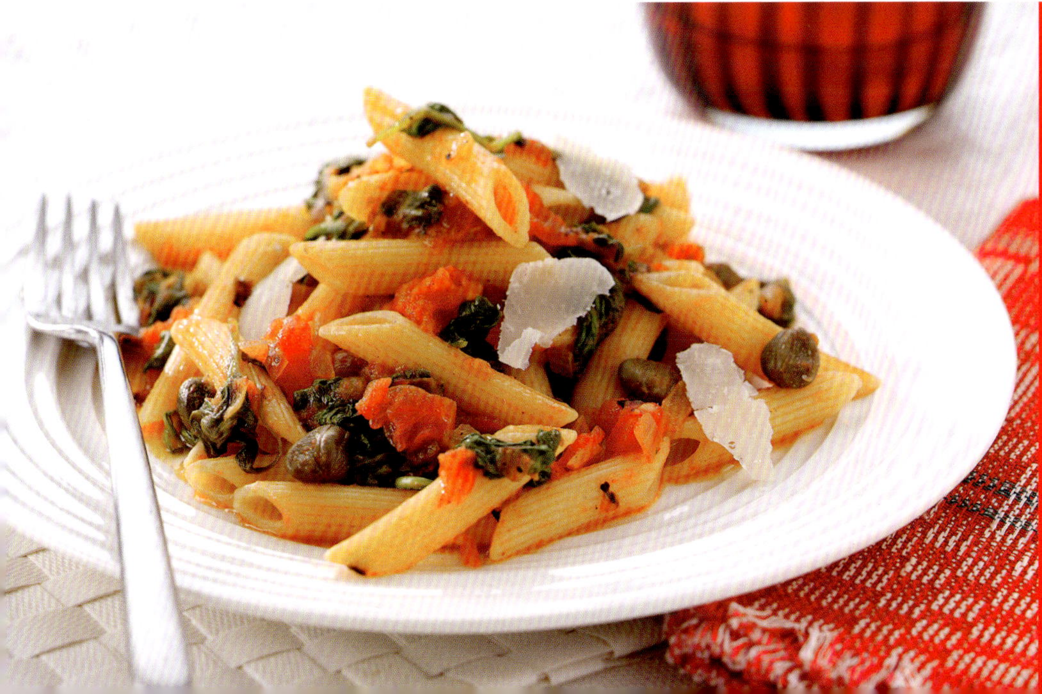

prato principal

RISOTO DE ABOBRINHA E ASPARGOS RENDIMENTO: 4 PORÇÕES

320 g de aspargos
1 cebola bem picada
2 dentes de alho amassados
2 colheres (sopa) de azeite
280 g de arroz para risoto
180 ml de vinho branco
1,25 litro de caldo de legumes fervente
320 g de abobrinhas em quartos fatiadas
60 g de parmesão ralado na hora, mais algumas lascas
2 colheres (chá) de dill picado
sal e pimenta-do-reino moída na hora

Descarte a ponta dos aspargos e fatie os caules. Ferva em 5 cm de água por cerca de 2 minutos, até ficarem *al dente*. Escorra e passe sob água corrente. Refogue a cebola e o alho no azeite por 4 minutos, misture o arroz e cozinhe por 2 minutos. Junte o vinho e cozinhe em fogo baixo, mexendo, até a água ser quase toda absorvida. Repita com 1 concha de caldo de legumes e continue a adicionar caldo por 10 minutos. Ponha as abobrinhas e os aspargos e continue a cozinhar e a adicionar caldo dessa maneira por mais 10 minutos, até o arroz amolecer. (Talvez não precise usar todo o caldo.) Misture o parmesão ralado, os aspargos e o dill, tempere a gosto e finalize com as lascas de parmesão.

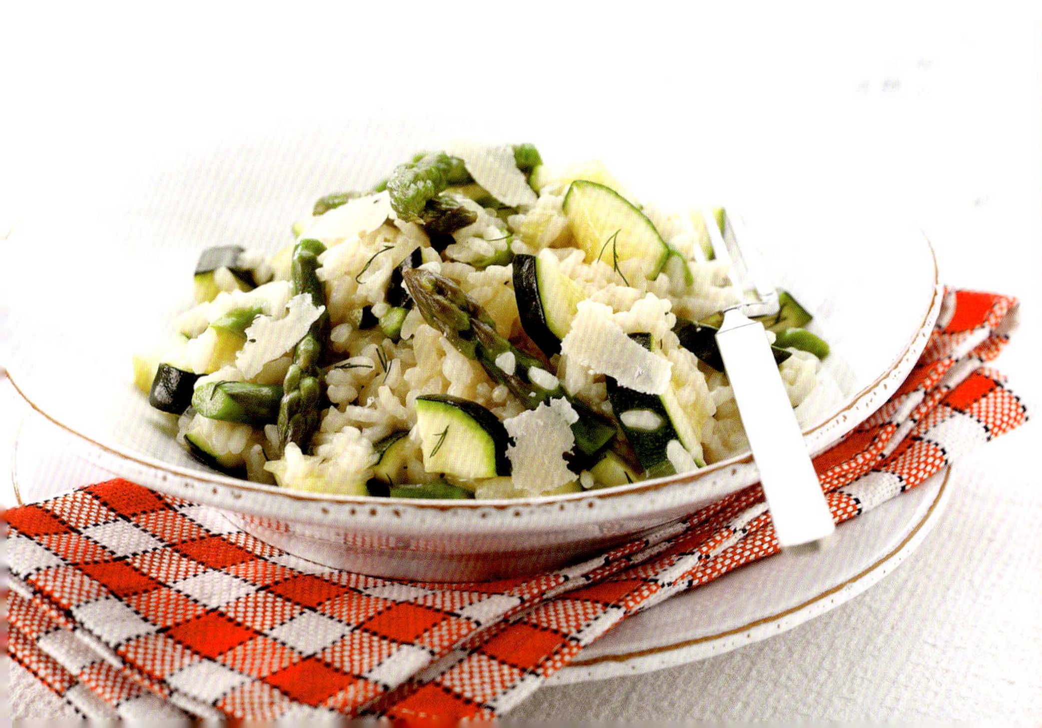

ABÓBORA RECHEADA RENDIMENTO: 4 PORÇÕES

2 abóboras pequenas (400 g cada uma) cortadas ao meio
320 g de alhos-porós em rodelas
2 colheres (sopa) de azeite
um punhado de nozes
150 g de gorgonzola ou queijo de cabra em cubinhos
suco de ¼ de limão
sal e pimenta-do-reino moída na hora

Preaqueça o forno a 190°C. Coloque a abóbora na assadeira e asse por cerca de 25 minutos, até a polpa ficar tenra. Tire do forno e aumente a temperatura para 200°C. Refogue os alhos-porós no azeite por 5 minutos, até amaciarem. Com uma colher, retire a polpa da abóbora, deixando apenas o suficiente para manter a casca intacta, e misture-a ao alho-poró. Junte as nozes, cerca de ¾ do queijo e mexa bem. Esprema o limão e tempere a gosto com sal e pimenta. Coloque a mistura nas cascas de abóbora, espalhe o queijo restante por cima e asse por cerca de 15 minutos, até dourar.

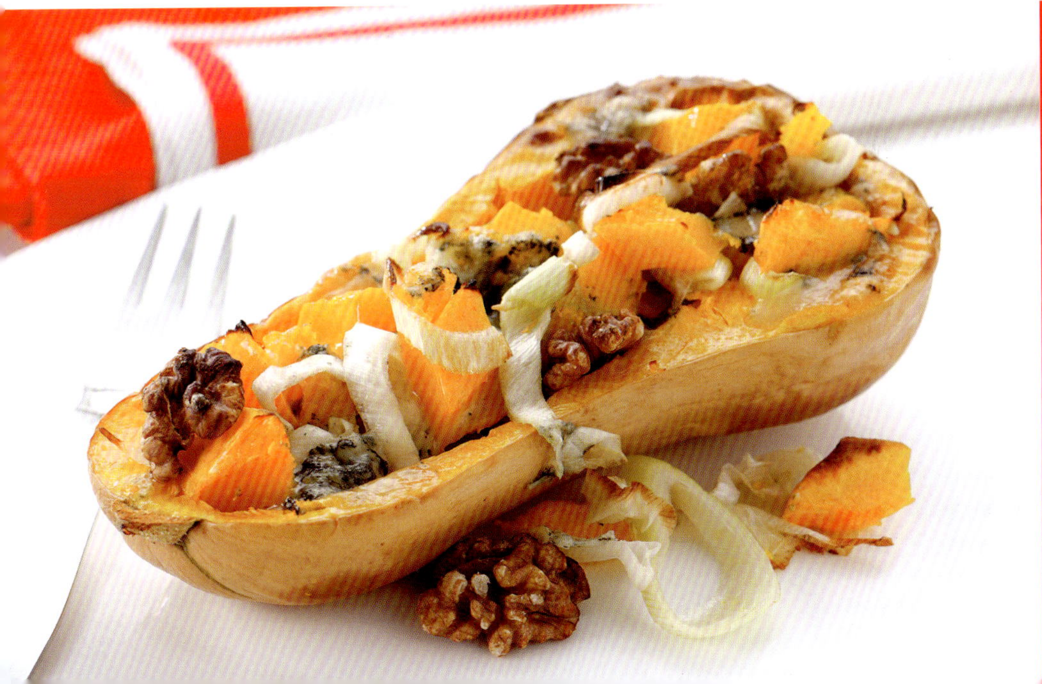

prato principal

TORTAS DE QUEIJO BRIE RENDIMENTO: 4 PORÇÕES

260 g de massa folhada pronta
175 g de queijo brie fatiado
2 ½ colheres (chá) de molho de pimenta doce
320 g de cebolas roxas em fatias grossas
2 colheres (sopa) de azeite, mais um pouco para regar
2 dentes de alho amassados
320 g de tomates sem pele picados
folhas de manjericão
sal e pimenta-do-reino moída na hora

Preaqueça o forno a 220°C. Corte a massa folhada em 4 pedaços de 12 cm de lado e coloque-os na assadeira. Trace uma linha ao redor de cada quadrado, a cerca de 1 cm da borda. Cubra os quadrados com as fatias de queijo, dispondo-as no centro da borda traçada. Borrife sobre o queijo o molho de pimenta doce e cubra com as fatias de cebola. Tempere com sal, pimenta e azeite. Asse as tortas por 15-20 minutos, até as cebolas ficarem tenras e a massa crocante e dourada. Enquanto isso, refogue o alho no azeite por 1 minuto, junte os tomates, sal e pimenta e cozinhe em fogo baixo por 15 minutos. Transfira para o processador e bata com o manjericão, até dissolver. Acerte o tempero e sirva com as tortas.

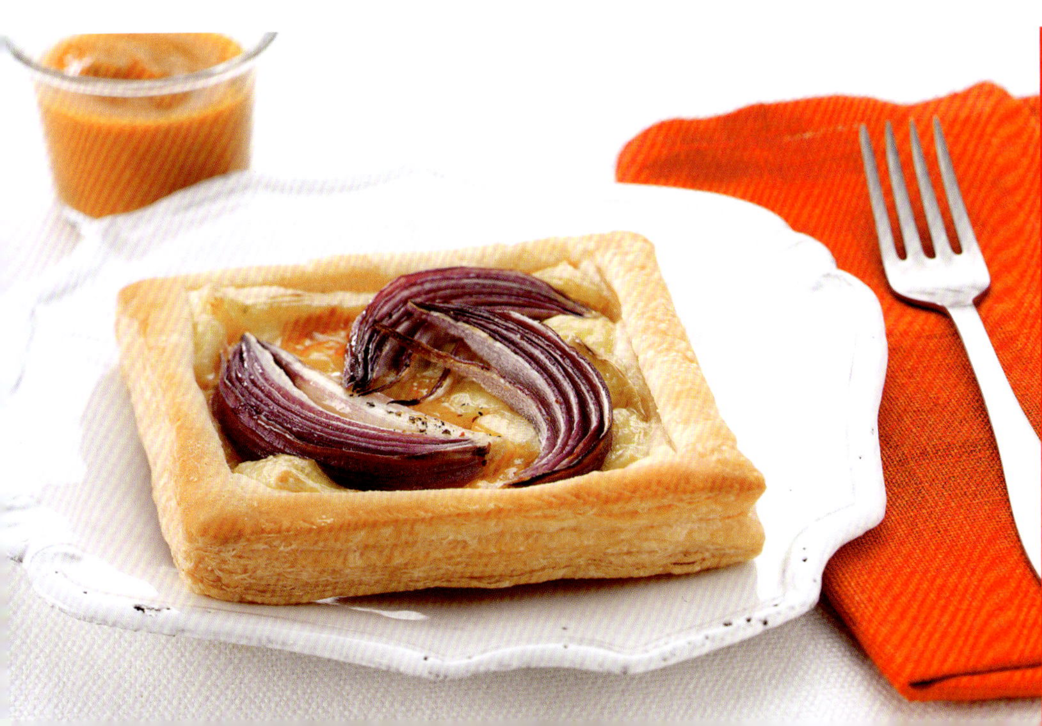

prato principal

COGUMELOS RECHEADOS RENDIMENTO: 4 PORÇÕES

4 cogumelos achatados grandes sem os talos
2 cebolas redondinhas bem picadas
2 colheres (sopa) de azeite
320 g de espinafre
80 g de gorgonzola em cubinhos
60 g de farinha de rosca
pimenta-do-reino moída na hora

Preaqueça o forno a 190°C. Coloque os cogumelos na assadeira, com as lamelas para cima. Refogue as cebolas em azeite por 2-3 minutos, junte o espinafre e mexa por 2-3 minutos, até começar a murchar. Misture o gorgonzola até derreter, retire do fogo, adicione a farinha de rosca e pimenta-do-reino. Com uma colher, recheie os cogumelos com a mistura de espinafre e asse por 20-25 minutos, até eles ficarem tenros e o recheio, dourado.

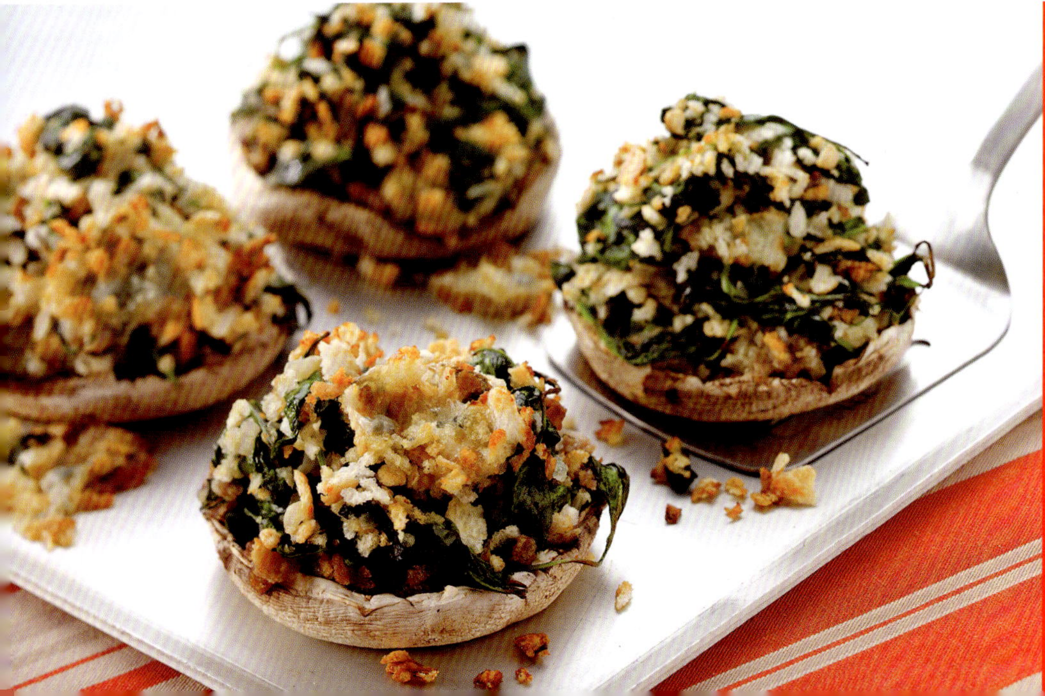

LINGUIÇAS VEGETARIANAS AO MOLHO

RENDIMENTO: 4 PORÇÕES

3 dentes de alho amassados
4-5 colheres (sopa) de azeite
400 g de tomates em lata picados
3 colheres (sopa) de vinho branco
uma pitada de pimenta seca
1 cebola bem picada
800 g de grão-de-bico cozido e drenado
8-12 linguiças vegetarianas
sal e pimenta-do-reino moída na hora

Refogue o alho em 1 colher (sopa) de azeite por cerca de 1 minuto. Junte os tomates, o vinho, a pimenta seca e um pouco de sal e cozinhe em fogo baixo por cerca de 25 minutos. Prove o tempero e mantenha o molho aquecido. Frite a cebola em 3 colheres (sopa) de azeite por cerca de 5 minutos, junte o grão-de-bico e 3 colheres (sopa) de água, tampe e aqueça por 5 minutos. Tire do fogo, amasse bem, misture o azeite restante e tempere a gosto com sal e pimenta-do-reino. Enquanto isso, grelhe as linguiças de acordo com as instruções da embalagem. Sirva 2 ou 3 unidades por pessoa sobre uma cama de purê de grão-de-bico com molho picante de tomate.

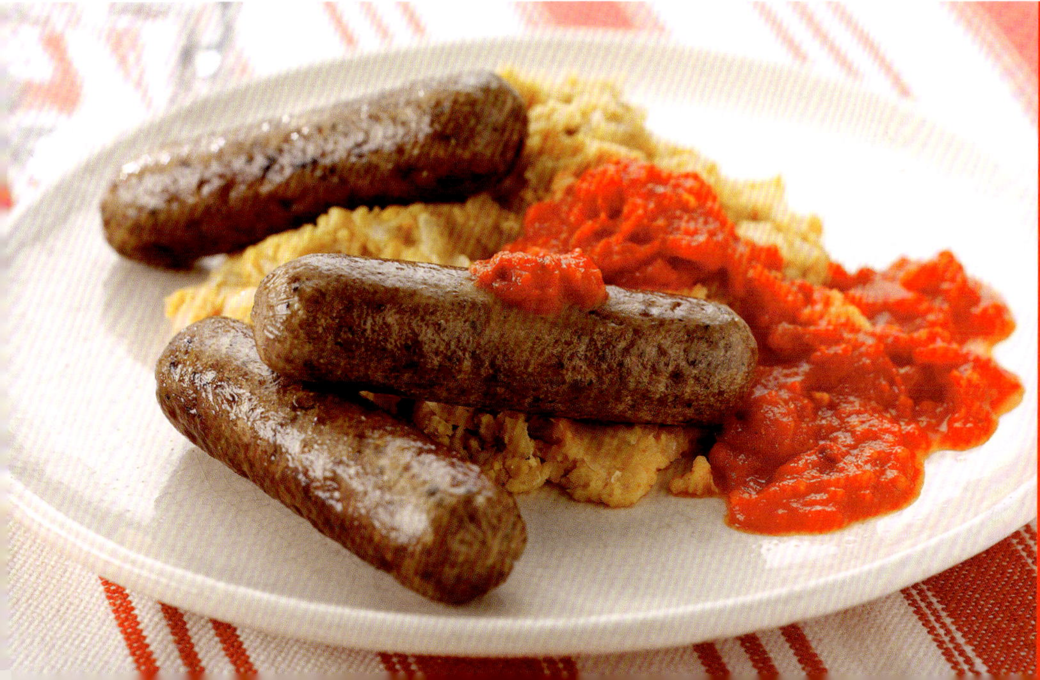

CREPES COM CALDA DE CHOCOLATE BRANCO

RENDIMENTO: 4 PORÇÕES

320 g de cerejas sem caroço
320 g de mirtilos
2 colheres (sopa) de suco de laranja
8 crepes prontos

CALDA
100 g de chocolate branco em pedaços
100 ml de creme de leite
1 colher (sopa) de licor Grand Marnier (opcional)

Para fazer a calda, coloque o chocolate, o creme de leite e o licor, se for usar, numa panelinha e aqueça em fogo baixo, mexendo, até derreter por igual. Mantenha a calda aquecida. Coloque as cerejas, os mirtilos e o suco de laranja numa panela separada e aqueça em fogo baixo por cerca de 5 minutos, até as cerejas ficarem tenras e suculentas. Coloque 2 crepes em cada prato e recheie cada um com a mistura de frutas. Regue com os sucos e a calda de chocolate e sirva imediatamente.

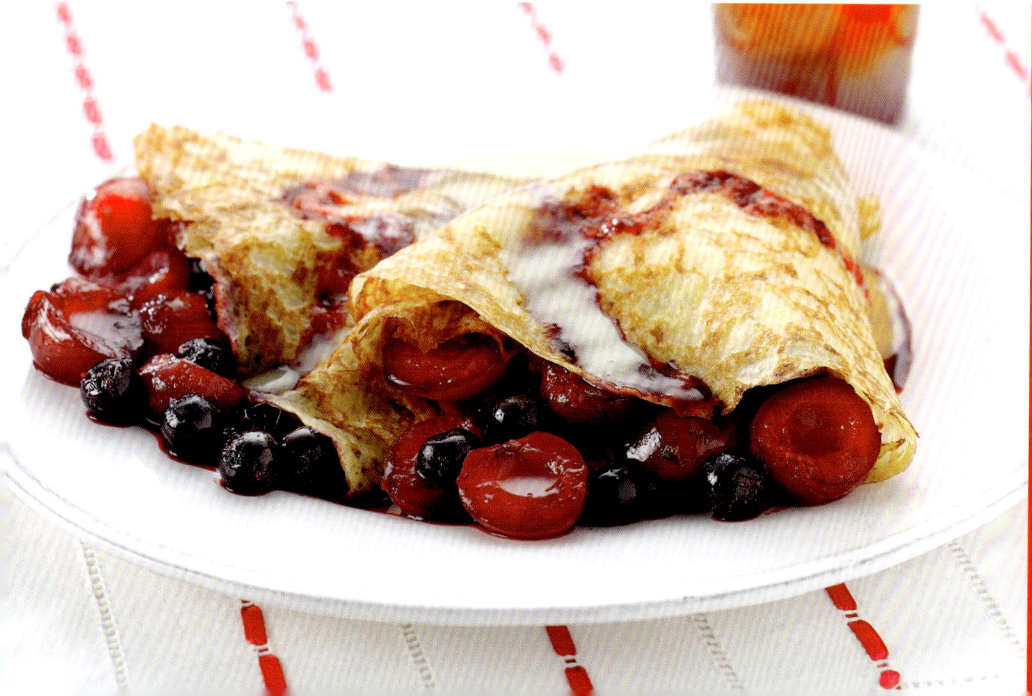

TAÇA DE FRUTAS COM CHANTILLY RENDIMENTO: 4 PORÇÕES

250 ml de chantilly
125 ml de iogurte bio desnatado
320 g de framboesas
8 suspiros
320 g de morangos cortados em pedacinhos

Misture bem o chantilly e o iogurte. Desmanche (sem amassar) as framboesas e junte-as com os morangos ao chantilly. Quebre os suspiros em pedacinhos e misture-os ao creme e às frutinhas. Disponha em 4 tigelas e sirva imediatamente.

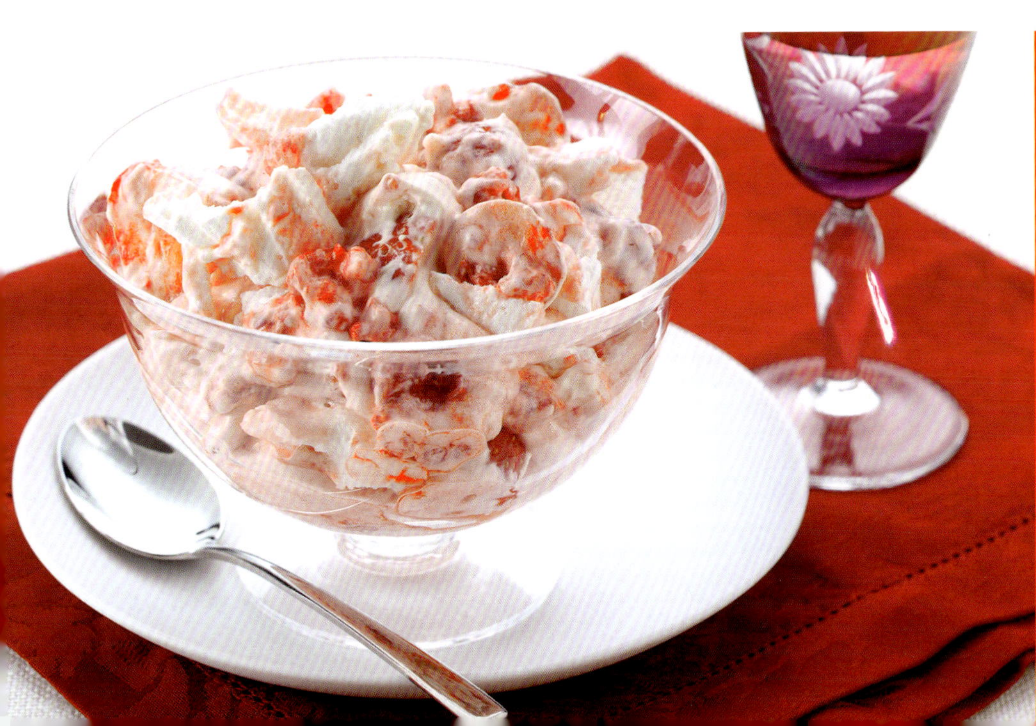

BANANA ASSADA COM CALDA DE MANGA

RENDIMENTO: 4 PORÇÕES

4 bananas com casca
320 g de manga picada grosseiramente
suco de ½-1 limão
sorvete de baunilha para acompanhar

Preaqueça o forno a 180°C. Coloque as bananas num refratário e asse em forno preaquecido por cerca de 20 minutos, até as cascas ficarem escuras e as bananas macias ao toque. Enquanto isso, bata a polpa da manga no liquidificador, até obter um purê. Misture o suco de limão a gosto. (A calda deve ficar razoavelmente ácida.) Fatie as bananas e sirva com a calda de manga e colheradas de sorvete.

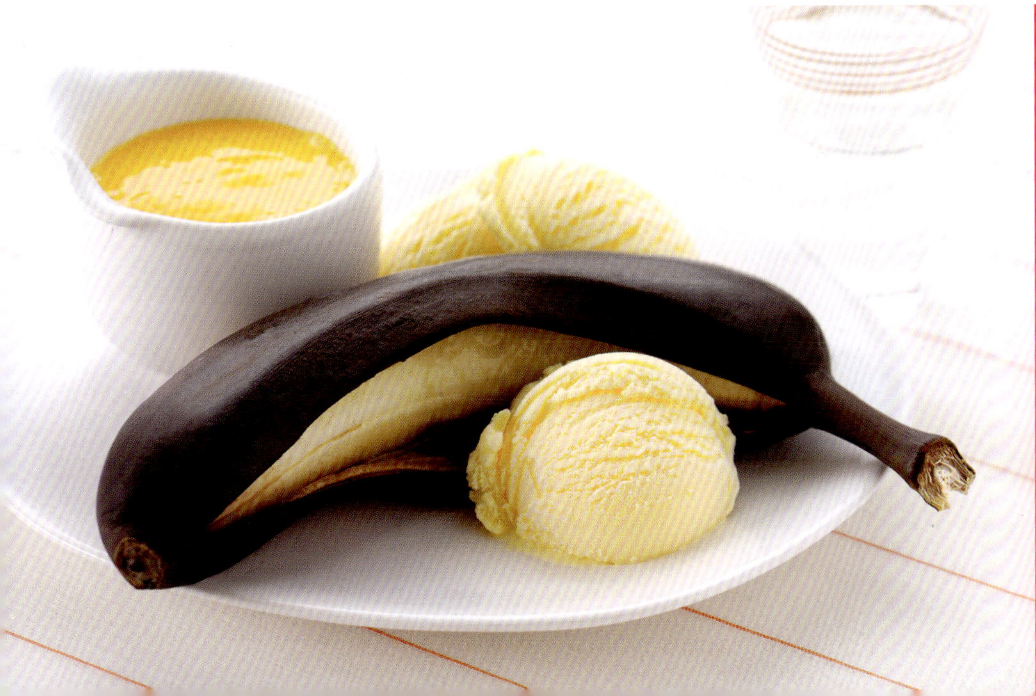

SORVETE DE BANANA, RUM E PASSAS

RENDIMENTO: 4 PORÇÕES

80 g de uvas-passas picadas grosseiramente
2 colheres (sopa) de rum
375 ml de creme de leite
3 gemas
100 g de açúcar
algumas gotas de essência de baunilha
4 bananas maduras

Coloque as passas numa tigela, despeje o rum e deixe macerar no mínimo por 1h30. Enquanto isso, para fazer o custard de ovo, aqueça 250 ml do creme de leite numa panela de fundo grosso. Bata as gemas e o açúcar numa tigela, até engrossar e clarear. Quando o creme estiver quase fervendo, junte a mistura de ovos, bata lentamente e adicione a essência de baunilha. Recoloque na panela e aqueça em fogo baixo, mexendo, até borbulhar. Deixe esfriar. Amasse levemente as bananas, misture as passas com o rum, o custard e o creme de leite restante. Despeje numa sorveteira (ou num recipiente que vá ao freezer), bata até engrossar e deixe congelar por cerca de 4 horas, até firmar, batendo com um garfo 2 ou 3 vezes durante o congelamento para romper os cristais de gelo (ou bata no processador 2 vezes até dissolver). Distribua o sorvete em 4 tigelas e sirva imediatamente.

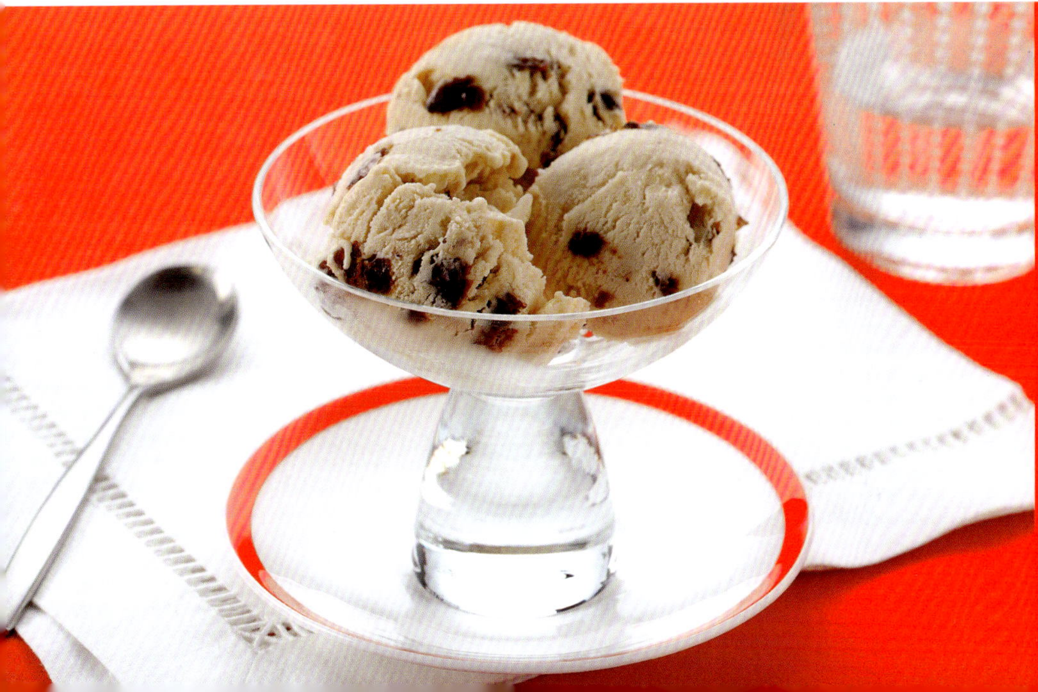

sobremesa

SORBET DE PERA E AMEIXA RENDIMENTO: 4 PORÇÕES

320 g de peras fatiadas

320 g de ameixas picadas grosseiramente

60 g de açúcar

1 clara

Coloque as frutas, o açúcar e 60 ml de água numa panela. Ferva, abaixe o fogo, tampe e cozinhe por 10-15 minutos, até ficarem tenras. Bata no processador até dissolver, coe sobre uma tigela e deixe esfriar completamente. Misture 80 ml de água e bata numa sorveteira até engrossar. (Ou despeje a mistura num recipiente para freezer e congele por 4 horas, até firmar, batendo com um garfo 2 ou 3 vezes durante o congelamento para romper os cristais de gelo – ou bata 2 vezes no processador até dissolver.) Bata ligeiramente a clara com um garfo, até começar a espumar, misture no sorbet e continue a bater, ou congele até firmar suficientemente para tirá-lo com uma colher. Coloque colheradas do sorbet em 4 tigelas e sirva imediatamente.

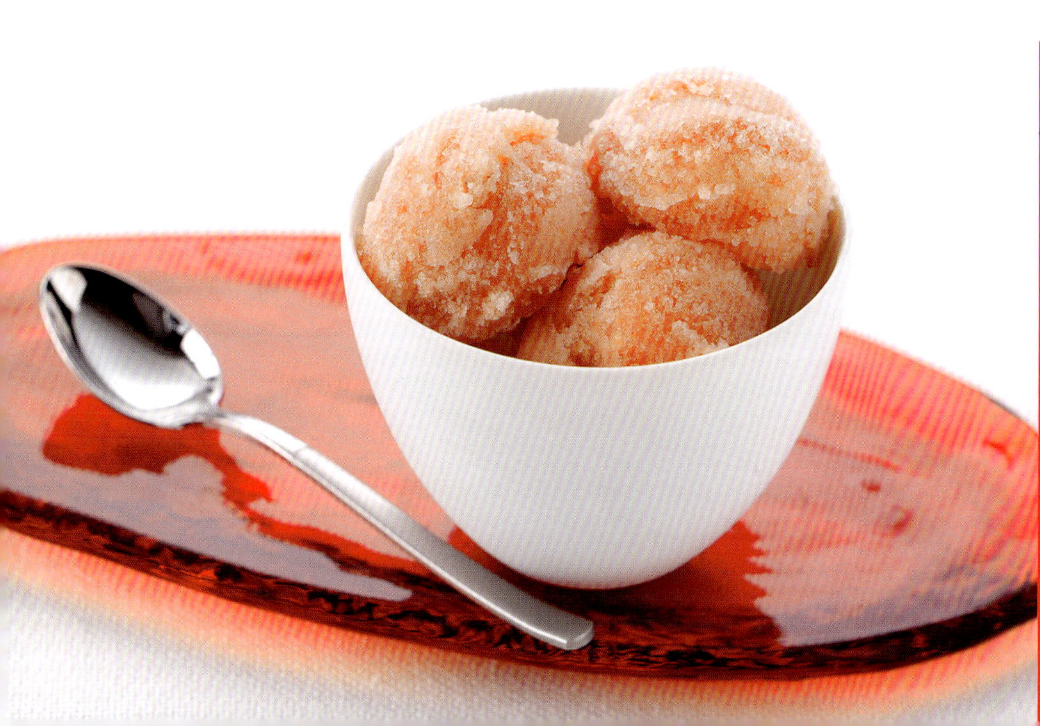

TORTINHAS DE FRUTAS FRESCAS RENDIMENTO: 4 PORÇÕES

200 g de massa podre
60 ml de creme de leite fresco
1 colher (sopa) de leite condensado com gotas de limão
320 g de morangos cortados em quartos
320 g de manga cortada em cubinhos

Preaqueça o forno a 190°C. Abra a massa numa superfície levemente enfarinhada e forre com ela 4 fôrmas para torta de 10 cm. Fure as bases com um garfo, forre com papel-manteiga, encha com feijão cru e asse por cerca de 10 minutos. Retire o papel e os feijões e asse por mais 5 minutos, até ficar crocante e dourado. Deixe esfriar, tire cuidadosamente as tortinhas das fôrmas e coloque em 4 pratos. Misture o creme de leite fresco e o leite condensado com gotas de limão numa tigela e encha as tortinhas com uma colher. Cubra com as frutas, reservando algumas para espalhar em volta da torta.

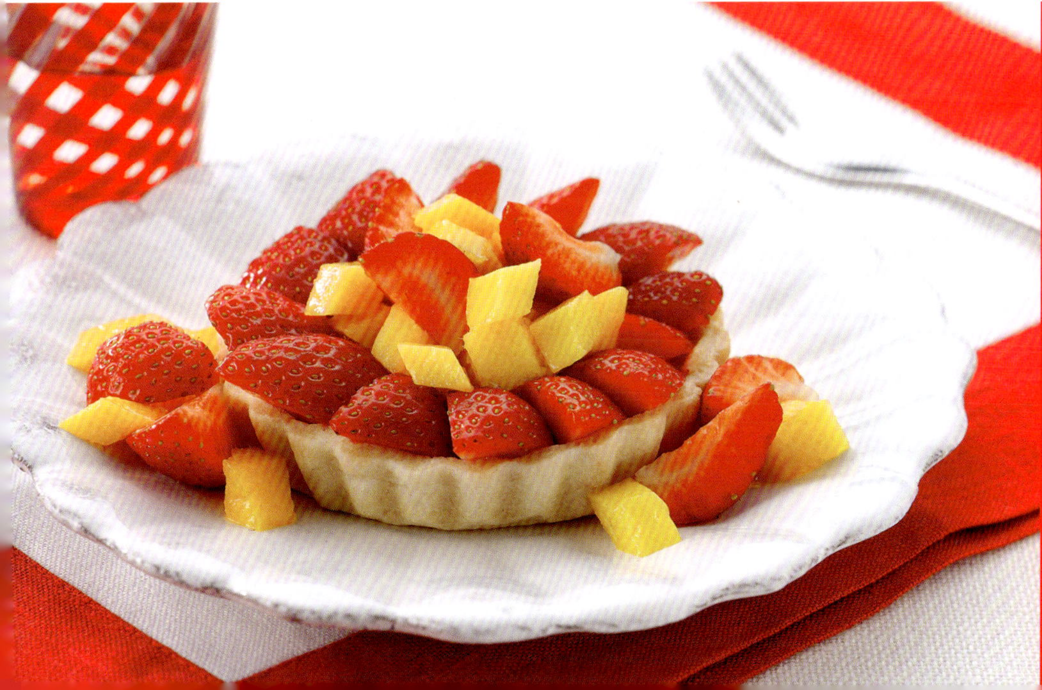

MIL-FOLHAS COM KIWI RENDIMENTO: 4 PORÇÕES

250 g de massa folhada
320 g de framboesas
1 ½ -2 colheres (sopa) de açúcar de confeiteiro, mais um pouco para polvilhar
1 receita de custard de ovo (receita 138)
125 ml de chantilly
4 kiwis grandes cortados ao meio e fatiados

Preaqueça o forno a 200°C. Abra a massa num retângulo de cerca de 30 cm x 15 cm, corte 6 retângulos de 7,5 cm x 10 cm e coloque-os numa assadeira antiaderente. Asse por 10-15 minutos, até dourarem e estufarem. Deixe esfriar e fatie cada retângulo ao meio horizontalmente, formando 12 retângulos. Coloque as framboesas no processador e faça um purê. Coe numa peneira fina sobre uma tigela e amasse com uma colher de pau para tirar os caroços; adicione açúcar a gosto. Misture o custard de ovos e o chantilly e espalhe metade sobre 4 retângulos de massa. Cubra com metade do kiwi e regue com a calda de framboesa. Coloque outra camada de massa, o chantilly e o kiwi restantes e mais um pouco de calda. Cubra com os últimos pedaços de massa, polvilhe com açúcar peneirado e despeje a calda restante em volta. Sirva imediatamente.

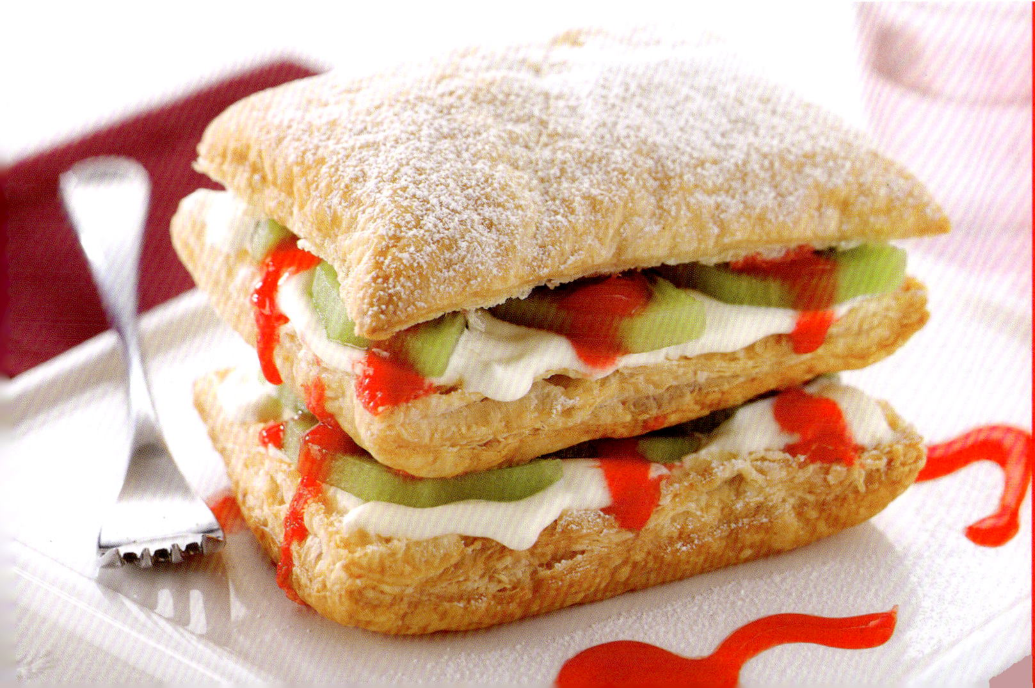

BOLO DE ABACAXI COM CALDA DE MANGA

RENDIMENTO: 4 PORÇÕES

- 60 g de manteiga em temperatura ambiente
- 60 g de açúcar
- 1 ovo batido
- 60 g de farinha de trigo com fermento
- 2 pedaços de gengibre em conserva escorridos e picados
- 6 fatias de 1 cm de abacaxi em lata escorridas e picadas
- 320 g de manga grosseiramente picada
- suco de ½-1 limão
- chantilly para acompanhar

Preaqueça o forno a 180°C. Unte 4 fôrmas de 150 ml e forre cada uma com um disco de papel-manteiga. Coloque a manteiga e o açúcar numa tigela e bata até ficarem claros e cremosos. Adicione aos poucos o ovo, sempre batendo. Acrescente a farinha, o gengibre e o abacaxi na mistura, mexa e recheie as fôrmas com uma colherada, alisando a superfície. Asse por cerca de 25 minutos, até a massa dourar e crescer (enfie um palito no centro; se sair limpo, está pronto). Enquanto isso, bata a manga no processador para fazer um purê. Misture o suco de limão a gosto e reserve. Deixe os bolos esfriarem, passe uma faca em volta e desenforme sobre 4 pratos. Despeje a calda de manga por cima e em volta dos bolos e sirva com chantilly.

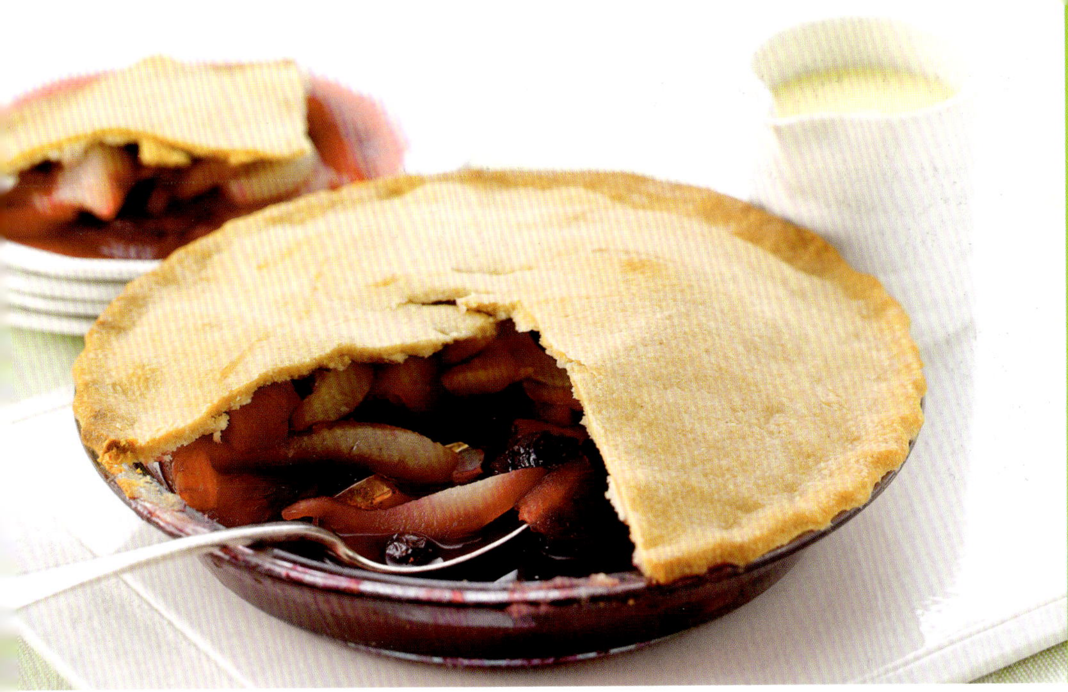

sobremesa

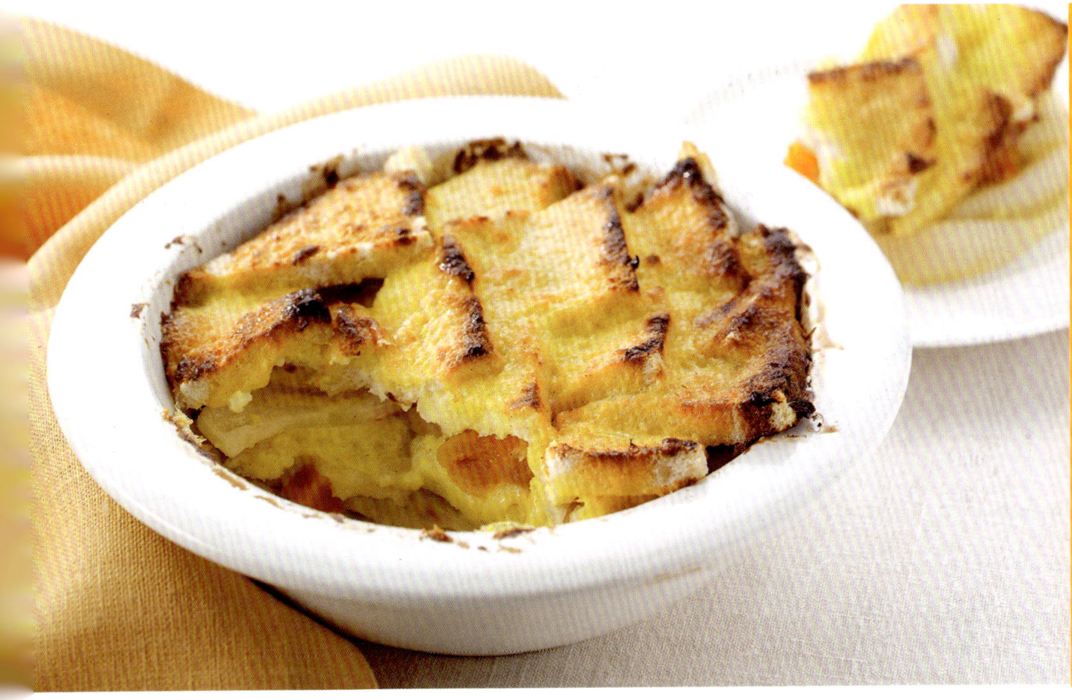

sobremesa

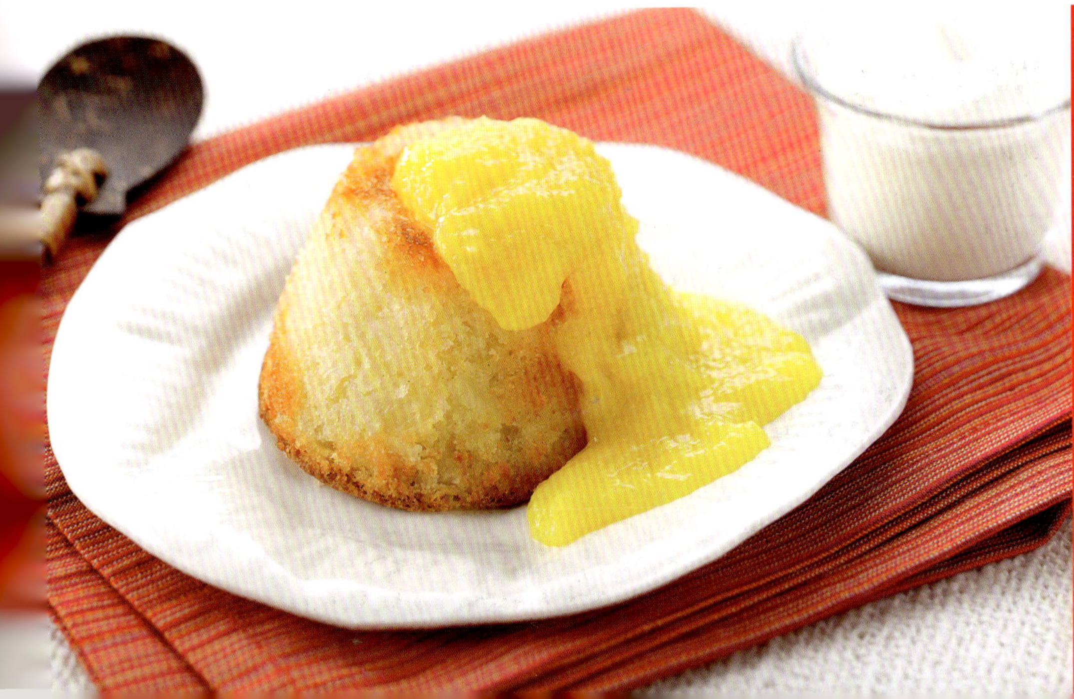

sobremesa

NUTRIÇÃO FÁCIL

Diferentes alimentos contêm diferentes nutrientes, e os vários modos como afetam o corpo podem parecer frustrantes. As páginas seguintes desvendam o mistério dos nutrientes e de outros componentes dos alimentos, facilitando a escolha dos melhores para cada ocasião.

Uma dieta balanceada deve conter carboidratos fibrosos, muitas frutas e legumes, alguns alimentos ricos em proteínas, gorduras essenciais e alguns laticínios (ou seus substitutos). Observe que a gordura, importante numa dieta saudável, tem de ser do tipo e na quantidade certos. A gordura saturada não é saudável, pode aumentar os níveis de colesterol e, consequentemente, os riscos de doenças cardíacas. A insaturada é mais saudável e reduz o colesterol. Procure cortar alimentos ricos em gorduras saturadas, como tortas de carne e linguiças, manteiga, queijo e creme de leite, e escolha alimentos como óleos vegetais não refinados, peixe, abacate, nozes e sementes. Diminua também o sal, que pode elevar a pressão arterial, causar doenças cardíacas e derrame. O sal oculta-se em muitos alimentos que consumimos diariamente, como pão, cereais, sopas e refeições prontas. Procure restringi-lo a não mais do que 6 g ao dia.

Algo que não se deve esquecer é a água, essencial para a saúde. Procure beber pelo menos 8 copos (2 litros) de água ou outros líquidos por dia. No verão, ou quando estiver em atividade, vai precisar tomar mais do que isso. Evite bebidas açucaradas ou gaseificadas, que podem provocar cáries, e as cafeinadas como café e certos chás, que contribuem para a perda de líquidos do organismo.

FRUTAS

Todos os tipos de frutas (e de hortaliças – *p. 126*) são ricos em nutrientes, como vitaminas, minerais e fibras, e naturalmente pobres em gordura. São também ricas em antioxidantes conhecidos como fitoquímicos, que oferecem muitos benefícios à saúde. Procure comer no mínimo 5 porções de frutas e hortaliças todos os dias – num total de 400 g. Se gosta de doces, escolha frutas em vez de alimentos açucarados como biscoitos, bolos, doces e bebidas industrializadas, muito calóricas e pobres em nutrientes.

Abacate

O abacate contém gorduras monoinsaturadas saudáveis, que ajudam a reduzir o colesterol. É fonte de vitamina E – poderoso antioxidante –, e de vitamina B6, necessária ao sistema nervoso –, e é excelente para a pele. Consuma a fruta fresca, com limão e açúcar, em cremes, vitaminas, saladas e molhos para saladas, ou use-a para fazer guacamole, como nas Fajitas de frango com molho de abacate.

Abacaxi

Boa fonte de vitamina C, o abacaxi contém potássio, que regula o equilíbrio dos líquidos, manganês, necessário à pele e à formação de ossos e cartilagens, e bromelina, enzima com propriedades anti-inflamatórias que digere proteína. Sirva abacaxi puro ou cozinhe-o numa pequena quantidade de melado até dourar. Utilize-o em saladas de frutas, ao lado da papaia e da manga. É um ótimo acompanhamento para lombo e peru assados. Também é muito usado em pratos orientais agridoces.

Ameixa

Suas diferentes cores, passando do amarelo ao vermelho e ao roxo-escuro, indicam que contém vários fitoquímicos. Ameixas escuras possuem os mais altos níveis de fitoquímicos, que protegem contra o câncer, neutralizando os radicais livres no corpo. São boa fonte de vitamina C e betacaroteno, além de vitamina B2, que deixa a pele, os cabelos e as unhas saudáveis. Para uma gostosa sobremesa, cozinhe as ameixas num pouco de vinho tinto ou suco de frutas; asse ou cozinhe no vapor e sirva com iogurte e mel; ou coloque-as num sorvete ou sorbet como na receita de Sorbet de pera e ameixa. Use também as ameixas-secas.

Banana

A banana é excelente fonte de potássio, que ajuda no controle da pressão arterial, e de fibras. Além disso, contém vitamina B6 e é rica em carboidratos, o que faz dela uma fantástica fonte de energia. É ótima para crianças e adultos. Por ser um alimento tão forte e completo, é recomendada na idade de crescimento. Pode ser consumida pura, amassada com aveia, em sucos e vitaminas ou em bolos, tortas e pães. Quando a criança está doente, sirva banana cozida (com a casca).

Cereja

Boa fonte de vitamina C, que reforça o sistema imunológico, a cereja contém várias vitaminas do complexo B e potássio, necessário para equilibrar os líquidos no organismo. Possui ainda antocianinas, que reduzem inflamações e protegem contra doenças associadas ao envelhecimento. As antocianinas conferem sua cor à cereja, portanto, quanto mais escura, melhor. Possui ainda propriedades analgésicas e é tradicionalmente usada para aliviar a gota, por diminuir os níveis de ácido úrico. Coma cerejas na época do Natal. Utilize cereja ao marasquino para fazer bolos, tortas e sobremesas em geral.

Cranberry

Esta fruta contém propriedades antibacterianas naturais, o que a torna um ótimo remédio para infecções do trato urinário, como cistite. Possui quinina, eficiente desintoxicante do fígado.

Damasco

O damasco fresco é rico em antioxidantes como betacaroteno e vitamina C, enquanto a fruta seca também fornece ferro, necessário na formação de hemoglobina, que transporta o oxigênio do sangue. Fresco ou seco, é fonte de fibras insolúveis, que melhoram a digestão, e potássio, que equilibra os líquidos corporais. Pode ser ingerido cru ou cozido. É delicioso acompanhado de iogurte ou creme de leite fresco. O damasco seco (escolha a variedade sem enxofre) é uma ótima sobremesa. Combina bem em bolos e tortas e dá um toque levemente adocicado a pratos salgados, como assados e cozidos de carne ou de legumes.

Framboesa

A framboesa contém folato, importante durante a gravidez e para mulheres que tentam engravidar; manganês, necessário para a pele, as cartilagens e os ossos; e fibras, que auxiliam na digestão. Contém ainda vitamina C, antocianina e ácido elágico, fitoquímicos que reduzem o risco de câncer. Tem propriedades antimicrobianas naturais e ajuda a prevenir o crescimento da *Candida albicans*, um fungo responsável por infecções como aftas. Ajuda também a limpar o sistema digestório, sendo tradicionalmente usada para tratar diarreia, indigestão e reumatismo. São deliciosas ao natural, com outras frutas vermelhas e em recheios de panquecas e crepes, tortas, geleias e coulis.

Frutas cítricas

Um estudo abrangente mostrou que crianças com asma tiveram uma significativa redução da dificuldade respiratória ao adotarem uma dieta rica em frutas cítricas, com alto teor de vitamina C. Elas contêm ainda pectina, fibras solúveis que ajudam a reduzir o colesterol, e também são fontes de fitoquímicos, inclusive carotenoides, flavonoides, glucaratos e limonoides, que melhoram a saúde do coração e protegem contra vários tipos de câncer.

Kiwi

Repleto de vitamina C, que reforça o sistema imunológico, o kiwi é rico em vitamina E, antioxidante que protege o organismo contra câncer, doenças cardíacas ou mal de Alzheimer. Possui ainda luteína, que tem efeito positivo sobre a visão, reduzindo o risco de catarata e degeneração macular. É boa fonte de fibras (que auxiliam a digestão), potássio (que melhora o equilíbrio dos líquidos no corpo) e magnésio (essencial para ossos, nervos e músculos). Pode ser adicionado a saladas de frutas como a Salada de frutas tropicais, a saladas de folhas e legumes ou fatiado, para decorar tortas e outras sobremesas.

Maçã

Rica em fibras solúveis, que ajudam a reduzir o colesterol, e em fibras insolúveis, necessárias ao sistema digestório, a maçã contém também ácidos málico e tartárico, que inibem a fermentação nos intestinos. É boa fonte de vitamina C, necessária à saúde do sistema imunológico. Além disso, contém quercetina, fitoquímico que ameniza reações inflamatórias e alérgicas. De acordo com pesquisas, o consumo regular de maçã está associado à redução de risco de câncer, doenças cardíacas, asma e diabetes tipo 2. Além de muito úteis nas merendas escolares, são ótimas em tortas e crumbles, assadas ou cozidas no vapor, num suco de frutas ou em forma de purê para acompanhar carnes de porco ou caça. A maçã ralada pode substituir o açúcar nos mingaus. Uma opção interessante são as Costeletas de porco com maçã.

Manga

Rica em vitaminas B6, C e E, é boa fonte de fibras e de ferro, cobre e magnésio. Ademais, tem alto teor de betacaroteno, que aumenta a resistência a infecções do trato respiratório e melhora a função imunológica. As mangas verdes são com frequência usadas em chutneys, relishes e picles. As maduras são deliciosas puras, em sucos, vitaminas, musses e sorvetes.

Melão e melancia

Boa fonte de vitamina C, o melão tem efeito diurético e depurativo sobre o organismo e é bom para a pele. O melão de casca amarela, como o cantalupo, é particularmente rico em betacaroteno, antioxidante que reforça o sistema imunológico. A melancia contém o fitoquímico licopeno, que se acredita reduzir o risco de degeneração macular e de certos tipos de câncer (próstata, pulmão, bexiga, útero e pele). O melão pode ser consumido no café da manhã ou como aperitivo; também pode ser recheado com frutas picadas, constituindo uma sobremesa nutritiva, como os Melões recheados.

Mirtilo

Provido de poderosos fitoquímicos chamados antocianidinas, o mirtilo é considerado um superalimento, que reforça o sistema imunológico, protege contra catarata, glaucoma, varizes, hemorroidas, doenças cardíacas e câncer. Também se descobriu que seus antioxidantes protegem o cérebro e reduzem os efeitos do mal de Alzheimer e de demências. Delicioso cru ou em saladas de frutas, muffins, tortas e recheios de panquecas.

Morango

Essa fruta vermelha é excelente fonte de vitamina C, que reforça o sistema imunológico, boa fonte útil de folato, iodo e manganês. Contém ainda fitoquímicos, inclusive as antocianinas, que possuem propriedades anticancerígenas e anti-inflamatórias, e ácido elágico, que foi associado a taxas reduzidas do risco de câncer. Para uma receita com morangos, experimente a Taça de frutas com chantilly. Outras maneiras de usar essa frutinha é em bolos, tortas, rocamboles, recheios de panquecas, sucos e iogurtes. Pode ainda ser servido com queijo ou requeijão, em waffles ou saladas de frutas. As opções são infinitas.

Papaia

Essa fruta tropical contém vitamina C e betacaroteno – antioxidantes que reforçam o sistema imunológico e retardam o envelhecimento. Também é boa fonte de folato, potássio e vitamina E, além de conter a enzima papaína, que auxilia a digestão. Contudo, os níveis de papaína diminuem à medida que a fruta amadurece. Para aproveitar a papaia fresca, corte-a simplesmente ao meio, no sentido longitudinal, retire as sementes e coma a polpa com uma colher. Use-a em sucos, vitaminas e saladas de frutas.

Pera

Com alto teor de fibras solúveis, que ajudam a baixar o colesterol no sangue e proteger o coração, a pera contém vitamina C e potássio, equilibrando os líquidos do corpo. O açúcar levulose encontrado na pera faz dela uma fruta excelente para diabéticos, pois é mais facilmente tolerado do que outros tipos de açúcar. Experimente adicionar peras picadas em saladas, sirva-as com queijo na sobremesa, cozinhe-as com um pouco de suco de maçã ou misture peras raladas em cereais matinais cozidos.

Pêssego e nectarina

Uma única nectarina contém a dose diária recomendada de vitamina C para um adulto. Os pêssegos e nectarinas contêm ainda potássio, que regula a pressão arterial, e fitoquímicos que protegem contra vários tipos de câncer e ajudam a manter o coração saudável. Os nutrientes dessas frutas são bons para a pele, os pulmões, o sistema digestório e a visão. Consuma-os crus ou em tortas, bolos e crepes.

Tâmara

Rica em açúcares naturais e fibras insolúveis, a tâmara ajuda a manter os níveis energéticos e a saúde do aparelho digestório. É ótima fonte de potássio (que ajuda a controlar a pressão arterial), ferro, essencial na produção da hemoglobina no sangue, magnésio e manganês, minerais necessários ao sistema nervoso. Pode ser consumida como lanche, recheada com requeijão ou nozes. É saborosa na granola, em saladas de frutas, tortas, muffins e barras de cereais.

Uva

Tem alto teor de carboidratos e é de fácil digestão, o que a torna um alimento energético ou para convalescença. Possui o fitoquímico quercetina, que supostamente reduz inflamações e o risco de ataque cardíaco e derrame. Todas as uvas contêm ácido elágico, e as de casca escura são ricas em resveratrol e antocianinas, poderosos antioxidantes que protegem contra vários tipos de câncer. Também têm um efeito depurativo e laxativo suave, atribuído a seu conteúdo elevado de potássio e magnésio. São atrativas em saladas de frutas e tortas e também são ótimas para acompanhar queijos, como sobremesa ou no lanche.

HORTALIÇAS

Abóbora

Com nível elevado de carboidratos complexos, este legume é um excelente alimento energético. É rico em betacaroteno, necessário ao sistema imunológico, e contém valiosas quantidades de vitaminas C, B1, B5, B6 e folato, além de manganês e cobre. Fica deliciosa assada e recheada com grãos e outros legumes e verduras, ou picada e adicionada a guisados e pratos com curry. Com a polpa cozida também se pode fazer purê, o que a torna ideal para os bebês.

Abobrinha

O valor nutricional da abobrinha é modesto, e a maior parte desses nutrientes, que incluem manganês e vitamina C, são encontrados na casca. Prepare-a no vapor, em refogados, guisados ou asse-a com outras hortaliças como cebolas roxas, pimentões e abóbora.

Agrião

Considerada um superalimento, esta verdura de gosto picante é repleta de nutrientes, que incluem vitamina C, betacaroteno e ferro. É também excelente fonte de cálcio e magnésio, que mantêm os ossos e dentes saudáveis, de enxofre, que é bom para os cabelos, pele e unhas, e de um fitoquímico chamado fenetil isotiocianato, ou PEITC, que melhora a resistência do organismo ao câncer. É ótimo em saladas e sanduíches, ou batido no liquidificador com manjericão, pinholes, azeite e alho para fazer um nutritivo pesto.

Aipo (salsão)

Esta hortaliça contém vários compostos ativos que ajudam a baixar o colesterol, além da cumarina, útil na prevenção do câncer. Seu efeito diurético se deve ao alto teor de sódio e potássio. O aipo também é rico em vitaminas C e K. Picado, pode ser adicionado a sopas e saladas. Seus talos cortados em palitos são um ótimo aperitivo. O suco de aipo com cenoura é muito bom para a saúde.

Alcachofra

Rica em potássio, que ajuda a equilibrar os líquidos no corpo, em vitamina C e em fibras, a alcachofra contém também um composto chamado cinarina, cujos extratos protegem o fígado. Sirva-a como aperitivo com um pouco de suco de limão e azeite, ou como acompanhamento de uma refeição.

Alho

Há no mínimo 33 substâncias contendo enxofre no alho fresco, incluindo alicina, aliina e ajoena.
A alicina, que tem poderosas propriedades antibacterianas e antifúngicas, é liberada quando o alho é cortado ou amassado. Todavia, degrada-se rapidamente, de modo que, para obter seus benefícios, deve-se comer o alho cru e logo após picado. São esses compostos de enxofre presentes no alho que também são responsáveis por seu efeito positivo sobre o aparelho circulatório – reduzindo a pressão arterial, o colesterol e o risco de ataque cardíaco e derrame. Além disso, é excelente fonte de manganês e boa fonte de selênio. Nada o supera como tempero. Use-o em sopas, molhos e guisados, amasse-o e junte-o a molhos para salada, ou, se desejar um sabor mais suave, use dentes de alho inteiros.

Aspargo

Remédio tradicional para problemas renais, o aspargo contém o aminoácido asparagina, que, quando combinado ao potássio dessa hortaliça, fornece seu efeito diurético. Contém outros nutrientes, inclusive betacaroteno, vitaminas C e K, folato, várias vitaminas do complexo B e fibras. Sirva-o como acompanhamento, regado com suco de limão ou picado em omeletes e quiches.

Beterraba

A substância responsável pela cor arroxeada da beterraba é conhecida como betacianina, antioxidante que estimula a desintoxicação do fígado. Essa hortaliça é também rica em folato, essencial na prevenção de anomalias congênitas, em ferro e em manganês, necessário para a saúde da pele, ossos e cartilagens. Em geral, são consumidas cozidas ou assadas, e na Europa Oriental a sopa de beterraba fria (borscht) é um prato popular. Ralada crua, é deliciosa em saladas e sanduíches, e o suco combina bem com outros sucos de frutas ou hortaliças, como cenoura e aipo, ou laranja, numa vitamina saudável.

Brócolis

Como membro da família das brássicas, o brócolis contém poderosos anticancerígenos, incluindo o sulforafano, que ajuda a neutralizar substâncias potencialmente causadoras de câncer no organismo. Possui indol-3-carbinol, que inativa a estrona, forma perigosa de estrogênio associada ao câncer de mama. O brócolis também fornece boas quantidades de betacaroteno e vitamina C, que reforçam o sistema imunológico; folatos, que ajudam a reduzir os níveis de homocisteína no sangue (altos níveis aumentam o risco de doença cardíaca); cálcio, que deixa ossos e dentes saudáveis; ferro, que auxilia a produção de hemoglobina das células vermelhas; e zinco. Como acompanhamento nas refeições principais, é melhor cozinhá-lo no vapor do que na água, para manter seu valor nutricional. Também pode ser adicionado a refogados, como o Frango à tailandesa, ou a pratos de massa, sopas ou omeletes.

Cebola e alho-poró

Assim como o alho, essas hortaliças pertencem à família *Allium*, cujo consumo tem sido associado à redução do risco de câncer de próstata. Contêm também compostos chamados saponinas, que evitam que células cancerosas se multipliquem; e sulfidos alílicos, que estimulam a produção de enzimas antioxidantes protetoras contra o câncer. A cebola contém o fitoquímico quercetina, que tem efeito anti-inflamatório e também ajuda a reduzir o risco de ataque cardíaco e derrame. É um alimento básico na cozinha, enquanto o alho-poró, seu primo mais suave, pode ser usado de modo similar para reforçar o sabor das receitas, ou ser cozido no vapor, frito ou assado e servido como acompanhamento.

Cenoura

De cor alaranjada, são ricas em betacaroteno, vital para a saúde dos olhos e do sistema imunológico. Pessoas que comem muitas frutas e hortaliças ricas em betacaroteno correm risco menor de ter catarata ou degeneração macular. Essa hortaliça é muito versátil: pode ser ralada crua em saladas ou cozidas em guisados, sopas e frituras. O bolo de cenoura também é muito popular.

Cogumelos

Boas fontes de várias vitaminas do complexo B, importantes para a saúde do sistema nervoso, os cogumelos contêm quantidades consideráveis de potássio, cobre, manganês, fósforo e zinco. Os champignons brancos são os mais consumidos, embora haja outras variedades, incluindo o porcini e o shitake. Sirva-os em saladas ou adicione-os a molhos, cozidos no vapor ou refogados.

Couve

Verdura da família das crucíferas, como o repolho e a couve-flor, tem muitas propriedades medicinais. A couve-manteiga contém mais vitamina C que as frutas cítricas, vitamina A e K e alta concentração de iodo. É laxante e indicada para asma e bronquite. O suco de couve tem combatido úlceras estomacais e duodenais, fato atribuído a um composto conhecido como S-metilmetionina. A couve-manteiga é o tradicional acompanhamento da feijoada e do arroz com feijão.

Couve-flor

Boa fonte de fitoquímicos que protegem contra certos tipos de câncer, a couve-flor contém vitamina C, que reforça o sistema imunológico, e K, que ajuda a estancar hemorragias. Sirva cozida no vapor como acompanhamento de peixe ou carne e em pratos com curry, como grão-de-bico com couve-flor, ou em saladas. Experimente-a na receita de Macarrão com legumes e presunto.

Erva-doce

A erva-doce é uma boa fonte de vitamina C, potássio, manganês e fibras, e é rica em fitoquímicos como a rutina, que fortalece os capilares do sangue; a quercetina, que tem atividade anti-inflamatória; e glicosídeos, que protegem contra certos tipos de câncer. Também contém fibras, que auxiliam a digestão, e folato, que ajuda a prevenir anomalias congênitas. Esta hortaliça crocante e aromática é deliciosa ralada em saladas ou grelhada e servida como acompanhamento. Experimente a receita de Frango com erva-doce e cenoura.

Ervilha-torta

Contém potássio, que auxilia no equilíbrio dos líquidos corporais, vitaminas C, B6 e fibras. É também boa fonte de betacaroteno e luteína, que protegem contra a catarata e a degeneração macular. Diferentemente das outras ervilhas, as vagens desta variedade são comestíveis. Refogue-as com outras hortaliças ou adicione a saladas.

Espinafre

Verdura rica em nutrientes, como folato, importante por prevenir anomalias congênitas; ferro, que ajuda na produção de hemoglobina; vitamina C e betacaroteno, bons para o sistema imunológico saudável; cálcio; magnésio; manganês e potássio. Contém ainda luteína carotenoide, que ajuda na visão, e muitos antioxidantes que combatem os efeitos nocivos dos radicais livres associados ao câncer, a doenças cardíacas e ao processo de envelhecimento. É mais nutritivo consumir espinafre cozido no vapor ou refogado do que cru.

Pimentão

O pimentão (vermelho, verde e amarelo) é rico em vitamina C. Possui alto teor de betacaroteno, que fortalece o sistema imunológico, e os carotenoides luteína e zeaxantina, que protegem contra catarata e degeneração macular. A variedade vermelha é um dos poucos alimentos que contém licopeno, associado à redução de certos tipos de câncer (próstata, pulmão, bexiga, útero e pele). Seu sabor acentuado incrementa muitos pratos e molhos.

Repolho

Verdura da família das crucíferas, contém substâncias que atuam no combate ao câncer, como o sulforafano e indóis. É boa fonte de vitamina C e folato, necessário para a divisão celular, sendo particularmente indicado para mulheres grávidas ou que estão planejando engravidar. O repolho pode ser usado para fazer rolinhos recheados de carne, no lugar da folha de uva.

Tomate

Uma das substâncias mais importantes presente no tomate é o licopeno, fitoquímico que protege contra vários tipos de câncer (próstata, pulmão, bexiga, útero e pele). Embora cozinhar ou processar frutas e hortaliças geralmente reduza seus benefícios, o tomate quando cozido ou o enlatado tem os níveis de licopeno aumentados – portanto é a melhor opção quando se quer aumentar a ingestão desse valioso nutriente. Também é uma ótima fonte de vitaminas C, K e betacaroteno. Pode ser usado de incontáveis maneiras: em saladas, pizzas, sanduíches, sopas, vinagretes, molhos ou massa de tomate.

NOZES E SEMENTES

Amêndoa

Rica em gorduras monoinsaturadas, boas para o coração, a amêndoa também contém esteróis, que ajudam a reduzir o risco de doença cardíaca, estimulando a absorção de colesterol no sangue. É uma excelente fonte de folato, que protege contra anomalias congênitas; cálcio e magnésio, que deixam ossos e dentes fortes; e a antioxidante vitamina E. Além disso, contém um agente analgésico natural chamado salicilato. Pode ser adicionada em muitos preparados, inclusive refogados, saladas e receitas com arroz e frango.

Amendoim

Boa fonte de proteína, o amendoim também fornece fibras, vitamina E e folato. É rico em gorduras monoinsaturadas e contém o fitoquímico resveratrol, que ajuda a reduzir o colesterol "ruim" no sangue. É considerado um ingrediente básico da culinária em várias regiões, como a africana e a indonésia. Salpique amendoins sobre as saladas ou adicione-os a pratos doces e salgados.

Nozes

Ricas em gorduras saudáveis que podem reduzir os níveis do "mau" colesterol no sangue, as nozes contêm ainda proteína e o ácido elágico, fitoquímico que possui propriedades anticancerígenas. As vitaminas do complexo B e o manganês encontrados nas nozes as tornam um excelente alimento para o cérebro. Misture nozes moídas no iogurte e regue com mel ou adicione-as a receitas de assados e recheios.

Sementes de abóbora

Ricas em zinco, importante para o crescimento normal das crianças, a função sexual e a saúde do sistema imunológico, as sementes de abóbora contêm ainda vitamina E, ferro, cobre, manganês e magnésio. Têm alto teor de ácidos graxos essenciais, que, associados a seu conteúdo de zinco, promovem a saúde da próstata. Para manter seu valor nutricional, as sementes de abóbora devem ser consumidas cruas. Misture-as em saladas, salpique em guisados, sopas e cereais ou desfrute-as como aperitivo.

Sementes de gergelim

Estas minúsculas sementes são riquíssimas em cálcio e excelente fonte de cobre, manganês, magnésio, ferro e zinco, bem como dos ácidos graxos essenciais necessários à saúde da pele. Ademais, descobriu-se que contêm duas substâncias únicas, o sésamo e o sesamol, que diminuem a pressão arterial e o colesterol. Têm gosto levemente amargo, que melhora quando levemente torradas numa panela seca em fogo médio. Use em assados ou salpique como guarnição.

CARBOIDRATOS

Alimentos com alto teor de carboidratos como pão, massa, batata e arroz fornecem energia para o corpo e nos mantêm ativos. São essenciais para a boa saúde e devem constituir cerca de ⅓ do que consumimos todos os dias. Têm baixo teor de gordura e alto teor de fibras, vitaminas do complexo B e vários minerais. Sempre que possível, escolha variedades integrais (pão integral ou de grãos, macarrão integral e arroz integral), mais ricas em nutrientes e fibras que as versões brancas, além de saciar por mais tempo. Garanta a ingestão de carboidratos suficientes incluindo pelo menos um alimento rico em carboidrato em cada refeição – talvez cereal integral no café da manhã, um sanduíche no almoço e um prato de arroz ou batata no jantar.

Aveia

Uma boa fonte de carboidratos energéticos, a aveia também é rica em vitaminas do complexo B, E e nos minerais cálcio, magnésio, ferro e zinco. Contém fibras solúveis, que equilibram os níveis de açúcar no sangue, o que a torna um alimento ideal no café da manhã. A fibra da aveia também tem sido associada à saúde do coração e ajuda a reduzir o colesterol. Além de usá-la como mingau, podem-se preparar maravilhosas coberturas de crumble ou panquecas. A farinha de aveia é útil para engrossar molhos.

Cevadinha

Rica em fibras, a cevadinha é também boa fonte de cobre, selênio e zinco, e de vitamina B6 – essenciais para a saúde do sistema nervoso e imunológico. Ela também tem um índice glicêmico (IG) muito baixo e é uma grande fonte de energia de lenta absorção. Adicione-a a sopas e ensopados para um sabor mais pronunciado.

Feijão e leguminosas

Lentilha, ervilha, grão-de-bico, todas as variedades de feijão (roxinho, branco, preto etc.), vagem e fava são excelentes fontes de fibras insolúveis e solúveis. Têm índice glicêmico baixo, sendo assim um boa fonte de carboidratos de liberação lenta, útil para equilibrar os níveis de açúcar no sangue. Também contêm folato, manganês, ferro e molibdênio e são boas fontes de proteína. Adicione estes ingredientes altamente versáteis a sopas, como a Sopa de lentilhas oriental, use-os em pastas como a Pasta de feijão e pimentão, ou em pratos como Lentilhas ao curry e leite de coco.

Trigo-sarraceno

Feito de grãos de trigo cozidos no vapor, descascados e quebrados, é rico em fibras insolúveis, que facilitam a digestão, sendo também boa fonte de vitaminas do complexo B, importantes para o metabolismo e o sistema nervoso. Fornece energia de liberação lenta à corrente sanguínea. É melhor adicionado a cozidos e sopas, ou numa rápida salada de tabule.

LATICÍNIOS

Procure ingerir algum laticínio como leite, iogurte ou queijo diariamente, que são grandes fontes de cálcio, importante para ter ossos e dentes fortes, além de outros nutrientes, inclusive proteínas e vitaminas A, B12 e D. Se você é intolerante a laticínios ou vegano, há muitos substitutos, como shoyu, aveia e leite de arroz, iogurte à base de soja e tofu, embora os valores nutricionais sejam diferentes.

Iogurte

Boa fonte de cálcio e vitaminas B2 e B12, o iogurte é um alimento "vivo", pois contém bactérias benéficas, vitais para a saúde do sistema digestório. Pessoas que não digerem leite conseguem tolerar iogurte. Consuma-o como simples sobremesa, com frutas frescas e nozes, use-o em molhos para saladas ou em receitas para substituir o creme de leite, que é muito gorduroso.

Leite

Com alto teor de cálcio, importante para ter ossos e dentes sadios, contém boas quantidades de vitamina B12, necessária às células sanguíneas e nervosas, e B2, de que o corpo necessita para transformar alimento em energia. As crianças devem tomar leite integral até os 5 anos de idade, após os quais o leite semidesnatado ou desnatado fornecerão todos os nutrientes necessários.

PROTEÍNA

Alimentos ricos em proteína, como carne, peixe, ovos, tofu e outros produtos da soja, são essenciais numa dieta saudável. O corpo precisa de proteína para manter e restaurar as células do corpo, bem como para o funcionamento adequado de todo o organismo, inclusive hormônios, enzimas e anticorpos. Escolha carnes magras e procure comer 2 porções de peixe por semana, entre as quais 1 porção de peixe gorduroso. Se for vegetariano, pode obter toda a proteína necessária dos ovos e laticínios, ou de plantas ricas em proteína, como feijão e leguminosas, grãos e tofu.

Carne vermelha

Embora a carne vermelha seja rica em gordura saturada, devendo por isso ser ingerida com moderação, é fonte útil de ferro, essencial na produção de hemoglobina para o corpo, e zinco, importante para o crescimento, desenvolvimento e a saúde do sistema reprodutor e imunológico.

Ovo

Uma das poucas fontes de vitamina D, necessária para a absorção de cálcio, o ovo também fornece as vitaminas A, E e B2 e tem alto teor de vitamina B12. É ainda rico em lecitina, necessária ao bom funcionamento cerebral. Você também pode comprar ovos ricos em ômega-3. Eles são a base de uma série de receitas, como omeletes, fritadas (como a Fritada de espinafre com pimentão), suflês e bolos.

Peixes gordurosos

Peixes como salmão, cavalinha, sardinha, anchova e atum são ricos em ácidos graxos ômega-3, que afinam o sangue e diminuem a pressão arterial. Crianças que só comem peixe correm risco muito menor de contrair asma. Acredita-se que a elevada ingestão de peixes gordurosos pode reduzir o risco de demência relacionada ao envelhecimento. O processo de enlatamento destrói essas saudáveis gorduras no atum, por isso compre-o fresco se puder; o salmão, ao contrário, não é afetado pelo processamento. Experimente peixes em saladas, como recheio de sanduíche, em torradas ou com massa.

Pitu

Consuma este camarão grande com moderação, se está controlando o colesterol, pois, apesar de conter ômega-3, tem teor relativamente alto de colesterol. É boa fonte de vitamina B12 e dos minerais selênio, ferro e zinco, úteis ao sistema imunológico. Pode ser preparado de várias maneiras – grelhado, refogado ou no vapor – e adicionado em saladas, risotos, tortas e massas. Para um prato simples com este camarão de água doce, experimente a Salada saborosa de pitu.

Tofu

Feito de soja, o tofu é rico em proteína e tem baixo teor de calorias e gordura. É ainda boa fonte de cálcio e contém compostos semelhantes ao estrogênio, chamados isoflavonas, que ajudam a reduzir os sintomas da menopausa. É um alimento ideal para os veganos e vegetarianos, e pode substituir a carne e os laticínios na maioria das receitas. Experimente variedades como tofu simples, defumado ou marinado.

COMBINAÇÕES FAVORITAS

O prático formato *flip-flap* das páginas ajuda a planejar com facilidade refeições completas diárias, quer você prepare receitas de café da manhã, almoço ou jantar ou outra combinação qualquer que imaginar. Você pode, contudo, escolher o que lhe parecer atraente, ou experimentar algumas das combinações a seguir, que suprem dietas especiais bem como menus temáticos. Assim, se estiver com pressa, poderá tentar o menu rápido, ou, para um reforço proteico, experimentar o menu muito proteico. Vegetarianos, veganos e celíacos são contemplados, como os alérgicos a leite e a nozes. Finalmente, alguns menus de verão e de inverno especiais vão ajudá-lo a aproveitar ao máximo as estações. Cada um fornece saudáveis 9 porções de frutas, legumes e verduras por pessoa.

MENU VEGETARIANO ESTRITO

Café da manhã: Superlegumes (*receita 6*)

Almoço: Creme de cenoura com alho-poró (*receita 29*)

Jantar: Frango frito à moda oriental (*receita 79*)

MENU SUPERFRUTOSO

Café da manhã: Compota de frutas frescas (*receita 13*)

Almoço: Espetinhos de salmão com tomate (*receita 59*)

Jantar: Costeletas com molho de mirtilo (*receita 87*)

MENU MUITO PROTEICO

Café da manhã: Feijão na torrada (*receita 21*)

Almoço: Salada de frango grelhado (*receita 31*)

Jantar: Costeletas de porco com maçã (*receita 92*)

MENU RÁPIDO

Café da manhã: Suco de laranja com morango (*receita 3*)

Almoço: Sanduíche de frango defumado (*receita 35*)

Sobremesa: Melões recheados (*receita 127*)

MENU VEGETARIANO 1

Café da manhã: Torradas com frutas e melado (*receita 18*)

Almoço: Salada de rúcula com figos (*receita 68*)

Jantar: Legumes refogados com tofu (*receita 118*)

MENU VEGETARIANO 2

Almoço: Salada com mussarela grelhada (*receita 71*)

Jantar: Risoto de abobrinha e aspargos (*receita 114*)

Sobremesa: Semifreddo de frutas vermelhas (*receita 136*)

MENU VEGANO

Almoço: Minestrone de legumes (*receita 30*) (omita as lascas de parmesão)

Jantar: Lentilhas ao curry e leite de coco (*receita 122*)

Sobremesa: Salada de frutas tropicais (*receita 130*)

MENU SEM GLÚTEN

Café da manhã: Vitamina de banana com morango (*receita 5*)

Almoço: Tortilha de favas (*receita 67*)

Jantar: Atum com abacate e kiwi (*receita 105*)

MENU SEM LATICÍNIOS

Almoço: Salada de macarrão com frango (*receita 62*)

Jantar: Carne refogada com legumes (*receita 97*)

Sobremesa: Sorbet de pera e ameixa (*receita 141*)

MENU SEM NOZES

Café da manhã: Grelhado especial (*receita 19*)

Almoço: Panquecas de milho-verde (*receita 69*)

Sobremesa: Pudim de pão com pera (*receita 149*)

MENU DE VERÃO 1

Almoço: Bruschettas de alcachofra (*receita 72*)

Jantar: Paella de frutos do mar (*receita 101*)

Sobremesa: Sundae de salada de frutas (*receita 139*)

MENU DE VERÃO 2

Café da manhã: Vitamina de frutas vermelhas (*receita 2*)

Jantar: Papillote de badejo (*receita 100*)

Sobremesa: Sundae de salada de frutas (*receita 139*)

MENU DE INVERNO 1

Almoço: Sopa oriental de lentilhas (*receita 25*)

Jantar: Curry de carne com espinafre (*receita 95*)

Sobremesa: Banana assada com calda de manga (*receita 135*)

MENU DE INVERNO 2

Café da manhã: Ovos mexidos com tomate (*receita 23*)

Jantar: Carne picante (*receita 94*)

Sobremesa: Sorvete de banana, rum e passas (*receita 138*)

ÍNDICE

Nota: As referências em negrito se referem a páginas das seções Introdução, Nutrição fácil e Combinações favoritas. As outras correspondem ao número das receitas.

A

B

C

F

M

T

U

V